U0677537

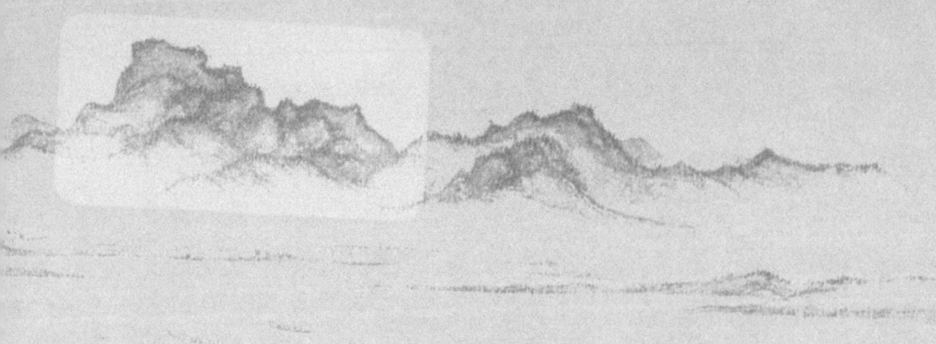

本课题研究得到以下项目资助：

黑龙江省哲学社会科学专项项目（批准号：12D029）
“汉唐时期的疾病观念、鬼神信仰与环境认知”

黑龙江省社会科学院2012年度青年课题（批准号：2012-Q01）
“汉唐文献所见古人对东北自然环境的认识”

本书由黑龙江省级领军人才梯队后备人才资助经费资助出版

信仰·疾病·场所：

汉唐时期疾病与环境观念探微

胡梧挺 著

黑龙江人民出版社

图书在版编目(CIP)数据

信仰·疾病·场所:汉唐时期疾病与环境观念探微/
胡梧挺著.—哈尔滨:黑龙江人民出版社,2017.7(2021.8重印)
ISBN 978-7-207-11084-8

Ⅰ.①信… Ⅱ.①胡… Ⅲ.①疾病—传统观念
—研究—中国—汉代 ②疾病—传统观念—研究—中国
—唐代 ③环境—传统观念—研究—中国—汉代 ④环境
—传统观念—研究—中国—唐代 Ⅳ.①R-092 ②X-092

中国版本图书馆 CIP 数据核字(2017)第 185065 号

责任编辑: 常 松
封面设计: 张 涛

信仰·疾病·场所:汉唐时期疾病与环境观念探微
胡梧挺 著

出版发行	黑龙江人民出版社
地　　址	哈尔滨市南岗区宣庆小区 1 号楼
邮　　编	150008
网　　址	www.longpress.com
电子邮箱	hljrmcbs@yeah.net
印　　刷	三河市佳星印装有限公司
开　　本	787×1092　1/16
印　　张	20.75
字　　数	360 千字
版　　次	2021年8月第1版第2次印刷
书　　号	ISBN 978-7-207-11084-8
定　　价	60.00 元

目　录

第一部分　汉唐时期的疾病医疗观念

第二部分　汉唐时期的鬼神信仰与疾病

第三部分　疾病医疗观念与中古政治

第四部分 汉唐时期的“小环境”

绪论 社会文化传统与医疗观念的流变

一、研究缘起与问题意识:亲身经历和文本的二元启示

万事开头难,本书的写作缘起其实也并不简单,在此,我觉得有必要对本书的形成过程作一简要的叙述,以明确本书的问题意识,以及笔者本人写作与研究的心路历程。

由于本书是以我的博士毕业论文为主体内容最终形成的,所以在追溯研究缘起时就必须从我博士论文的写作谈起。在涉足本书的研究之前,我主要关注中古以来的家庭、法律和礼仪等社会史问题。因此,我在开始博士阶段的研习时,特别注意中古家庭与法律有关的资料。

在查阅资料过程中,一本关于敦煌医药的汇编著作进入了我的视野。[①] 信手翻阅这些无名氏药方或医籍残卷,我意识到医药在古人生活中的地位,联想到我所关注的家庭史问题,我觉得如果能把二者结合起来,研究中古时期的家庭医疗活动,将是一个颇具新意而又有价值的题目。为此,我还曾请教过导师王利华先生关于史料的搜集问题。不过,由于当时我对传统医史文献及相关研究成果还缺乏必要的了解,对医学、医疗活动与社会、历史、环境的关系也并无恰当的认识,因此,我在处理这种既涉及家庭和社会又包括医疗活动的综合性课题时,所遭遇的困难也可想而知。首先要面对的困难就是资料的琐碎与稀缺。医疗活动在历史上的作用虽然十分重要,然而,在以政治事件、朝代兴替等为"大事"的中古史家看来,究属"小道",因而在正史记载中少有涉及,即使出现也属附带提及

① 马继兴等:《敦煌医药文献辑校》,江苏古籍出版社,1998 年。

的辅助因素,因而显得零散而杂乱,搜集起来颇为不易;更关键的是,我当时对传统医学缺乏了解,几乎没有读过一部古典医学典籍,因而对材料中出现的各种病名及治疗活动也是一知半解,这就严重制约和限制了我搜集材料的眼光,因为不了解传统医学知识,不理解医疗活动的真正意义,即使有价值的材料放在眼前自己也未必能够看到。为此,我不得不暂时把搜集材料的工作放下来,开始静下心来阅读古代医学书籍。

我从《黄帝内经·素问》的注释本读起,同时兼读《黄帝内经太素》的校注本,随着阅读过程的推进,对传统医籍的感受也由最初的枯燥乏味慢慢地变成了津津有味,也开始对传统医学的一些基本概念、术语及理论有了初步的了解(诸如阴阳、营卫、气血、经脉、脏腑、腧穴等)。然而,伴随对中医的了解逐渐深入而来的,却是我对未来论文选题的深深疑惑:这些庞杂的传统医学知识,究竟和我所关注的家庭、社会史论题有多少关联?在史籍中又会留下多少痕迹呢?这种疑惑使我对最初的选题构想发生了很大的动摇。

“人生不如意事常八九”,正在我对选题感到茫然的时候,母亲却因心脏病病情加剧而入院治疗,经诊断为心肌梗死。面对突如其来的情况,当务之急是考虑如何给母亲治病,因此,阅读史料的工作也就必须暂停。当时,医生对母亲的治疗提出两种备选方案:其一是手术治疗,即根据病情发展采取血管支架或心脏搭桥手术;其二是保守疗法,即依靠服用一系列相关药物来维持长期治疗。依照现代医学的经验,对于这种疾病,手术治疗的效果和预后可能会比较好,然而,由于母亲长期患有糖尿病,因此无论是体质还是抵抗力都不可能像正常人那样强,故一旦处置不慎很容易导致血糖波动、刀口感染甚至不愈合的危险。所以,对手术疗法的选择就必须慎之又慎。

面对这种情况,父亲和我一时难以做出决定,于是我们一方面询问主治医生的意见,另一方面又在私下里多方打听其他的手术患者的预后情况(其中的细节下面还要谈到),最后经过多方面地权衡利弊,我们决定还是选择保守的药物治疗而避免手术。

母亲患病住院促使我更多地思考关于人的生命与疾病的问题。我逐渐体味到病痛,特别是严重的慢性病痛给患者本人及其整个家庭带来的巨大影响。当母亲病情好转后,我开始回视这次难忘的经历而对生命与医疗的问题愈加关注。因此,随着关注焦点的转变,我的研究方向也发生了第一次变化——由“中古时期的家庭医疗活动”变成了“中古时期的生老病死”这个涵盖范围更广的课题。

这次研究方向的变化可以视为我初入医史研究之门的标志，因为从确定了这一选题之后，我不仅继续进行一度中断的传统医籍研读，并且开始关注医疗社会史领域的学术发展情况。在这一阶段，我阅读了陈邦贤、范行准等前辈先贤的医史论著，特别是范先生的《中国病史新义》和《中国医学史略》，让我对中国古代医学与疾病的发展情况有了概括性的了解，其中许多观点在当时看来颇具新意，即使对后来的论文写作也具启发性。由于这次选题所涉及的内容广且多，我大致拟定分生、老、病、死四个部分来搜集材料并写作，经过一段时间的整理我发现，不仅需要查找的史料范围较广，涉及史籍、文集和医籍等多方面，而且需要参看的相关研究成果亦复不少。这种情况对于一个选题的写作本是好事，因为材料较多便有话可说，有例可据；已有研究成果多则使研究有章可循，许多成果或观点可以吸收与借鉴。然而，其弊端也是明显的，具体落实到本研究中，首先，生、老、病、死这人生的大历程恐怕花费再多的笔墨也难以穷尽，那么究竟应如何选材与构思，才能将中古时期人们的生命历程恰当地浓缩在区区几十万字的一篇论著中呢？这种选题是否太大？其次，虽然与课题相关的中古史料相对较多，不过，以中古时期史料的总数量与性质而言，不论其深度抑或广度，都是无法与宋代以后乃至明清、近代相比的，这就使得对中古时期生命历程的讨论困难重重，因为资料的限制，许多重要问题无法进行深入探讨，而这种缺乏深入研究的写作显然不符合一篇合格博士论文的要求。最后，由于选题本身过于庞大，自然要涉及的相关研究成果也很多，几乎本选题所要讨论的所有重要方面，都有一些重要的成果是无法绕开而必须加以参考的，不仅如此，许多已有研究甚至在本选题涉及的某些重要问题上“竭泽而渔”，使得我对这一选题，无论是选材还是思路都很难再有新意。这种情况下写出的文章，必然要大规模引用前人的成果，或是重复他人已做过的工作，从而得出不具新意的结论。这样的作品与其说是论文，不如说是“学术综述”，这样也就失掉了学术论文的写作意义。

以上这些问题，不仅是我在思考过程中隐约感觉到的，更是导师以及其他师长在论文开题报告会上明确提出来的。针对这些显著的问题，我必须回头，重新审视这一选题。为了避免上述这些问题，把选题变小，使得研究与写作可以更深入、更细致无疑是当务之急，而为了达到此种目的，则唯有再从史料与今人著作的文本阅读出发，结合我以往的经验与思想资源，试图碰撞出火花，此外别无他途。在这期间,上述一直萦绕着我的难忘经历再次进入我的视野,使我得以再次思考这次经历中的种种。首先引起我思考的问题就是,在我们自视科技高度昌明的今日,人们在面对危重的疾患、面对生死之间的抉择之时尚且犹疑不安,那么在医疗资源相对稀缺的中古时期,这一情况又会是怎样的?当时的人们是如何面对生与死的?换而言之,生死之际对于他们究竟意味着什么?他们如何判断生与死?这可以说是我的第一个问题意识,也由此逐渐产生了本书的第一章,成为本书研究的起点。

其次,如前所述,在那次对母亲心脏病所做出的治疗选择中,最终父母和我都同意选择以药物疗法代替手术。而这项决定得以做出,除了医生的建议之外,更多的却是由于我们在私下里对手术患者预后情况的了解。其中,最"坚实"的两个例子,一是同病房一位同样是糖尿病病人的血管支架患者,其预后并不好,病痛感并没有多大程度地减轻;二是我家的一位邻居,也是糖尿病患者,她做了心脏搭桥术后,伤口长时间不愈合,反而造成了新的病痛。正是这两例"不成功"的心血管手术实例让我们下定决心不手术的。然而,事后细细想来,这种选择的做出似乎并不如此简单,与其说是这两个实例促使我们下定决心,倒不如说似乎是我们首先已怀有对心血管手术的恐惧,而在这种恐惧心理的驱使下主动去寻找手术预后不良的例子,因为有数量更多的心血管疾病患者术后是良好的,但却并没有像这两例一样引起我们的重视。这种恐惧心理的形成说起来多少是有些奇怪的,因为无论是我还是父亲都没有过大型手术的经历,也并不真正知道心血管手术的过程究竟怎样,但却径直产生了这样一种心理,除却对亲人的热切关心之外,似乎还有一种说不清的东西在作怪,这种东西也许就是"文化传统"。

提到这种"传统",还有一件事不得不提,这是我的一个习惯——不管在多热的天气里睡觉,也要把肚脐盖住。这个做法如今已成为不由自主的习惯,然而溯其源流,实是得自父亲的"谆谆教导",其理由是肚脐要保护住,避免"受风"。而据说父亲的这套"理论"是得自祖父的训诫。这是一个很有趣而又值得思考的事情,一种"养生"或者说"保健"观念竟能这样代代相传并潜移默化为一个人的习惯,由此可见"文化传统"的影响之大,而这种"文化传统"是与人们健康有关的,可以视之为"健康观念",因此这种"传统"的影响实可归为传统医学知识与思想的影响与传播。那么,由此而产生的问题便是,一种关于疾病或健康的观念(比如"风"致病与"防风"的观念),是如何产生并一步步潜移默化,从而给我们民族世世代代人们的行为带来影响的？

最后，由我的上述那些经验推而广之，与我有着相似体验和感悟的人估计也不在少数。曾经在一次浏览网页时就读过这样一篇网文（作者名字和网址已记不清，恕我无法提供，然而其内容却记忆犹新），文章作者是一位嫁到国外的女性，她写自己在国外从怀孕到“坐月子”的整个过程，其间有一处内容引起了我的注意：这位女士在“坐月子”期间曾询问在国内的母亲应当注意什么，她母亲叮嘱她要防风，不要让风吹着，凉的东西（比如凉水和食物）也不能碰，什么东西都要热了吃等等；然而，当她和外国丈夫谈到这些事的时候，外国丈夫却不以为然，并认为食用室温下的饮食对身体是无害的。从这一有趣的对比中可见，女士的母亲和丈夫由于文化的差异，对“坐月子”这件事很明显地抱有完全不同的观念，这实际上反映的是中西两种医学的不同身体观。这种差异表明中国传统医学的特殊性，那么，传统医学的特殊性究竟在于何处？它是如何发展演变而又产生影响的？

上述这些问题应该就是本研究得以展开的问题意识，不过，这些问题的提出虽然经过我一段时间的思考，但比较松散，几个问题之间缺乏较为紧密的联系，而一部合格的学术论著又要求相对统一与完整，这就需要找到一个中心问题作为连接点，以使上述这些问题最终能够统一到一部著作之中。而我找到的这个“中心点”就是“鬼神之病”。

关于“鬼神之病”的选题灵感首先来自对史料的阅读。由于选题一改再改，我搜集史料的范围也逐渐扩大，其中《太平广记》等中古笔记小说成了我重点阅读的史料之一，这是因为笔记小说虽然有很多带有荒诞色彩，然而其间亦有不少能够反映当时社会生活、风俗习惯等真实情况的内容“流露”出来，而这些内容却往往被中古时期的正史所忽略和摒弃，因而更显珍贵。于是，我对《太平广记》采取逐条阅读的方式，以期逐渐从中理出有用的资料。“中恶”与“厕神”便是我在阅读《太平广记》的过程中发现的内容。我逐条整理出这些涉及“中恶”和“厕神”传说的记载，再参考《诸病源候论》等中古医籍的记载，于是，“中恶”这种中古话语中的疾患与鬼神信仰之间的密切关系便跃然于眼前，一篇关于“中恶”与“厕神”的2万余字文章在数日内便完成了。在初步写完该文后，我又精读了台湾学者李建民先生的《祟病与“场所”：传统医学对祟病的一种解释》一文，该文颇具启发性,使我开始有了“鬼神之病”这样一个概念[①],而我曾经撰文讨论过的“中恶”也正是“鬼神之病”中重要的一种。随着对“鬼神之病”了解的深入,我开始意识到,传统医学中的这种所谓“鬼神之病”不正是我一直要寻找的一个问题突破口与中心连接点吗?因为“鬼神”因素作为致病原因很早就存在于中国传统医学的理论中,而历经发展浮沉,直到近代西方医学传入并盛行之前,一直作为一种对某些疾病的解释而占有一席之地。因此,“鬼神”成为正式的病因或可视为传统医学的独特之处之一。而不同时代的医家又对“鬼神”因素做出了各种解释,同时,“鬼神之病”作为一种疾病,对其进行讨论势必要涉及医家对病情的认识及相应的治疗方法,所以,关于“鬼神之病”的讨论既体现了“鬼神”论随着医学发展而出现的变化,更反映出传统医学理论与观念的发展情况与脉络。此外,“鬼神之病”除了事关“疾病”以外,更是一个关乎民间信仰与观念的问题,讨论“鬼神之病”肯定会涉及历史上的一般民众对“鬼神”及其致病的看法,从而使我们得以了解非医群体(患者多属于此群体)对待事关医学的问题看法如何,从中反映出古代社会医学知识、观念与民间信仰之间的关系。由此,我选取“鬼神之病”作为学术论著的中心问题,便可能收到纲举目张的实效,于是,最终我决定将“鬼神之病”作为研究的核心,并试图从中引出相关的其他重要问题,这是一种以小见大的尝试,希望通过这种办法能够达到发凡启微、揭示更重大问题的目的。

以上是我博士论文的写作缘起与问题意识。博士毕业后,来到新的工作岗位,虽然从事着和博士专业不尽相同的史学研究方向,但仍然没有偏离博士阶段就形成的研究旨趣,一直想把自己目前的研究工作和医疗史、环境史紧密联系起来。随着对所从事的东北古代史、渤海国史、学术史等的了解日益深入,以及较长期地对国内外医疗史、环境史研究动态的把握,我开始试图将环境史与东北古代史、渤海国史联系起来,对东北地区古代的生态环境与历史地理等方面进行研究,试图把东北古代各民族的活动放到更广阔的生态环境背景之下来审视。这正是本书能最终得以形成的思想背景,可以说,本书的研究是在博士论文基础上的延伸,同时也是对我博士论文进一步的拓展。本书的研究不再囿于鬼神信仰与疾病二者关系的讨论,而是为这一“二维关系”增加了“环境”这一新的维度,使得本研究所揭示的问题更加深入和复杂。

---

① 李建民先生将之统称为“祟病”,见其《祟病与“场所”:传统医学对祟病的一种解释》(《汉学研究》1994 年第 1 期)一文。

最后还有必要说明,本书选取汉唐时期作为研究时段,一方面是因为从个人所学专业与从事研究工作的角度来说,我对这一时段的文献史料相对比较熟悉,从而能够较为熟练地运用史料展开相关问题研究;另一方面则是由于学界对这一时段的相关研究总体而言比较薄弱,还缺乏像本书这样深入系统的研究成果。另外,虽然汉唐时期是本书的主要研究时段,但在一些具体问题的研究上又不完全囿于这一时段,而是会根据研究需要,向前回溯至先秦时期,或者向后延伸至(北)宋辽时期。

二、他山之石:相关研究综述

任何一项研究,如果没有前人的成果积累都几乎不能完成,这就如同房屋没有地基便不能存在。因此,非常有必要在此对前贤的相关研究成果作一概括性的叙述,以明确本研究的学术传承脉络。

(一)综合性的医史著述

本研究所关注的对象、主要内容及议题等都与中国历史上的疾病、医疗、医学等方面有关,可以将之归为一项医史研究,因此,在研究之初,对中国传统医学及医史的基本内容、基本问题的了解是十分必要的。我认为,这方面的著作首推陈邦贤《中国医学史》、范行准《中国医学史略》和《中国病史新义》。这三部著作虽然成书较早,然而其对医史研究的筚路蓝缕之功不可磨灭。特别是范行准先生的两部著作,其中对中国医学发展史的分期,及其对不同时期医学发展特点的归纳,时至今日仍可奉为至论。而《中国病史新义》一书更是综合运用古文字学、训诂学的资料,对中国历史上的各类疾病做了发凡阐幽的研究,其中诸如对脑血管疾患、传染病(厉气、疟疾等)等的考证对本书相关章节的写作颇具启发意义。此外,王吉民、伍连德于20世纪30年代合著的《中国医史》是第一部由中国人以英文撰写的中国医学史著作,其中,王吉民撰写的前半部分是关于中国古代医学的历史,从他对古代医学知识的介绍及相关术语、词汇的英文翻译上来看,王氏更多的是用现代医学的知识和观念去看待传统医学的,正因为该著作的开创性功绩,所以书中的不少关于中国传统医学的看法和术语翻译被西方的汉学研究者所征引。[1]

---

① 比如李约瑟主编的《中国科学技术史》第6卷第6分册(Nathan Sivin:*Science and Civilisation in China*,Volume Ⅵ:6,Medicine. Cambridge:Cambidge University Press,2000)

除了上述这些较早的著述之外,近二十年来医史学界亦涌现出不少综合性的医史专著,其中佼佼者如李经纬《中医史》、严世芸《中医学术发展史》、李经纬等主编《中医学思想史》、廖育群《岐黄医道》等。其中李经纬的《中医史》是一部关于中医学的通史,其所涉及的时期上起史前期,下迄20世纪90年代末,其意在"有意简化西医传入与发展内容"①,这显然是将中国传统医学的发展作为具有独特性的主体来论述的。严世芸的著作则是一部从学术发展史的角度综合论述传统医学的大部头著作,该书在叙述不同时期医学发展情况时,着眼于医学各科及相关学说、学派的发展与流变,因此,该书对于我们了解中医各家学说、把握中医学术发展的总体情况有很大的帮助。李经纬等主编的《中医学思想史》则把中医学完全视为一种自然科学,从这一角度立论,分别论述各时期中医学中关于疾病、治疗等方面的思想方法,有助于我们更好地理解中医学的思想体系。廖育群的著作则别开生面,选择了若干医史上的重要问题,诸如医学起源、出土医籍、针灸与脉法的发展、古代解剖、天花、近代以来西医对中医的冲击等等,分章节加以论述,其主旨在于以正本清源的方式思考中医学的古今发展,这有助于我们真正理解中医。

除了上述这些著作之外,还有两部大型丛书的分卷也不可忽视:席文主编的《中国的科学与文明》第六卷第六分册《医学分册》和廖育群、傅芳、郑金生的《中国科学技术史·医学卷》。前者是海外汉学界论述中国传统医学的一部概述性著作。其中对中国历史上的医学与文化、卫生保健与预防医学、医者职业与医政、免疫学的起源、医学流派等问题都做了概括性的介绍,这有助于我们了解西方研究者对中国医学发展史的一般性看法。后者则是分门别类地介绍近代以前中国传统医学发展的较为详细的著作,该书在编写体例上仍然采取传统的以时代为纲的形式,在每一时期内部讨论此期医学的特点及新发展。虽然该书在形式上并无新意,不过由于其部头较大,论述较为详细,故不失为我们了解中国古代医学总体情况的有用参考书,且其中一些观点也的确具有启发性。②

① 李经纬:《中医史》,海南出版社,2007年,绪言第10页。

② 如该书第一章第二节中关于巫术医疗及巫术结构的叙述,有助于更好地理解本书提及的巫术疗法的意义。见廖育群、傅芳、郑金生《中国科学技术史·医学卷》,科学出版社,1998年,第10页。

（二）医学社会学、人类学相关理论著述及"新医史"[①]著作

上述的综合性、概述性著作，主要是由医学从业者及研究者所撰写，而近年来医史学的方兴未艾，其原因之一在于西方文化人类学、社会学等社会科学对于医学与医疗活动的新关注。随着社会科学理论的发展，医学——这种曾经"单纯"的自然科学，被赋予了社会与人文的意义，西方社会科学研究者开始以一种对待社会现象的态度来讨论医学的现状与未来，其中涌现出很多真知灼见，从而逐渐建构起关于医学和医疗活动的社会学、人类学理论体系。诸如疾病与病痛的社会意义和影响、现代社会中的医患关系、医生的社会角色及其作用、病人的角色与治疗选择、社会卫生保健等重要问题，都包含在这一理论体系之中。关于社会学及人类学在这些方面相关理论的概括性讲述著作，可参看威廉·科克汉姆《医学社会学》和罗伯特·汉《疾病与治疗：人类学怎么看》。前者是美国医学社会学方面的经典教科书，从20世纪70年代末至90年代末，20年内一版再版，由此亦可见其权威性。该书的内容涉及前面提及的所有重要问题，较全面地介绍了关于这些问题的各家观点，并结合美国当代社会的实际事例来加以说明，是一部"融理论性与实用性为一体"[②]的力作。后者则是从人类学的角度关注医疗和疾病，讨论了疾病与社会文化之关系，并且剖析了现代生物医学的文化层面，同样也介绍了不少相关的研究成果。

除了这些包含多样的综合性著述，还有一些较为专题性的著作也讨论了相关问题，更加值得我们关注。比如凯博文的《疾病的故事：苦难、治愈与人的境况》和《苦痛和疾病的社会根源：现代中国的抑郁、神经衰弱和病痛》二书。作者是一位著名的医学人类学家，同时也曾经长期从事精神医学的临床与研究工作，并且他还曾在中国大陆及台湾地区从事过数年的相关调查研究。因此，这两部著作都容纳了大量典型的得自临床的实例（既有美国的本土病例，又有中国大陆及台湾地区的病例），作者对这些病患的经历或口述加以分析与综合，从而对疾病、患者、治疗与社会等因素及其相互关系提出了一系列真知灼见。一方面，他强调了"疾痛"（Illness）一词，以区别于"疾病"（Disease）[③]，认为"疾痛"更多的含

① 本书为了区别由医学从业者撰写的传统医史著作，将由历史学者所撰写的医史研究著述称为"新医史"，这是借鉴了杜正胜的说法，参见杜正胜《医疗、社会与文化——另类医疗史的思考》，《新史学》1997年第4期，第143～171页。

② ［美］威廉·科克汉姆：《医学社会学》，华夏出版社，2000年，"译者的话"。

③ ［美］凯博文：《疾病的故事：苦难、治愈与人的境况》，上海译文出版社，2010年，第1页。

意在于患者的痛苦,即病人的"病患体验:可怕的症状、苦楚和困扰"①。他认为"病痛"既是病人对各种困扰身心的异常状态的切身经验,又是病人及其家人等各种社会关系如何看待和接受"病患事实",从而应对患者的症状及由此而引发的各种困扰的全过程。② 同时,"疾痛"体验又促使患者应对自身痛苦,并在与"疾痛"相伴的过程中,对实际生活中出现的问题产生各种态度与想法。③ 作者认为,"病痛"的产生不仅与生物医学上所说的病变有关,社会环境、家庭问题等"人为"因素,也会"制造"各种各样的"疾痛"。也就是说,著者凯博文既强调"疾痛"对社会的影响,也不忘社会对"疾痛"的形塑,这对于理解疾病与社会的互动关系极有助益。另一方面,凯博文认为不同的社会和文化体系对疾病的理解与认识不同,不同的文化群体对病痛的表述也各异,他以中国为例,并与美国社会做了对比,提出某一社会中对一种疾病(比如神经衰弱和抑郁症)的通常性描述,体现了该社会所处的文化系统对病痛和疾病的理解,同时,病痛的出现与加剧(如精神方面的不适演化为"躯体化"的病痛)又与社会环境的变化——社会紧张、家庭变故等息息相关。总之,凯博文的著作将疾病的社会和文化面相清晰地呈现给我们,其旨在说明,"疾痛"不仅仅是一种生理不适,更是对社会与文化的反映,通过它我们可以更好地理解一种文化、一个社会。

另外,苏珊·桑塔格《疾病的隐喻》也是一部不可忽略的著作。作者在本书中借对结核病、癌症及艾滋病等疾病的神秘化或隐喻化的讨论,提出了一个关于我们应如何正确看待疾病的方式问题。这里作者以"隐喻"来表达人们(通常是对医学、疾病不了解或一知半解的患者)对某些疾病所做的描绘,而这种修辞性的表达常常是对这些疾病的夸大、歪曲或神秘化。这种"疾病的隐喻"既与当代医学对这些疾病的解释和处理有关,又在不断影响着人们对疾病的看法和态度,通过对"隐喻"的揭示,作者建议人们应该尽可能地摆脱"疾病隐喻"的影响,以"最健康的方式"对待疾病。④ 桑塔格的研究对于我们的启示在于:疾病的意义颇为复杂,不单如医学界所解释的那样,而更多的时候是以另一种面目呈现在非医群体的思想与话语之中,即医学界与一般民众对疾病的看法和理解是不同的,同

① [美]凯博文:《疾病的故事:苦难、治愈与人的境况》,上海译文出版社,2010年,第2页。
② [美]凯博文:《疾病的故事:苦难、治愈与人的境况》,上海译文出版社,2010年,第2页。
③ [美]凯博文:《疾病的故事:苦难、治愈与人的境况》,上海译文出版社,2010年,第2页。
④ [美]苏珊·桑塔格:《疾病的隐喻》,上海译文出版社,2003年,"引子"。

时二者又存在互动关系。

以上著述多是医学社会学者、人类学者所撰写的理论性著作。从20世纪20~30年代起,社会史学者开始加入医学史的研究中来,形成了一股新的医史研究潮流。这股潮流的兴起起初只是在美国,到了六七十年代则扩展到英国及欧洲大陆。① 社会史学者作为医史研究领域的新势力,他们的到来给传统的医学史研究也带来了新风尚。因为这些社会史学研究者本来关心的就是所谓“自下而上的历史”②,关心社会制度、结构、文化、观念等因素,并且他们较为关注社会学、人类学理论的发展动向,希图从中获得启发,应用到史学研究中。所以,当医学人类学、社会学的理论兴盛之时,眼光敏锐的社会史学者也开始借鉴其他社会科学的相关经验和理论,涉足医学史的研究,于是,他们发现自己找到了“探索形形色色深奥的历史问题和历史理论的一块异常肥沃的园地”③。由于社会史学者的积极参与,医学史已经由传统的科学史渐变为“新史学”或“社会史”研究的一个重要分支。美国医学史学家约翰·伯纳姆的《什么是医学史》就是从历史学的角度概括介绍医学史的来龙去脉,以及医学史研究所涉及的主要问题及相关理论的著作。该书不仅精当地阐述了医学史“从哪里来”和“向何处去”的问题,而且其所论及的主要内容,如治疗者、病人、疾病、医学知识的发现与传播、医学和健康与社会的互动等,都是医学史研究的重要方面,而作者行文结构清晰,论述精炼,执此一书,我们便可对医学史研究的大致情况及主要问题有一总体的认识。

如果说《什么是医学史》一书回答了医史研究中的“共性”问题,那么,栗山茂久的《身体的语言——古希腊医学和中医之比较》则明白地诠释了医学史中需要面对的“个性”问题,即不同民族、不同文化体系中的医学,在认识身体和身体感受方面究竟有怎样的不同之处,其原因和意义何在。作者着眼于中、希医学对于“脉”和切脉、肌肉和颜色、血液和呼吸等身体基本因素的不同认识,揭示了不同文化背景之下医学身体观感和体认方式的差异,从而提醒我们,研究医学史必须考虑到不同文化背景的影响,体认特定文化对身体感受的察知与表达方式,只有把医学问题放到一定的历史文化环境中去思考,才有可能得出较客观的结论。

除了理论上的著述外,西方学者在传染病史的研究方面贡献亦不小,麦克尼

① [英]约翰·伯纳姆:《什么是医学史》,北京大学出版社,2010年,第5页。
② [英]约翰·伯纳姆:《什么是医学史》,北京大学出版社,2010年,第5页。
③ [英]约翰·伯纳姆:《什么是医学史》,北京大学出版社,2010年,第5页。

尔的《瘟疫与人》便是其中的佼佼者。麦氏本人就是史学家出身,曾撰写多部史学著作,而这部《瘟疫与人》则更是其心血之作,在本书中,麦克尼尔把历来为史学家所忽视的“瘟疫”(或“传染病”)视为对人类历史发展有着重要影响的因素来研究。他构建了一个“寄生体系”,即微生物“寄生”于人体内,人“寄生”于自然界,国家则“寄生”于人群之中,这种“微寄生”与“巨寄生”的关系,使得微生物(病毒)、人、自然界和国家形成了一个有机的整体,既要相互依存,又会发生彼此排斥的现象,在共生与排斥中形成了一种“平衡”,而人类历史便是在这种“平衡”中得以发展的,而传染病正是这一系列发展环节中重要的一环。麦氏将疾病因素置于人类历史发展的大框架之下,其视野之广阔、叙事之宏大,令人叹服。

另外几部对我研究有启发的西方医史著作分别是高罗佩的《中国古代房内考》和《秘戏图考》,以及费侠莉的《繁盛之阴——中国医学史中的性》。虽然这三部著作表面上似乎都是在讨论中国古代的“性”问题,但侧重点却有不同:高罗佩的著作讨论的是常被西方人所误解的中国古人的性生活的真实面貌;而费侠莉所探讨的“性”,实际上是指“性别”而言,即中国宋代至晚明医学对女性身体和疾病发展的认识。他们的著作虽然是谈论“性”和“性别”的,但其中关于中国古人及医学身体观的讨论,对于我们研究中古时期的疾病和身体观念是值得参考的(特别是费侠莉书中开篇关于“黄帝的身体”的论述)。

以上的著述一定程度上体现了西方学者对医史学研究所做出的贡献。中国的“新史学”是受到西方史学趋势影响而发展起来的,在时间上自然要晚于西方,因而,医学与医疗活动进入中国史学家的视野也是比较晚的。20世纪末和21世纪初,以杜正胜、李建民、梁其姿等学者为代表的中国台湾史学家,开始从事所谓“新医学史”或“生命医疗史”的研究,他们无疑是中国新医史研究领域的领跑者。其中,李建民先生对于古代中国医史研究的理论性贡献颇值一书。现任台湾“中研院”史语所生命医疗史研究室主任的李建民,在其众多的实证性研究之外,亦有不少讨论中国医学史研究状况及问题的文章,如《中国医学史研究的新视野》《追寻中国医学的激情》《中国医学的“一种文化”》等。在这些文章中,他对中国传统医学之知识传承形式、医学“典籍”之地位与作用、传统医学“理论”与“经验”的关系与地位等基本问题都有独到的见解,同时,他还提出了关于中国传统医学“一种文化”的思考,所谓“一种文化”,李建民认为,是与西方文明中的“两种文化”——科学与人文——相对应的,即“在传统中国,人文与科学不是

‘两种文化’”，而是“一种文化的‘双重人格’”“仿佛是同一文化主题的多声部，彼此既不相融又不相分割”。[①] 李建民先生对传统医学的这一定位，正是我们从事中国医史研究时需要注意的问题，理解了中国医学的这一特点，则研究中涉及的许多难题（诸如鬼神信仰和医学理论的关系、对鬼神之病的解释与治疗等）均可依此索解。

21世纪初，随着台湾地区“新医史”研究的兴起，影响所及，香港及大陆地区的“新医史”或“医疗社会史”研究亦在两地史学界蔚然成风。而就中国古代医疗史的研究来说，范家伟、余新忠及于赓哲等人的著述，可以代表大陆及香港地区的青年学者在这一研究领域的贡献。其中，范家伟的《六朝隋唐医学之传承与整合》和《大医精诚——唐代国家、信仰与医学》二书，从医学知识的传承方式、国家对医学知识和医疗资源的运作与作用、民间信仰与医学之关系、咒禁疗法的变化等角度，分别探讨了六朝至隋唐（即本书所说“中古时期”）间医学与医疗活动的发展与变迁，可称为系统论述中古医疗史的系列著作。另一部著作《中古时期的医者与病者》，则独辟蹊径，不仅讨论了中古时期诸如华佗、孙思邈等“名医”对当时医疗的贡献，以及其“神医”形象的形成和意义，而且还研究了中古医家之地位、病者的社会活动以及对药物的看法等，可以说，本书不再是仅仅从医家的角度讨论医疗问题，而是更多地从病人的角度去思考中古医疗史上的问题，这种在医史研究中“把关注放在患者一方”[②]的做法正是历史学者从事“新医史”研究的“新的维度”[③]。

在新的学术思潮的影响之下，以余新忠先生的《清代江南的瘟疫与社会——一项医疗社会史的研究》[④]的问世为标志，大陆地区的“医疗社会史”研究也日益兴起。其中，除了余新忠、曹树基等致力于清代以后医疗、疾病社会史的研究以外，于赓哲则主要从事中古时期医疗史的研究，其《〈新菩萨经〉、〈劝善经〉背后的疾病恐慌——试论唐五代主要疾病种类》一文考证了敦煌出土的几种《新菩萨经》和《劝善经》的内容，对其中所载的几种疾病进行了对比分析，认为经文中记载的几大疾病代表了唐五代社会最严重的几种疾病，这些疾病名称出现在民间

---

① 李建民：《结论——中国医学的“一种文化”》，《旅行者的史学——中国医学史的旅行》，允晨文化，2009年，第550～551页。

② ［英］约翰·伯纳姆：《什么是医学史》，北京大学出版社，2010年，第5页。

③ ［英］约翰·伯纳姆：《什么是医学史》，北京大学出版社，2010年，第5页。

④ 余新忠：《清代江南的瘟疫与社会——一项医疗社会史的研究》，中国人民大学出版社，2003年。

常诵的经文中,正是当时一般民众对这些疾病恐慌心理的反映。① 其另一篇文章《“然非有力不能尽写”——中古医籍受众浅论》则是根据史籍记载和医书内容来讨论中古时期的医书受众的问题,认为中古时期的书籍记录方式、传播方式的相对落后决定了中古医籍受众面的狭窄,一般局限于医家、官方及部分士大夫等少数人群手中,在民间的影响则极为有限,这恰恰与宋代以后医籍广泛传播的情况形成鲜明的对比;同时又决定了中古医籍的内容,往往是为社会上层人士服务的,所以其所记载的疾病与治疗方法并不能代表当时社会一般的医疗情况。② 这篇文章对中古医籍局限性的研究,正是我们在医史研究中运用医籍时所必须注意的问题。此外,于赓哲的《唐代疾病、医疗史初探》分别从社会医疗体系、医学教育、医人地位、药材产地与市场、疾病与战争、医疗与民俗等角度较为全面地论述了唐代社会医疗的种种,对深入了解唐代社会的医疗发展情况不无裨益。

(三)生态环境史、历史地理及东北边疆史地方面的综合性论著

生态环境史及历史地理研究是本书所涉及的重要维度之一。在国内生态环境史研究方面,历史地理学界由于研究旨趣的接近,所以起步较早。如《中国自然地理:历史自然地理》即是较早地从自然地理角度研究中国生态环境史的重要综合性著作。该书于 1982 年初版,近年又进行了修订,并于 2013 年出了新版。在新版中,作者们根据 20 世纪 80 年代以来发掘的大量历史文献资料,吸收最新的资料和研究成果,包括考古研究以及现代化的科学技术方法,如孢粉分析、沉积物分析、树木年轮以及 ^{14}C 测定、遥感和卫星像片判读等,全面论述了历史时期中国各自然地理要素的演变和发展的概貌,诸如中国气候、植被、珍稀动物、主要河流、湖泊、海岸、沙漠等自然地理要素在历史时期的发展和演变过程等,进一步探讨了中国历史时期自然环境发展演变的规律。在此基础上,学者们还展开了对农业与自然环境关系的环境史研究,如邓辉等《从自然景观到文化景观——燕山以北农牧交错地带人地关系演变的历史地理学透视》、韩茂莉《草原与田园:辽金时期西辽河流域农牧业与环境》、刘嘉麒主编《东北地区自然环境历史演变与人类活动的影响:自然历史卷》等都是研究东北地区环境变迁与人类活动关系的

---

① 于赓哲:《〈新菩萨经〉、〈劝善经〉背后的疾病恐慌——试论唐五代主要疾病种类》,《南开学报》2006 年第 5 期,第62~70页。

② 于赓哲:《“然非有力不能尽写”——中古医籍受众浅论》,《陕西师范大学学报》2008 年第 1 期,第78~87页。

重要著作。在动植物变迁及动物观的研究方面,文焕然《中国历史时期植物与动物变迁研究》、何业恒《中国珍稀兽类的历史变迁》、郭郛《中国古代动物学史》等著作都做出了杰出的贡献。

国外的生态环境史研究起步较中国早,因此综合性的佳作亦有不少,其中与中国环境史相关的综合性研究著作,首推伊懋可(Mark Elvin)的《大象的退却:一部中国环境史》,该书对中国历史时期不同地域的环境问题做了较为深入的整体研究,讲述了中国4000年来的经济、社会、政治制度、观念、知识和表达方式,与所在的自然环境中的气候、土壤、水、植物、动物之间既互利共生又竞争冲突的漫长历史故事。该书第一部分讨论了大象南撤、森林破坏、战争、水利系统对环境的影响,勾画出中国环境史的"一幅总图";第二部分选择浙江嘉兴、贵州苗族原居地和河北遵化三个典型地区的个案,用"特写镜头"对"总图"进行细化和强化,具有浓厚的经济—社会史色彩;第三部分以"大自然的启示""科学与万物生灵""帝国信条与个人观点"三章考察了中国历史上的环境观念、情感、知识和"天人感应"思想及其影响,给出了如何理解中国环境史的一种文化视角,被誉为西方学者撰写中国环境史的奠基之作。日本学者上田信的《森林与绿色中国史》按照构成传统中国文明的三大区域(长江流域、黄土高原、东南山地),以作者本人的学术研究、实地考察、植树等活动为基础,以森林与地域人群的关系为中心,对中国文明史做了一番"旅行"。而作者的另一部著作《老虎口述的中国史》更以老虎的视角出发,讨论了中国的华北及华南地区3000年来气候、植被及野生动物等生态环境情况的变迁,该书与当今西方中国环境史研究领军人物马立博(Robert B. Marks)的代表作《虎、米、丝、泥:帝制晚期华南的环境与经济》一书有异曲同工之妙,《虎、米、丝、泥》从自然和人文两个角度简要回顾了岭南地区从先秦到元朝的历史,之后以18世纪为中心,详细考察了从明朝初期直到1850年前后岭南社会经济发展与环境变化的互动过程。谷口宏充《中国东北长白山10世纪大喷发的历史效果》则是对中国东北地区古代的人类活动、环境变迁与自然灾害之间关系的研究;胡司德(Roel Sterckx)*The Animal and the Daemon in Early China*(《早期中国的动物与精怪》)、奥尔森(Thomas Allsen)*The Royal Hunt in Eurasian History*(《欧亚历史上的皇家狩猎》)等著作则对先秦至中古时期动物与人的关系、中国人对动物的观念等问题做了研究。

(四)与本选题密切相关的研究成果

以上就我所了解和涉猎的中外研究著述做了一番概括性的介绍,虽然有些著作可能与本书的写作不直接相关,然而,其中所涉及的研究方法、理论、研究视野等等,一样可以为我们所学习与借鉴。下面再就与本研究直接相关的研究成果做一整理,以示"饮水思源"之意。

第一,关于中国古人的生死观的研究与讨论,历来为治中国思想史、文化史、社会史、医学史等领域的学者所重视,其间不乏力作。台湾学者杜正胜《从眉寿到长生:中国古代生命观念的转变》一文探讨了先秦时期生命观念的转变,将商周至秦汉时期生命观念的转变分为三个阶段:一、殷商和西周,生命来自祖先,通过祈祷祖先来延续生命;二、春秋时代,相信"天帝"主宰生命;三、战国时代,认为生命延续可以靠个人的努力来追求。在这千余年间,生命观经历了从"宗教性"向人文性、"科学性"的转变,并最终发展出"气论"这一人体生理系统的基础理论,进而又细致化为形、气、精、神等部分,这也使得"气"的思想对后世的哲学、医学、医疗与养生等产生了深远的影响。[①] 而《形体、精气与魂魄:中国传统对"人"认识的形成》则进一步揭示了传统文化对形、气、魂魄等生命构成条件之间关系的认识,即"气"为生命构成的根本要素;"形"则受"气"支配,是"使其形者";"魂魄""鬼神"等概念则是用来诠释作为生命本质的"气"的,同时,"魂魄"二者又分别与"阳阴"相对,从而构成了精神与形体的生命二元论。[②] 余英时先生的《中国古代死后世界观的演变》一文对东汉以前地下世界观的演变过程做了假设性的解释,认为魂与魄的观念是一种二元的灵魂观,据此观念,人的生命由魂、魄两种元素构成,死后魂魄离散,"魂气归于天,形魄归于地"[③]。其另一力作《东汉生死观》则从思想史的角度讨论了东汉中国人对生与死的观念,认为东汉人对长寿与不朽的追求是一种"现世精神"的体现,是对"生"的普遍重视;进而,对汉代存在的两种死亡观作了探讨:一种是认为死亡不可避免的"自然主义"的死亡观,另一种是相信死后生活的"迷信"的死亡观,这两种观念在汉代普遍存在,并在争论中

① 杜正胜:《从眉寿到长生:中国古代生命观念的转变》,《"中央研究院"历史语言研究所集刊》1995年第66卷2分册,第383~487页。

② 杜正胜:《形体、精气与魂魄:中国传统对"人"认识的形成》,《新史学》1991年第3期,第1~65页。

③ 余英时:《中国古代死后世界观的演变》,《中国思想传统的现代诠释》,联经出版事业公司,1987年。

共存。[1] 李建民则在《尸体、骷髅与魂魄:传统灵魂观新论》和《中国古代"掩骴"礼俗考》二文中,从古人对尸体、骷髅的对待方式以及古代"掩骴"礼俗的考察,省视了灵魂与身体之间的关系,认为在古人的观念中,灵魂与肉体不可分割,即相信"尸骨有知",并提出"离开尸体形骸而单论魂魄或灵魂不朽的信仰,恐非中国文化的主流"。[2] 王健文《"死亡"与"不朽":古典中国关于"死亡"的概念》总结了前辈学人的相关研究成果,并在此基础上,对生与死的界定、死后世界的观念、追求"不朽"等与"死亡"有关的重要问题做了研究,论述了魂魄、形体在生死之间的重要意义,以及古典中国对"不朽"的三种追求方式:一是在"宗族一体"的信念下追求个体生命的不朽;二是追求道德和精神层面的不朽;三是摆脱"生"之束缚的道家式的"不朽"观念。[3]

第二,关于"鬼神之病"的研究,张嘉凤的《"疾疫"与"相染"——以〈诸病源候论〉为中心试论魏晋至隋唐之间医籍的疾病观》讨论了中古时期医籍中与疾疫有关的几种观念,其中,作者认为"鬼神作祟"和"注病"是中古医家对传染性疾疫病源的一种解释,"鬼神"也是一般人对于疾疫相染的见解之一。[4] 李建民的《先秦两汉病因观及其变迁——以新出土文物为中心》一文详细讨论了先秦至东汉"鬼神"作为病因的发展情况,认为在中国历史早期,鬼神导致疾病的观念便已产生,并且,鬼神病因论的发展变迁还经历了三个阶段,即战国兴起的"内因说"、西汉"外因说"以及东汉晚期的道德伦理说,致病的"鬼神"由最初真正的鬼神作祟,一变而为人的心神产生之幻象,再变而为外在的邪毒之气,随后又回归到真正鬼祟的论述,鬼神病因论在东汉以后再次得到了肯定[5],只是糅合了道教的"幽谪""余殃"等宗教道德观,这便是中古以前鬼神病因论的背景。李建民的另一篇文章《祟病与"场所"》则系统地论述了鬼神之病,他将鬼神之病定义为"祟病",利用医籍和医案的记载对"祟病"加以讨论,并对"祟病"的病因说进行了研究,

---

① 余英时:《东汉生死观》,上海古籍出版社,2005 年。

② 李建民:《中国古代"掩骴"礼俗考》,《旅行者的史学——中国医学史的旅行》,允晨文化,2009 年,第 283 页。

③ 王健文:《"死亡"与"不朽":古典中国关于"死亡"的概念》,《台湾成功大学历史学报》1996 年第 22 号,第163～207页。

④ 张嘉凤:《"疾疫"与"相染"——以〈诸病源候论〉为中心试论魏晋至隋唐之间医籍的疾病观》,《台大历史学报》2001 年第 27 号,第37～82页。

⑤ 李建民:《先秦两汉病因观及其变迁——以新出土文物为中心》,《旅行者的史学——中国医学史的旅行》,允晨文化,2009 年,第134～173页。

认为在宋以前医家的论述中,“鬼神”病因是被纳入到“风”“气”的病因体系中的,即被视为一种“邪气”,而至宋代陈言始将鬼神病因归入“不内外因”之中,使得“鬼神”在医家的病因论中处于一个特殊的地位。并且,“祟病”的产生还与空间观念有着密切的关系,古代医家的论述显示,许多“祟病”患者之所以会得病,是由于他们曾经身处某些特定的场所,这些场所“被认为”有鬼神活动或与之有关,而幽静偏僻,或者与宗教、丧葬有关,则往往是这些场所的共性。万方的《古代注(疰)病及禳解治疗考述》一文以敦煌出土的道教文书为依据,结合了一些医籍的记载,讨论了与鬼神相关的“注病”及道教禳解治疗的情形,由于有敦煌文书的运用,因此该文实际上为我们提供了中古时期以宗教疗法治疗鬼神之病的实例。① 台湾学者陈秀芬的《当病人见到鬼:试论明清医者对于“邪祟”的态度》系统研究了明清医家对于“邪祟”病的各种认识与治疗方式,认为明清医家试图将对“邪祟”的解释与诊断“医学化”“病理化”,并主要以针灸和药物来应对“邪祟”。② 作者的另一篇文章《“梦与鬼交”:古代中医病理的几个诠释》分析了传统医学中对“梦”的几种病理解释,特别是对“性梦”和女性“梦与鬼交”现象的解释,其结论认为中医对于“梦与鬼交”的解释中,既有自然性的诠释,也有超自然(鬼神作祟)的诠释,而且,二者之间的界限比较模糊,有时候甚至会相融合,由此也凸显出鬼神病因论是传统医学的一大特色。

第三,关于“风疾”的研究,栗山茂久《身体的语言——古希腊医学和中医之比较》一书的第六章《风与自我》讨论了古代中国医学对“风”的看法,认为“风”即预示着变化,风的变化无常正是其致病的原因。景蜀慧《“风痹”与“风疾”——汉晋时期医家对“诸风”的认识及相关的自然气候因素探析》一文讨论了汉晋史书中“风痹”与“风疾”的各种记载,指出虽然两种疾病有所不同,但在一般人眼里,二者的区别却并不明晰,甚至可能视之为同一种疾病。同时,作者还讨论了当时“风气偏胜”的自然气候与“诸风”病多发的密切关系。③ 张卓娅的硕士论文《隋唐五代痹症问题研究》中也有关于隋唐五代“风痹”与“风疾”的辨

① 万方:《古代注(疰)病及禳解治疗考述》,《敦煌研究》1992 年第 4 期,第91 ~98页。

② 陈秀芬:《当病人见到鬼:试论明清医者对于“邪祟”的态度》,《台湾政治大学历史学报》2008 年第 30 期,第43 ~86页。

③ 景蜀慧:《“风痹”与“风疾”——汉晋时期医家对“诸风”的认识及相关的自然气候因素探析》,《中山大学学报》2005 年第 4 期,第37 ~44页。

析,经过列表比较,也认为"史料上有关风痹与风疾的记载是比较混乱的"[①]。此外,王永平的《试释唐代诸帝多饵丹药之谜》一文,通过对唐代迷恋金丹服饵的诸位帝王生活的考察,认为导致唐代诸帝迷恋丹药的一个重要原因是李唐皇室的家族遗传病——风疾,其对金丹服饵的耽缅多是出于养生治病的考虑。[②]

第四,关于"厕神"的研究成果,有黄石《"迎紫姑"之史的考察》[③]及《再论紫姑神话——并答娄子匡先生》[④],崔小敬、许外芳《"紫姑"信仰考》[⑤],巫瑞书《"迎紫姑"风俗的流变及其文化思考》[⑥],龚维英《厕神源流衍变探索》[⑦],田祖海《论紫姑神的原型与类型》[⑧],张晓舒《迎紫姑习俗起源新论》[⑨],潘承玉《浊秽厕神与窈窕女仙——紫姑神话文化意蕴发微》[⑩],柏松《紫姑传说中的巫术意义》[⑪],黄景春《紫姑信仰的起源、衍生及特征》[⑫],徐海燕《紫姑信仰的形成及其传承流变中的文化思考》[⑬],林继富《紫姑信仰流变研究》[⑭],王乐全、赵龙《"迎紫姑"风俗兴衰原因初探》[⑮]等。这些研究的重点主要集中在两方面:一是将"紫姑"作为厕神研究的重点,从神话学、民俗学等角度来揭示其意义;二是从古代农业生产、妇女地位等角度研究"紫姑"这一厕神信仰的内在真意。史学界对与"厕神"密切相关的厕所的研究成果不多,以本人所见,有尚秉和《历代社会风俗事物考》卷 28 中关于"厕溷"等基本问题的考证研究[⑯];萧璠《关于两汉魏晋时期养猪与积肥问题

---

① 张卓娅:《隋唐五代痹症问题研究》,第 27 页。

② 王永平:《试释唐代诸帝多饵丹药之谜》,《历史研究》1999 年第 4 期,第179 ~ 182页。

③ 黄石:《"迎紫姑"之史的考察》,《黄石民俗学论集》,上海文艺出版社,1999 年,第303 ~ 321页。

④ 黄石:《再论紫姑神话——并答娄子匡先生》,《黄石民俗学论集》,上海文艺出版社,1999 年,第312 ~ 321页。

⑤ 崔小敬、许外芳:《"紫姑"信仰考》,《世界宗教研究》2005 年第 2 期,第140 ~ 147页。

⑥ 巫瑞书:《"迎紫姑"风俗的流变及其文化思考》,《民俗研究》1997 年第 2 期,第28 ~ 35页。

⑦ 龚维英:《厕神源流衍变探索》,《贵州文史丛刊》1997 年第 3 期,第85 ~ 89页。

⑧ 田祖海:《论紫姑神的原型与类型》,《湖北大学学报(哲学社会科学版)》1997 年第 1 期,第42 ~ 46页。

⑨ 张晓舒:《迎紫姑习俗起源新论》,《中南民族学院学报(人文社会科学版)》2001 年第 4 期,第78 ~ 81页。

⑩ 潘承玉:《浊秽厕神与窈窕女仙——紫姑神话文化意蕴发微》,《绍兴文理学院学报》第 20 卷第 4 期,第40 ~ 44页。

⑪ 柏松:《紫姑传说中的巫术意义》,《西南师范大学学报(人文社会科学版)》2003 年第 1 期,第152 ~ 156页。

⑫ 黄景春:《紫姑信仰的起源、衍生及特征》,《民间文学论坛》1996 年第 2 期,第48 ~ 52页。

⑬ 徐海燕:《紫姑信仰的形成及其传承流变中的文化思考》,《辽宁大学学报(哲学社会科学版)》2005 年第 5 期,第119 ~ 125页。

⑭ 林继富:《紫姑信仰流变研究》,《长江大学学报(社会科学版)》2008 年第 1 期,第5 ~ 11页。

⑮ 王乐全、赵龙:《"迎紫姑"风俗兴衰原因初探》,《绥化学院学报》2006 年第 5 期,第182 ~ 185页。

⑯ 尚秉和:《历代社会风俗事物考》,中国书店,2001 年,第323 ~ 328页。

的若干检讨》一文论述了汉晋时期厕所与猪圈相连接的情况,认为这是时人出于养猪与积肥的需要,探讨了两汉魏晋时期厕所与农业生产的关系。[①] 值得注意的是台湾学者林富士的两篇文章:《道在屎尿》和《在厕所中演出的历史》,这两篇短文分别探讨了"屎尿""厕所"这类"肮脏"事物在历史上的作用和地位,认为它们虽不起眼,但却很有探究的价值,其观点也颇具启发性。

三、本书结构与内容概要

本书以汉唐时期(两汉至隋唐)为时间段,主要考察这一时期的疾病观念、鬼神之病及与之相关的环境认知问题。在总体结构上,本书由四大部分共 9 章组成。

第一部分《汉唐时期的疾病医疗观念》,主要讨论汉唐时期的疾病医疗观念,由两章组成。本部分所涉及的主要是两种疾病医疗观念:一是古人对死亡的认识,即如何判断死亡,死亡的标准是什么;二是古人的基本卫生观念,即什么是"不洁"。以这两种疾病医疗观念为研究对象,正是为了通过阐释汉唐古人对死亡、卫生这类最基本、最本质的疾病医疗问题的认识,揭示汉唐时期疾病医疗观念的一般面貌。

第一章《死生界域:中古死亡判断标准及其医疗观念》讨论了中古时期如何判断死亡的"标准"问题。通过对史籍的记载及与医籍的对比,可知这一时期是以"气绝"和"心冷"为判断死亡的主要标准的,也就是说,时人采取探查鼻口气息和心口温度的办法,来判断一个"濒死"或处于近似死亡状态的人是否真的死去。这种判断方式不仅为医家所认可,也为当时一般民众所广泛采用。这一判断标准的背后隐含着中古医学文化对于人的身体,特别是心、肺等器官以及人的呼吸的认识与理解,体现了传统医学独特的身体观。本章讨论的实际上是生命与身体观的基本问题,拟以中古时期的情况为例,对这一最基本最实际的生死问题进行讨论,以期抽丝剥茧,呈现给读者一个关于古代生死认知与判断的较为清晰的脉络。

---

① 萧璠:《关于两汉魏晋时期养猪与积肥问题的若干检讨》,《"中央研究院"历史语言研究所集刊》1986 年第 57 本第 4 分。此外,张建林、范培松《浅谈汉代的厕》(《文博》1987 年第 4 期,第53 ~ 58页),龚良《"圂"考释——兼论汉代的积肥与施肥》(《中国农史》1995 年第 14 卷第 1 期,第90 ~ 95页),曹建强《汉代的陶厕》(《古今农业》1999 年第 4 期,第79 ~ 81页)等文章也分别结合考古出土的汉代陶厕明器和文献记载讨论了汉代厕所与猪圈,以及积肥、施肥等农业生产活动的关系,可资参考。

第二章《汉唐史籍中的靺鞨秽俗与古人“不洁”观念》讨论了汉唐史籍中记载的与靺鞨有关的秽俗——“以溺洗手面”，并通过对古人“不洁”观念的“外在”与“内在”双重含义的阐释，认为汉唐史籍对靺鞨秽俗的记载，除了真实记录、实事求是的史家精神之外，更是将“不洁”作为一种标签，来贴在那些被认为是野蛮或敌对的民族身上，作为一种丑化手段；而究竟哪些民族应该被丑化，不仅与该民族的真实习俗有关，更与中原王朝和该民族的关系密切相关。

第二部分《汉唐时期的鬼神信仰与疾病》主要论述了汉唐时期的所谓“鬼神之病”，即被认为是由“鬼神”等邪祟所导致的疾病，共分三章，分别从中古时期“鬼神之病”的概念、分类、症状、治疗及应对措施等方面系统论述了这一中古时期的特殊疾病的情况。

第三章《中古时期的“鬼神之病”》论述了中古时期由“鬼神”引起和与“鬼神”有关的各类疾病，主要涉及中古医家对“鬼神之病”病因的理解与解释，鬼神之病的分类，以及其他疾病中所包含的“鬼神”因素等内容。通过分析可知，“鬼神之病”在中古医籍中逐渐由起初的零散叙述变成较有系统的论述，这表明中古医家论述中的鬼神之病已然颇具规模，不过，在疾病分类上，中古医籍中的鬼神之病虽然有独立于其他疾病而单独分类的倾向，然而从总体趋势上看，“鬼神之病”依然是依据各种不同的症状表现，而分属于其他各种疾病门类之中。中古医家对鬼神之病病因分类的这种做法表明，当时的医界已开始试图将“鬼神”这种难以解释却又“真实”存在的致病因素纳入医学知识的范畴中去理解与诠释。前人对于“鬼神之病”的病因及治疗方法的研究主要集中于先秦至东汉，以及明清时期，而对此病在中古时期情况的专门考察则付阙如，因此，本章的研究便试图填补中古时期的这一段空白。不过，由于珠玉在前，而前贤所讨论的内容又同样是鬼神之病，故而在所用材料上难免会有一些重合，某些看法甚至也会有交集。所以，本章在讨论上力求能对前人成果有所补充和修正，而已有成果对本章的讨论有所启发的，则充分利用之，并加以注释。

第四章《除邪辟恶：中古医家对“鬼神之病”的防治》讨论了中古时期医家应对鬼神之病的具体方式方法。通过整理中古医籍中所著录的相关药物及方药，分析中古医家应对鬼神之病的原则与方法，从具体的治疗入手，以此反映中古医家在实际医疗活动中对鬼神之病的认识。本章在前人研究的基础上，试图利用宋代的《证类本草》及隋唐重要医籍的相关记载，较全面、深入地考察这一问题。

第五章《中古时期的“中恶”观念——相关故事析论》讨论了作为中古时期的“非医”群体——普通民众对待“鬼神之病”的态度,逐条分析了中古时期与“中恶”有关的故事或材料,试图从中理出中古民众对于“鬼神之病”的一般性看法,以及他们所选择的应对方法,并与医家对于“中恶”的看法作对比,希图能够从中揭示中古时期“中恶”的意义,以及在这一问题上“医学化”与“去医学化”的相互关系。

第三部分《疾病医疗观念与中古政治》主要论述了汉—宋时期疾病观念的演变及其与政治人物、政治事件、行政运作等方面的关系,由两章组成,分别从“中恶”、“风疾”、金创外伤等疾病的角度进行了论述,这几种疾病正是汉宋时期较为重视与常见的重大疾病,也是当时与政治人物和政治、军事活动关系较为密切的几种疾病,因此,本部分选取它们作为主要论述对象。

第六章《从“中恶”到“中风”:中古“风疾共识”的形成及其政治运用》讨论了唐至宋史料典籍中关于“风疾”等“暴中”观念记载的变化,通过列表与逐条分析,揭示唐宋史书记载之“风疾”与当时医家之不同,从而说明唐宋时代的“风疾”具有怎样的隐喻,而其象征意义又是如何被政治人物加以利用的。这也可视为中古“中恶”的象征意义在唐宋之际所发生的变化。需要注意的是,本章所引述的中古时期的资料及附表中的一部分内容,与前人研究中的某些部分发生重合[①],这是由于二者所讨论时段与涉及问题有交集所致,不过,我在这一章的研究与前人成果的侧重点、思考角度、方法以及结论都不相同,但为免嫌疑,有与前人成果重合之处,特加注释以说明。

第七章《金疮与酪:李存勖之死的医疗史考察》根据史籍对后唐庄宗李存勖之死的几处记载,通过梳理中古时期战争或军事冲突中,箭弩等远程兵器对参战或指挥人员造成的严重伤害情况,分析归纳李存勖的主要死因在于中“流矢”而抢救不及时,造成失血过多;再结合中古时期对乳制品的加工与食用情况、医书记载等,分析乳制品“殨酪”在李存勖之死中所起到的加剧伤口破溃、加重伤势,从而加速庄宗死亡的副作用。这些讨论为理解中古时期疾病对政治、军事的影响,以及中古医术和医疗观念的发展情况提供了一个较为清晰的个案。

---

① 如本章中关于唐宋风疾的统计表中,其中涉及唐代的部分,与张卓娅《隋唐五代痹症问题研究》的附表中所列的人物有重合,不过,由于张文主要集中于唐代,而我的研究延伸到了宋代,所以,虽有重合,但在研究的侧重点及样本容量方面却有所区别。

第四部分《汉唐时期的“小环境”》主要探讨了汉唐时期的“小环境”以及古人对这类“环境”的认知。所谓“小环境”即指人们每日置身其中的生活环境，如房屋、庭院等等与人类休戚与共却又常常为人们所忽视、“日用而不自知”的环境场所。本部分由两章构成，内容涉及古人对日常不可或缺的“小环境”之一——厕所的认知以及对与厕所有关的鬼神观念衍变的探讨。所选择的研究对象是具有代表性的“小环境”，通过研究试图揭示汉唐时期古人对日常生活环境的认知。

第八章《鬼神、疾病与场所——中古厕神传说的另类解读》讨论了特定空间与疾病、信仰之关系。以厕所这一特定的场所为例，说明某些空间之所以会和疾病、鬼神等负面因素发生瓜葛（甚至密切关联），其根源在于人们根据这些空间所具有的某些特点而做出了一系列想象，而这些想象又是基于当时的社会文化与信仰所做出的。在特定社会文化的背景之下，环境空间、疾病观念和鬼神信仰被紧密地联系在了一起。

第九章《“郭登”与“加牟波理入道”：男系厕神传说的衍变》探讨了前文提到的“厕神”——与厕所环境密切相关的鬼神，在中古时期的形象衍变过程及其所反映的相关信仰、观念的变迁。通过对以“郭登”为代表的男系厕神传说发展脉络的梳理，以及男性厕神与女性厕神形象的比较，试图揭示厕神在中古民间信仰中多元杂糅的特点，从民间信仰的角度进一步探讨疾病、场所及信仰共同作用的产物——厕神的传说。

第一部分

汉唐时期的疾病医疗观念

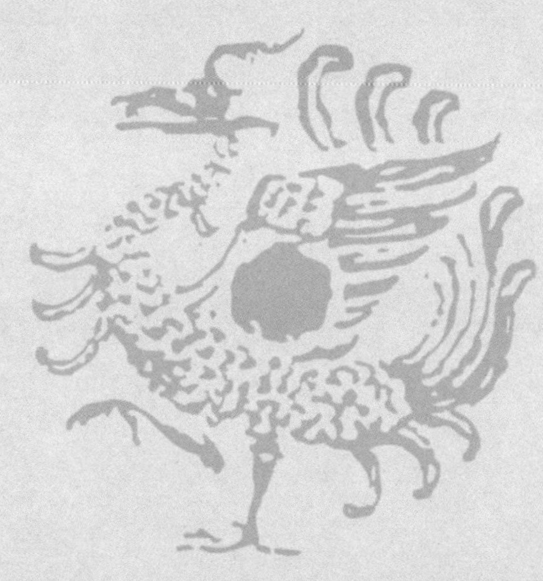

第一章　死生界域:中古死亡判断标准及其医疗观念

生死问题是生命的最根本问题,“生”与“死”意味着生命的存在与消亡。从古至今,“生”与“死”是任何人都绕不开的,因而也是每个人都必须面对、不得不思考的问题。由于不同的思想、文化背景以及身份地位,不同的个人、人群、族群都会对“生”与“死”做出自己的想象,进而呈现出复杂多样的生死观:或是向往死后的“彼岸”世界,或是留恋现世的欢愉生活。不论人们对生与死存在着怎样大相径庭的看法,在对生与死表达了非同寻常的关注这一点上却是空前一致的。如果说对历史上人类生命活动的关注是医疗史研究的主要目的,那么了解历史上人们对死生界域的认识问题则是医史研究的一个起点。

第一节　气绝——判断死亡的基本依据

对古代医疗实践中“死亡”认知的关注和兴趣,源于阅读史料过程中的一次偶然的思考。《史记·扁鹊仓公列传》载:

扁鹊过虢。虢太子死,扁鹊至虢宫门下,问中庶子喜方者曰:“太子何病,国中治穰过于众事?”中庶子曰:“太子病血气不时,交错而不得泄,暴发于外,则为中害。精神不能止邪气,邪气畜积而不得泄,是以阳缓而阴急,故暴蹶而死。”扁鹊曰:“其死何如时?”曰:“鸡鸣至今。”曰:“收乎?”曰:“未也,其死未能半日也。”“言臣齐勃海秦越人也,家在于郑,未尝得望精光侍谒于前也。闻太子不幸而死,臣能生之。"中庶子曰:"先生得无诞之乎?何以言太子可生也!臣闻上古之时,医有俞跗,治病不以汤液醴洒,针石挢引,案扤毒熨,一拨见病之应,因五藏之输,乃割皮解肌,诀脉结筋,搦髓脑,揲荒爪幕,湔浣肠胃,漱涤五藏,练精易形。先生之方能若是,则太子可生也;不能若是而欲生之,曾不可以告咳婴之儿。"终日,扁鹊仰天叹曰:"夫子之为方也,若以管窥天,以郄视文。越人之为方也,不待切脉望色听声写形,言病之所在。闻病之阳,论得其阴;闻病之阴,论得其阳。病应见于大表,不出千里,决者至众,不可曲止也。子以吾言为不诚,试入诊太子,当闻其耳鸣而鼻张,循其两股以至于阴,当尚温也。"中庶子闻扁鹊言,目眩然而不瞬,舌挢然而不下,乃以扁鹊言入报虢君。虢君闻之大惊,出见扁鹊于中阙,曰:"窃闻高义之日久矣,然未尝得拜谒于前也。先生过小国,幸而举之,偏国寡臣幸甚。有先生则活,无先生则弃捐填沟壑,长终而不得反。"言未卒,因嘘唏服臆,魂精泄横,流涕长潸,忽忽承睫,悲不能自止,容貌变更。扁鹊曰:"若太子病,所谓'尸蹷'者也。夫以阳入阴中,动胃繵缘,中经维络,别下于三焦、膀胱,是以阳脉下遂,阴脉上争,会气闭而不通,阴上而阳内行,下内鼓而不起,上外绝而不为使,上有绝阳之络,下有破阴之纽,破阴绝阳,色废脉乱,故形静如死状。太子未死也,夫以阳入阴支兰藏者生,以阴入阳支兰藏者死。凡此数事,皆五藏蹷中之时暴作也。良工取之,拙者疑殆。"扁鹊乃使弟子子阳厉针砥石,以取外三阳五会。有间,太子苏。乃使子豹为五分之熨,以八减之齐和煮之,以更熨两胁下。太子起坐。更适阴阳,但服汤二旬而复故。故天下尽以扁鹊为能生死人。扁鹊曰:"越人非能生死人也,此自当生者,越人能使之起耳。"①

这是一则关于先秦神医扁鹊(秦越人)的传说,被研究者称为"虢太子医案""中国第一则记载于正史的针灸医案"。② 李建民先生在《发现古脉——中国古典医学与数术身体观》③的导论部分即引述分析此一医案,从而引出古典脉学与死生界域的医史课题。他认为"虢太子医案"对于医史研究而言,至少有以下三

① 《史记》卷105《扁鹊仓公列传》,中华书局,1959年,第2788~2792页。
② 李建民:《发现古脉——中国古典医学与数术身体观》,社会科学文献出版社,2007年,第3页。
③ 这是大陆引进版的书名,其台湾版原名为《死生之域——周秦汉脉学之源流》,乐学书局,2000年。

方面的意义：一、死与生分界；二、古脉学的源流；三、古代医学中“目验”的知识。① 而这段材料之所以引起我的注意，并不是其中关于阴阳与脉学的讨论，而首先就是扁鹊和中庶子对虢太子究竟是生是死的讨论，即李建民先生所说的第一方面的意义。对于这一点，李建民先生也颇为关注，他并且引述前人对此段材料中四个“死”字、四个“生”字的解说，认为二人所谈论的“死生”即是指所谓疾病的“可治、不可治”，“死”即指“死病”，不可治之病。② 然而，我对材料中的“生死”却有着另一番看法。我觉得两个人对虢太子生死的谈论恰恰是当时医学对人的“死亡”状态的一种认知与判断。从材料中我们看到，中庶子对太子处于“死亡”状态的描述是“暴蹶而死”，“暴”有突发、猝然之意，“蹶”则有跌倒之意，这是说死亡的状态，用通俗的话解释就是一种突然仆倒、不省人事的状态。“当闻其耳鸣而鼻张，循其两股以至于阴，当尚温也”则是扁鹊对太子并非真正“死亡”的申说，他认为太子此时应该还有“耳鸣”“鼻张”的体征，并且从大腿到阴部也是有体温的，而这些恰恰是太子“生”的表征。之后，扁鹊通过一番“脉学”上的分析，确定太子的病是所谓“尸蹶”，而“形静如死状”的表现则道出了此病的迷惑性：患者处于一种“如死”的假死状态，以致被误认为死亡，这是因为患者表现出“形静”的状态（即身体静止不动、没有知觉的状态）。那么，我们如何理解扁鹊和中庶子对死亡所做的解释？其根据又是怎样的？其次，病案中扁鹊二人讨论太子死亡时的主要依据是脉学，即从脉的角度来解释疾病与生死，那么，我们不禁要问：如果是非医家身份的普通人，那些对脉学这类专业性较强的知识不了解或一知半解的人，他们在面对死亡时又是如何判断与认知的？其依据的观念或理论是什么？对此，我们先从古人对“死”的基本解释入手，进而引出中古时期的一些实例，通过具体分析来理解古人对死亡的认知与依据。

上引史料中，扁鹊以“形静”来形容人死时的外在表现，而东汉王充在《论衡·论死》中则以类比的方式对“死亡”的具体表现做了进一步阐释：

> 人之死也，其犹梦也。梦者，殄之次也；殄者，死之比也。人殄不悟则死。案人殄复悟，死复来者，与梦相似，然则梦、殄、死，一实也。人梦不能知觉时所作，犹死不能识生时所为矣。人言谈有所作于卧人之旁，卧人不能

① 李建民：《发现古脉——中国古典医学与数术身体观》，社会科学文献出版社，2007年，第5～10页。

② 李建民：《发现古脉——中国古典医学与数术身体观》，社会科学文献出版社，2007年，第5～6页。

知,犹对死人之棺,为善恶之事,死人不能复知也。夫卧,精气尚在,形体尚全,犹无所知,况死人精神消亡,形体朽败乎?①

在这里,王充本是为了强调人死后没有知觉这一点,不过,他将“死”和“梦”“殄”(即“绝”之意,指昏迷)相类比却深具启发意义。他认为死亡与睡眠、昏迷在本质上是一致的,人在这三种状态下都是“不能知”的,其区别只是在程度上:睡眠时人的精气、形体都还存在,昏迷也还有苏醒的可能,而死亡则是精神与肉体的消亡,意味着生命的正式结束。王充的这种类比,提供了古人对死亡状态的一种基本看法:至少从表面看来,人死如同睡梦。这与上文的“形静如死”的叙述是相同的,并且更易于理解。而古人对死亡外在表现的这种认识,我们还可以找到其他的佐证,如《太平广记》卷233《千日酒》条载:

昔有人名玄石,从中山酒家酤酒,酒家与千日酒,忘语其节。至家醉卧,不醒数日,家人不知,以为死也,具棺殓葬之。②

这里说玄石因饮千日酒醉倒不醒,其家人便认为他死了,还举行了葬礼。姑且不论“千日酒”的夸张效力真实与否,而家人将醉卧不醒的玄石视作死亡这一点,正说明古人认为死亡的外在表现与睡眠相似,这正可与上引王充的说法相印证。

以上王充对三者的区别对待涉及对死亡本质的理解,所以,下面我们来讨论古人对“死亡”本质的解释。首先,《释名》对“死”的解释是:“人始气绝曰死。死,澌也,就消澌也。”③同时,扬雄《方言》也做出了相近的解说:“澌,尽也。”④“澌,索也。(尽也。)”⑤其次,《庄子·知北游》也进一步解释说:“人之生,气之聚也。聚则为生,散则为死。”⑥《白虎通》也说:“死之言澌,精气穷也。”⑦所以,所谓的“死”也就是指人的生气或精气的消散、耗尽。这也就引出了古人所认知的“死

① 《论衡校释》卷20《论死篇》,中华书局,2006年,第876页。
② 《太平广记》卷233《千日酒》,中华书局,1961年,第1782页。
③ [清]王先谦:《释名疏证补》卷8《释丧制》,中华书局,2008年,第281页。
④ 华学诚:《扬雄方言校释汇证》,中华书局,2006年,第256页。
⑤ 华学诚:《扬雄方言校释汇证》,中华书局,2006年,第969页。
⑥ 陈鼓应:《庄子今注今译》外篇《知北游》,中华书局,2007年,第646页。
⑦ 陈立:《白虎通疏证》卷11《崩薨》,中华书局,1994年,第534页。

亡”之第一特性——气绝。其重要性正如王充在《论衡·道虚》中所说的那样：“诸生息之物，气绝则死。”①

从上引的解释中，我们看到，“气绝”中的“气”，应该指的是“精气”“生气”，也即传统医学观念中构成生命的基本物质，在古代“气论”的身体观下②，“气绝”几乎成了当时人们口中死亡的代名词，这在典籍中的记载比比皆是，如《后汉书》卷29《郅恽传》：

> 恽友人董子张者，父先为乡人所害。及子张病，将终，恽往候之。子张垂殁，视恽，歔欷不能言。恽曰：“吾知子不悲天命，而痛雠不复也。子在，吾忧而不手；子亡，吾手而不忧也。”恽即起，将客遮仇人，取其头以示子张。子张见而气绝。恽因而诣县，以状自首。③

董子张因杀父之仇不得报，临死而叹息，其友郅恽帮他手刃仇人，子张见仇人头颅而“气绝”，死而瞑目。此为以“气绝”指称死亡之一例。又《后汉书》卷34《梁商传》载：

> 六年秋，商病笃，敕子冀等曰：“……气绝之后，载至冢舍，即时殡敛。敛以时服，皆以故衣，无更裁制。殡已开冢，冢开即葬。祭食如存，无用三牲。孝子善述父志，不宜违我言也。”④

这是梁商在弥留之际给子孙的遗言，嘱咐儿孙不宜厚葬，而在谈到这一点时，使用了“气绝”一词来指代自己的最终死去。与此相似，用“气绝”来指代死亡的做法，常常出现在典籍所载的人们临终之际的遗言、遗嘱之中，用以交代身后事或丧葬之事。如《后汉书·范冉传》：“临命遗令敕其子曰：‘……气绝便敛，敛以时服，衣足蔽形，棺足周身，敛毕便穿，穿毕便埋。”⑤《三国志·中山恭王衮

---

① 《论衡校释》卷7《道虚篇》，中华书局，2006年，第328页。

② 关于中国古代医学中的气论问题，参见加纳喜光《医书中所见的气论——中国传统医学中的疾病观》，收入小野泽精一等编《气的思想——中国自然观与人的观念的发展》，上海人民出版社，2007年，第219～297页。

③ 《后汉书》卷29《郅恽传》，中华书局，1965年，第1027页。

④ 《后汉书》卷34《梁商传》，中华书局，1965年，第1177页。

⑤ 《后汉书》卷81《独行·范冉传》，中华书局，1965年，第2690页。

传》:"衮疾困,敕令官属曰:'……吾气绝之日,自殡及葬,务奉诏书。'"①《晋书·王祥传》:"及疾笃,著遗令训子孙曰:'……气绝但洗手足,不须沐浴,勿缠尸,皆浣故衣,随时所服。'"②《晋书·皇甫谧传》:"气绝之后,便即时服,幅巾故衣,以蘧蒢裹尸,麻约二头,置尸床上,择不毛之地,穿坑深十尺,长一丈五尺,广六尺,坑讫,举床就坑,去床下尸。"③《晋书·桓秘传》:"温疾笃,秘与温子熙、济等谋共废冲。冲密知之,不敢入。顷温气绝,先遣力士拘录熙、济,而后临丧。"④《晋书·张茂传》:"气绝之日,白帢入棺,无以朝服,以彰吾志焉。"⑤《宋书·鲜卑吐谷浑传》:"呼子叶延,语其大将绝拔渥曰:'吾气绝,棺敛讫,便远去保白兰。'"⑥《梁书·处士·刘訏传》:"临终,执歊手曰:'气绝便敛,敛毕即埋,灵筵一不须立。'"⑦《梁书·刘歊传》:"气绝不须复魄,盥洗而敛。以一千钱市治棺、单故裙衫、衣巾枕履。此外送往之具,棺中常物,及余阁之祭,一不得有所施。"⑧《陈书·周弘直传》:"气绝已后,便买市中见材,材必须小形者,使易提挈。敛以时服,古人通制,但下见先人,必须备礼,可着单衣裙衫故履。"⑨《颜氏家训》卷下:"吾今羁旅,身若浮云,竟未知何乡是吾葬地;唯当气绝便埋之耳。"⑩《旧唐书·萧瑀传》:"气绝后可着单服一通,以充小敛。棺内施单席而已,冀其速朽,不得别加一物。"⑪由此可见,"气绝"在古人的观念中是死亡的标志,乃至在语汇中成了"死亡"的代名词,而"气未绝"则又被视为尚有生命的表现,《太平广记·梁新赵鄂》载:"有富商船居,中夜暴亡,待晓,气犹未绝。邻房有武陵医工梁新闻之,乃与诊视……命捣姜捩汁,折齿而灌,由是而苏。"⑫按:富商暴亡之后,正因为"气犹未绝",所以才没有被认定为死亡,因此,医工梁新才能对其进行治疗,使其复苏。这也表明,"气绝"与否在判断人是否死亡之问题上具有关键意义。既然如此,那么古人在具体的医疗活动及日常生活中又是如何看待"气绝"的?换言

---

① 《三国志》卷20《中山恭王衮传》,中华书局,1959年,第584页。
② 《晋书》卷33《王祥传》,中华书局,1974年,第989页。
③ 《晋书》卷51《皇甫谧传》,中华书局,1974年,第1417页。
④ 《晋书》卷74《桓秘传》,中华书局,1974年,第1947页。
⑤ 《晋书》卷86《张茂传》,中华书局,1974年,第2233页。
⑥ 《宋书》卷96《鲜卑吐谷浑传》,中华书局,1974年,第2370页。
⑦ 《梁书》卷51《处士·刘訏传》,中华书局,1972年,第747页。
⑧ 《梁书》卷51《处士·刘歊传》,中华书局,1972年,第750页。
⑨ 《陈书》卷24《周弘直传》,中华书局,1972年,第311页。
⑩ 王利器:《颜氏家训集解》卷7《终制第二十》,中华书局,1993年,第607~608页。
⑪ 《旧唐书》卷63《萧瑀传》,中华书局,1975年,第2404页。
⑫ 《太平广记》卷219《梁新赵鄂》,中华书局,1961年,第1678页。

之,古人是如何判断“气绝”的呢?

在上文所引述的“虢太子医案”中,扁鹊推测太子未死的身体表现就包括“耳鸣而鼻张”,也就是说,身体出现的这种反应正是太子的生命迹象,这也就意味着,如果太子真正死亡,便不具有上述这些迹象了。对于这种被称为“尸蹶”的假死现象,《诸病源候论》中做了进一步的解释:“其状如死,犹微有息而不恒,脉尚动而形无知也。听其耳内,循循有如啸之声,而股间暖是也。”[①]如果将《病源》的这条解释与前述扁鹊的说法相对照,就可以发现二者的相似之处,即扁鹊所说的“鼻张”是指“微有息而不恒”的表现,是有微弱气息之意。如此便给我们提供了一条索解“气绝”的线索,即古人是根据人的呼吸情况来判断人是否气绝的。换言之,这里的“气”强调的是“气息”,即人的呼吸。

古人认为鼻与口是气息出入的正常器官、孔道,所以往往通过感知“鼻下”(包括鼻孔和口)气息的出入来判断一个人“气绝”与否,这一点从下面这则故事中便可见一斑:

> 赞皇公李峤幼有清才,昆弟五人,皆年不过三十而卒,唯峤已长成矣。母忧之益切,诣天纲。天纲曰:“郎君神气清秀,而寿苦不永,恐不出三十。”其母大以为戚。峤时名振,咸望贵达,闻此言不信。其母又请袁生,致馔诊视。云:“定矣。”又请同于书斋连榻而坐寝。袁登床稳睡,李独不寝。至五更忽睡,袁适觉,视李峤无喘息,以手候之,鼻下气绝。初大惊怪,良久偵候,其出入息乃在耳中。抚而告之曰:“得矣。”遂起贺其母曰:“数候之,皆不得。今方见之矣,郎君必大贵寿。是龟息也,贵寿而不富耳。”后果如其言。[②]

故事中袁天纲在查知李峤“无喘息”时,所采取的行动是“以手候之”,发现李峤“鼻下气绝”后,袁的反应是“大惊怪”。可见,古人认为气息出入于鼻、口,所以袁天纲在探查李峤的呼吸情况时才很自然地从鼻下入手。当他发觉李“鼻下气绝”时表现出的大惊失色,其后又发现李峤气息出入于耳中所表现出的恍然大悟,这些都反映出,古人认为鼻下出息才是天经地义的。又《太平广记·仇嘉福》载:“嘉福出堂后幕中,闻幕外有痛楚声,抉幕,见己妇悬头在庭树上。审其必

① 丁光迪:《诸病源候论校注》卷23《中恶病诸候·尸厥候》,人民卫生出版社,1991年,第672页。

② 《太平广记》卷221《袁天纲》,中华书局,1961年,第1696页。

死,心色俱坏。……家人仓卒悲泣,嘉福直入,去妇面衣候气。顷之遂活,举家欢庆。"[①]按:仇嘉福在判断"悬头在庭树"的妻子是否死亡时做法是"去妇面衣候气",所谓"面衣",此处是指人死时用来盖脸的布帛之物[②],既然是去掉面衣来"候气",那么自然是要探查头面部的口鼻了。又《太平广记·张果女》载:

> 开元中,易州司马张果女,年十五,病死。不忍远弃,权瘞于东院阁下。……俄有刘乙代之。其子常止阁中,日暮仍行门外,见一女子,容貌丰丽,自外而来,……忽谓刘曰:"我前张司马女,不幸夭没,近殡此阁。命当重活,与君好合。后三日,君可见发,徐候气息,慎无横见惊伤也。"指其所瘞处而去。刘至期甚喜,独与左右一奴夜发,深四五尺,得一漆棺。徐开视之,女颜色鲜发,肢体温软,衣服妆梳,无污坏者。举置床上,细细有鼻气。少顷,口中有气,灌以薄糜,少少能咽,至明复活,渐能言语坐起。[③]

按:刘公子受女鬼之托开棺,死去多年的张果之女因而复活,抛却故事本身的神怪色彩,我们看到,鼻、口之气对于生死的重要意义:一方面,女鬼嘱咐刘公子开棺之后,要"徐候气息",是想让刘公子以此来察知自己是否已经复活;另一方面,鼻中细微气息的出现,标志着已死之人又具有了生命的迹象,继之而来的口中之气则更进一步证明了死者已活。又《论衡·道虚》载:"置人寒水之中,无汤火之热,鼻中口内,不通于外,斯须之顷,气绝而死矣。"[④]这是说人溺水后,口鼻浸入水中,"不通于外",进而引起气绝,导致死亡。由此可见,鼻、口被视为呼吸的孔窍,如果不通就会致人气绝死亡。此外,从中古时期有关丧葬礼俗的叙述中,我们也可以看出古人的这种认知。《通典·礼典·开元礼纂类三十三·凶礼五》记载:

> 有疾,丈夫妇人各齐于正寝北墉下,东首。养者男子妇人皆朝服,齐。亲饮药,子先尝之。疾困,去故衣,加新衣,彻乐,清扫内外,分祷所祀。侍者

① 《太平广记》卷301《仇嘉福》,中华书局,1961年,第2391页。

② 此据黄永年《树新义室笔谈》卷4《李唐遗闻》(下)"面衣"条,上海书店出版社,2000年,第138~142页。

③ 《太平广记》卷330《张果女》,中华书局,1961年,第2618页。

④ 《论衡校释》卷7《道虚篇》,中华书局,2006年,第328页。

四人坐持手足。遗言则书之。属纩以候气（纩，新绵，置于口鼻），气绝，废床，寝于地。主人啼，余皆哭。①

这里是说人在弥留之际，从丧礼的角度讲应该做怎样的准备。其中值得注意的是，在人将死之时，亲人要"属纩以候气"，也就是用新绵置于将死之人的口、鼻之处，以此来查知其是否气绝。一旦"气绝"，亲人则要有进一步的安排，如废床、寝地、啼哭等。这也就是《抱朴子·内篇》所说的"世人以觉病之日，始作为疾，犹以气绝之日，为身丧之候也"②。从中可见，一方面"气绝"的确是一个人死亡的标志；另一方面，古人对"气绝"的判断则确实是通过探查口、鼻等处的气息而做出的。另外，从文献中，我们也能找到因亲人对死者气绝与否失察而导致误殓的事例，如《太平广记·皇甫恂》载：

皇甫恂，字君和。开元中，授华州参军。暴亡，……殓棺中，死已五六日。既而妻觉有变，发视之，绵绵有气，久而能言。③

按：皇甫恂暴亡之后就被认定为死亡，并已入殓，幸亏数日后妻子发觉其"绵绵有气"方知他未死。这也是从另一个侧面证明了"气绝"对于"死亡"的标志性作用。

如果说以上是非医者身份的人对"气绝"的判断方法，那么下述医书中的记载则代表医家对这一问题的认识。《金匮要略·杂疗方第二十三》载：

救卒死方：雄鸡冠割取血，管吹内鼻中。④

……（尸蹶）治方：菖蒲屑，内鼻两孔中吹之，……⑤

又《备急千金要方·卒死》载：

① 杜佑：《通典》卷138《礼典·开元礼纂类三十三·凶礼五》，中华书局，1988年，第3506～3507页。
② 王明：《抱朴子内篇校释》卷13《极言》，中华书局，1985年，第244页。
③ 《太平广记》卷302《神十二·皇甫恂》，中华书局，1961年，第2393、2395页。
④ 何任：《金匮要略校注》卷下《杂疗方第二十三》，人民卫生出版社，1990年，第229页。
⑤ 何任：《金匮要略校注》卷下《杂疗方第二十三》，人民卫生出版社，1990年，第231页。

治卒魇死方:捣韭汁灌鼻孔中,剧者灌两耳。张仲景云:灌口中。

……又方:末皂荚如大豆许,吹鼻中,嚏则气通,起死人。

……又方:吹醋少许鼻中。

……治自缢死方:强卧,以物塞两耳,竹筒纳口中,使两人痛吹之,塞口旁无令气得出。半日死人即噫噫,即勿吹也。

又方:捣皂荚、细辛屑,如胡豆大吹两鼻中。

……又方:鸡屎白如枣大酒半盏和,灌口及鼻中,佳。

又方:葱叶吹皂荚末两鼻中,逆出更吹。

又方:梁上尘如大豆各纳一小竹筒中,四人各捉一个,同时吹两耳两鼻,即活。①

以上这些医方都是汉唐医家用来救治"卒死""尸蹷"等突发性"气绝"的,从中可以发现,当时医家主要是通过向鼻、口等呼吸器官吹、灌药物的方式,使鼻、口"气通""气得出",从而达到"起死人"的急救目的。这说明,以医者的角度来看,鼻、口等器官也是气息出入人体的主要孔道,所以在救治突发"气绝"的患者时,才需要用各种办法来疏通鼻、口通道,以使气息通畅,变"气绝"为"气通"。医家的这些认识与前述非医家的看法不谋而合。由此可见,通过探查鼻、口等处气息有无,来感知"如死"之人的呼吸有无,从而判断出此人是否"气绝",这种方法为当时医家及一般民众所普遍采用。

以上就古人如何判断"气绝"的问题做了讨论,我们基本了解了古人是将"气绝"作为人死亡的基本标志的。不过值得注意的是,这并非是古人判断死亡的唯一标准。因为"气绝"症状除了在死亡状态下会出现以外,在其他的病理状态下也会出现,而且,在一些疾病中,"气绝"还是其主要症状,如《诸病源候论·卒死候》载:"凡中恶及卒忤,卒然气绝,其后得苏。"②又《诸病源候论·魇不寤候》载:"人眠睡,则魂魄外游,为鬼邪所魇屈,其精神弱者,魇则久不得寤,乃至气暴绝。所以须旁人助唤,并以方术治之,乃苏。"③又该书在描述"中恶死候"时说:"中鬼

① 李景荣等:《备急千金要方校释》卷25《卒死第一》,人民卫生出版社,1998年,第533~535页。

② 丁光迪:《诸病源候论校注》卷23《中恶病诸侯·卒死候》,人民卫生出版社,1991年,第674页。

③ 丁光迪:《诸病源候论校注》卷23《中恶病诸侯·魇不寤候》,人民卫生出版社,1991年,第677~678页。

邪之气,……故气暴厥绝如死;良久,其真气复,生也。”①可见,在诸如“卒死”“中恶”“魇不寤”等病候中,“气绝”是主要病症,并且,患者罹患这些症状并不等于死亡,而只是处于一种昏死的状态。随着气息的恢复,患者是可能苏醒的,此即王充所说的“人殄复悟”。此外,在其他种类的疾病中也可能出现这种症状,如《晋书·干宝传》载:“宝兄尝病气绝,积日不冷,后遂悟。”②干宝之兄所患的就是一种出现了“气绝”症状的疾病,后来得以复苏,这里的“气绝”也是指昏死状态。

因此之故,“气绝”又经常被用来表示“昏迷”“昏厥”等非死亡状态,如《太平广记·王仁裕》载:

于时筵散,朝客西归。范公引宾客,绁鹰犬,猎于王婆店北。为奔马所坠,不救于荒陂。自辰巳至午后,绝而复苏。③

按:范公坠马后昏厥,后又复苏,故事中称其“绝而复苏”,这是以“气绝”代指“昏迷”之一例。又《汉书·李广苏建传》载:

(苏武)引佩刀自刺。卫律惊,自抱持武,驰召医。凿地为坎,置煴火,覆武其上,蹈其背以出血。武气绝,半日复息。④

苏武企图自杀,被卫律召医者救下,故苏武昏迷半日后又苏醒,此处“气绝”亦指昏迷。此外,尚有数例可资证明,如《后汉书·刘平传》载:“(庞)萌伤甚气绝,有顷苏,渴求饮,平倾其创血以饮之。”⑤《晋书·荀崧传》载:“崧被四创,气绝,至夜方苏。”⑥《宋书·孝义传》载:“先是,新蔡徐元妻许,年二十一,丧夫,子甄年三岁。父揽愍其年少,以更适同县张买。许自誓不行,父逼载送买,许自经气绝,家人奔赴,良久乃苏。”⑦《魏书·李彪传》载:“始彪为中尉,号为严酷,以奸

① 丁光迪:《诸病源候论校注》卷23《中恶病诸侯·中恶死候》,人民卫生出版社,1991年,第671页。
② 《晋书》卷82《干宝传》,中华书局,1974年,第2150页。
③ 《太平广记》卷204《王仁裕》,中华书局,1961年,第1548页。
④ 《汉书》卷54《李广苏建传》,中华书局,1964年,第2461页。
⑤ 《后汉书》卷39《刘平传》,中华书局,1965年,第1296页。
⑥ 《晋书》卷75《荀崧传》,中华书局,1974年,第1976页。
⑦ 《宋书》卷91《孝义传》,中华书局,1974年,第2257页。

款难得,乃为木手击其胁腋,气绝而复属者时有焉。”[①]《周书·韦佑传》载:“尝至关南,与东魏人战,流矢中颈,从口中出,当时气绝。舆至营,久之乃苏。”[②]《旧唐书·安金藏传》载:“即引佩刀自剖其胸,五藏并出,流血被地,因气绝而仆。则天闻之,令舆入宫中,遣医人却纳五藏,以桑白皮为线缝合,傅之药,经宿,金藏始苏。”[③]《旧唐书》卷193《列女·奉天县窦氏二女传》载:“仲娘脚折面破,血流被体,气绝良久而苏。”[④]

以上诸条中的“气绝”都是指由外伤导致的昏迷状态,除此之外,情绪或心理上的大幅度波动,如大悲、大哀之类所导致的昏厥也可以用“气绝”来描述,如《晋书·刘聪载记》载:“聪所居螽斯则百堂灾,焚其子会稽王衷已下二十有一人。聪闻之,自投于床,哀塞气绝,良久乃苏。”[⑤]又《晋书·石季龙载记》载:“(石韬)因宿于佛精舍。宣使杨柸、牟皮、牟成、赵生等缘猕猴梯而入,杀韬,置其刀箭而去。旦,宣奏之。季龙哀惊气绝,久之方苏。”[⑥]《晋书·慕容熙载记》载:“苻氏死,熙悲号躃踊,若丧考妣,拥其尸而抚之曰:‘体已就冷,命遂断矣!’于是僵仆气绝,久而乃苏。”[⑦]又《梁书·武帝纪下》载:“高祖形容本壮,及还至京都,销毁骨立,亲表士友,不复识焉。望宅奉讳,气绝久之,每哭辄呕血数升。”[⑧]《梁书·杨公则传》载:“(父)(杨)仲怀力战,死于横塘。公则随父在军,年未弱冠,冒阵抱尸号哭,气绝良久。”[⑨]《梁书·孝行·褚修传》载:“及丁母忧,水浆不入口二十三日,气绝复苏。”[⑩]又《梁书·孝行·谢蔺传》载:“蔺母虑不得还,感气卒。及蔺还入境,尔夕梦不祥,旦便投劾驰归。既至,号恸呕血,气绝久之。”[⑪]《陈书·孝行·殷不害传》载:“不害凭(母)尸而哭,每举音辄气绝,行路无不为之流涕。”[⑫]

由此可见,由于“气绝”在许多情况下是指一种昏迷、昏厥的状态,而不是真正意义上的死亡,所以,当一个人出现“气绝”的表现时,他人并不能仅据此便确

---

① 《魏书》卷62《李彪传》,中华书局,1974年,第1398页。
② 《周书》卷43《韦佑传》,中华书局,1971年,第775页。
③ 《旧唐书》卷187上《忠义·安金藏传》,中华书局,1975年,第4885页。
④ 《旧唐书》卷193《列女·奉天县窦氏二女传》,中华书局,1975年,第5147页。
⑤ 《晋书》卷102《刘聪载记》,中华书局,1974年,第2676页。
⑥ 《晋书》卷107《石季龙载记下》,中华书局,1974年,第2783页。
⑦ 《晋书》卷124《慕容熙载记》,中华书局,1974年,第3106~3107页。
⑧ 《梁书》卷3《武帝纪下》,中华书局,1973年,第95~96页。
⑨ 《梁书》卷10《杨公则传》,中华书局,1973年,第195页。
⑩ 《梁书》卷47《孝行·褚修传》,中华书局,1973年,第658页。
⑪ 《梁书》卷47《孝行·谢蔺传》,中华书局,1973年,第658页。
⑫ 《陈书》卷32《孝行·殷不害传》,中华书局,1972年,第425页。

定其是否死亡，而同时还需要其他的身体表现作为佐证，才能对一个人是否死亡做出进一步的判断。这就涉及关于死亡的第二大特征——心冷，即在“气绝”的基础上，根据一个人心口的冷暖情况来判断其是否死亡。

第二节　中古文献所见之“心冷”

关于“心冷”的叙述，我们从中古医籍中便可找到相关记载。《诸病源候论·自缢死候》载：“气虽已断，而心微温者，一日已上，犹可活也。”[①]又《诸病源候论·溺死候》载：“经半日及一日，犹可活；气若已绝，心上暖，亦可活。”[②]这是说在救治由自缢、溺水等行为所导致的“气绝”濒死状态时，需要探查患者心口是否温暖，如果发现其“心微温”“心上暖”，则此人尚有被救活的希望。也就是说，心口温暖与否正是在“气绝”之后进一步判断人之生死的重要依据。而需要注意的是，这里所指的心口温暖应是一个“比较”的概念，即与身体其他部位相比，心口比较温暖。

关于心口温度与死亡判断的关联，从如下的医方记载中亦可见其大貌，《备急千金要方·卒死》载：

> （五绝）……心下温者，一日亦可治。
>
> （治自缢死方）：凡救自缢死者，极须按定其心，勿截绳，徐徐抱解之。心下尚温者，以氍毹覆口鼻，两人吹其两耳。
>
> （治热暍方）：使人嘘其心令暖，易人为之。
>
> 又方：抱狗子若鸡，著心上熨之。
>
> 又方：屋上南畔瓦，热熨心，冷易之。
>
> （治落水死方）又方：取大甑倾之，死人伏其上，令死人口临甑口，燃苇火二七把烧甑中，当死人心下，令烟出，小入死人鼻口中，鼻口中水出尽则活。火尽复益之。常以手候死人身及甑，勿令甚热，当令火气能使死人心下足得暖。
>
> ……

---

① 丁光迪：《诸病源候论校注》卷23《自缢死候》，人民卫生出版社，1991年，第679页。
② 丁光迪：《诸病源候论校注》卷23《溺死候》，人民卫生出版社，1991年，第680页。

治冬月落水,冻四肢直,口噤,尚有微气者方:以大器中熬灰使暖,盛以囊,薄其心上,冷即易。心暖气通,目得转,口乃开。可温尿粥稍稍吞之即活。若不先温其心,便持火炙身,冷气与火争即死。①

从上述这一系列医方中可见,中古医家在救治自缢、溺水等“五绝”②病候时,除了如前引医方中疏通患者口、鼻之外,还会进一步采取各种措施温暖患者的心口,以此来使其复苏。这表明在医疗实践上,心口的冷暖也是古代医家判断一个人是否死亡、是否可救治的重要标准。

除了医书的记录外,其他文献中也有不少关于心口冷暖与死亡关系的记载。以下我们将逐条对其进行分析。《太平广记·拓跋大郎》载:

天宝中,有扶风令者,家本权贵,恃势轻物,宾客寒素者无因趋谒。由是谤议盈路。……常因暇日,会宴邑中,客皆通贵,……宾客方集,忽有一客,广颡,长七尺余,策杖携帽,神色高古,谓谒者曰:“拓跋大郎要见府君。”谒者曰:“长官方食,不可通谒。请俟罢宴。”客怒曰:“是何小子,辄尔拒客,吾将自入。”谒者惧,走以白令。令不得已,命邀之升阶。令意不悦,而客亦不平。既而宴会,率不谦让。及终宴,皆不乐。客不揖去。令亦长揖而已。客色怒甚,流言而出。……比旦,吏人奔走报云:“令忽中恶,气将绝而心微暖。”诸寮相与省之,至食时而苏。③

扶风令因冒犯了拓跋大郎,被其施术,处于“中恶”的将死状态,这里用“气将绝而心微暖”来描述,是说县令还没有死亡,尚有活气,因此他才能“至食时而苏”。在此我们看到,气息的存续和心口的微暖一起被视为县令尚有生命的表征。

又《续玄怪录·麒麟客》载:

① 李景荣等:《备急千金要方校释》卷25《卒死第一》,第534~536页。

② “五绝”指自缢、墙壁压迮、溺水、魇寐、产乳绝等,见李景荣等《备急千金要方校释》卷25《卒死第一》,人民卫生出版社,1998年,第534页。

③ 《太平广记》卷36《拓跋大郎》,中华书局,1961年,第228~229页。

麒麟客者，南阳张茂实客佣仆也。茂实家于华山下，唐大中初偶游洛中，假仆于南市，得一人焉，其名曰王夐，年可四十余，佣作之直月五百。勤干无私，出于深诚，苟有可为，不待指使。……居五年，计酬直尽。一旦辞茂实曰："夐本居山，家业不薄。适与厄会，须佣作以禳之，固非无资而卖力者。今厄尽矣，请从此辞。"茂实不测其言，不敢留，听之去。日暮，入白茂实曰："感君恩宥，深欲奉报。夐家去此甚近，其中景趣，亦甚可观，能相逐一游乎。"茂实喜曰："何幸，然不欲令家人知，潜一游可乎？"夐曰："甚易。"于是截竹杖长数尺，其上书符，授茂实曰："君杖此入室，称腹痛。左右人悉令取药。去后，潜置竹于衾中，抽身出来可也。"茂实从之。……相与南行一里余，有黄头执青麒麟一，赤文虎二，候于道左。……夐乘麒麟，茂实与黄头各乘一虎。……于是从之上仙掌峰。越壑凌山，举意而过，殊不觉峻险。如到三更，计数百里矣。……（后）复乘麒麟，令黄头执之，夐步送到家，家人方环泣。……夐抽去竹杖，令茂实潜卧衾中。……茂实忽呻吟，众惊而问之，茂实绐之曰："初腹痛时，忽若有人见召，遂奄然耳，不知其多少时也。"家人曰："取药既回，呼之不应，已七日矣，唯心头尚暖，故未敛也。"①

本故事中，张茂实的仆人王夐施幻术，以竹杖做主人的替身以瞒过其家人，使得张茂实能跟随自己游历仙境，当张茂实从仙境归家时，向家中人谎称自己是从"奄然"的昏迷状态中苏醒的，而家人信以为真，并向张描述了他"奄然"时的状态："呼之不应，已七日矣，唯心头尚暖，故未敛也"。这就是说，张家人面对七天不省人事的"张茂实"（实为替身），之所以没有将其入殓，就是因为这个假"张茂实"有"唯心头尚暖"这一生命迹象。而王夐施术做出的主人"替身"呈现出这样的状态，也正是为了使张家人认为茂实没有死亡，而只是昏迷，从而达到张茂实随自己游历仙境而家人不知情的目的，并为茂实回家后哄骗家人提供了顺理成章的借口。可见，王夐的"造假"和张家人的轻信都是基于同样的死生界限认知，即"心头尚暖"。

又《太平广记·王居士》载：

---

① ［唐］李复言：《续玄怪录》卷1《麒麟客》，中华书局，2006年，第144～146页。

有常乐王居士者,……常持珠诵佛,施药里巷。……一日游终南山之灵应台,台有观音殿基。询其僧。则曰:“梁栋栾栌,悉已具矣,属山路险峻,輂负上下,大役工徒,非三百缗不可集事。”居士许诺,期旬日赍镪而至。入京,乃托于人曰:“有富室危病,医药不救者,某能活之。得三百千,则成南山佛屋矣。”果有延寿坊鬻金银珠玉者,女岁十五,遘病甚危,众医拱手不能措,愿以其价疗之。居士则设盟于笺,期之必效。且曰:“滞工役已久,今留神丹,不足多虑,某先驰此镪付所主僧。冀获双济。”鬻金者亦奉释教,因许之。留丹于小壶中,赍缗而往。涉旬无耗,女则物化。其家始营哀具,居士杖策而回。乃诟骂。因拘将送于邑。居士曰:“某苟大妄,安敢复来?请入户视之。”则僵绝久矣。乃命密一室,焚槐柳之润者,涌烟于其间,人不可迩。中平一榻,藉尸其上,褫药数粒,杂置于顶鼻中。又以铜器贮温水,置于心上,则谨户屏众伺之。及晓烟尽,薰黔其室,居士染指于水曰:“尚可救。”亟命取乳,碎丹数粒,滴于唇吻,俄顷流入口中。喜曰:“无忧矣。”则以纤纩蒙其鼻,复以温水置于心。及夜,又执烛以俟,铜壶下漏数刻,鼻纩微嘘。又数刻,心水微滟。则以前药复滴于鼻,须臾忽嚏,黎明胎息续矣。一家惊异。①

王居士为了建佛殿,到长安欲求富室中“医药不救”的危重病人而以“神丹”救治,以期获得重金,恰逢延寿坊的珠宝商人家十五岁的少女患了重病,商人愿意花重金请王居士医治。王居士得钱后留下神丹,与商人约定先将钱带回付与寺僧,再回来医治。待居士返回,商家女已“僵绝久矣”,家中已开始“营哀具”了。但王居士认为此女尚可救治,并用丹药使其苏醒。故事中,王居士能“起死回生”,主要依靠的是所谓“神丹”,然而,他在治疗过程中采取的“褫药数粒,杂置于顶鼻中”“以铜器贮温水,置于心上”等做法却又与前引医方中的急救措施如出一辙,而“以纤纩蒙其鼻,复以温水置于心”的做法实际上是对鼻中气息和心口温度情况的一种伺察,当他发现“鼻纩微嘘”“心水微滟”的反应时就认为患者有了生命迹象,可以救活。这都是依靠气息和心口的情况对生命的有无所做的判断。值得注意的一点是,王居士在对心口的情况进行判断时,先后采用了两种方式:其一是触觉上的“染指于水”,这应该是说以手指探查放置在心口上的铜器中

① 《太平广记》卷84《王居士》,中华书局,1961年,第542~543页。

水的温度;其二是视觉上的"心水微滟",是说心口铜器中的水有微微的闪光,这表明心口有微弱的运动。这是否表明,中古医者在对心口情况做判断时,不仅仅依靠探查其温度,而还要观察其是否有心跳?

又《太平广记·卢仲海》载:

> 大历四年,处士卢仲海与从叔缵客于吴。夜就主人饮,欢甚,大醉。郡属皆散,而缵大吐,甚困。更深无救者,独仲海侍之。仲海性孝友,悉箧中之物药以护之。半夜缵亡,仲海悲惶,伺其心尚暖,计无所出。忽思礼有招魂望反诸幽之旨,又先是有力士说招魂之验,乃大呼缵名,连声不息,数万计。忽苏而能言曰:"赖尔呼救我。"①

又《太平广记·赵文昌》载:

> 隋开皇十一年,大府寺丞赵文昌忽暴卒,唯心上微暖,家人不敢敛。后复活……②

又《太平广记·李冈》载:

> 唐兵部尚书李冈得疾暴卒,唯心上暖。三日复苏……③

又《太平广记·张政》载:

> 张政,邛州人,唐开成三年七月十五日暴亡。……(其后)乃活。死已三日,唯心上暖。④

又《太平广记·李琚》载:

---

① 《太平广记》卷338《卢仲海》,中华书局,1961年,第2680~2681页。
② 《太平广记》卷102《赵文昌》,中华书局,1961年,第685页。
③ 《太平广记》卷103《李冈》,中华书局,1961年,第697页。
④ 《太平广记》卷108《张政》,中华书局,1961年,第733页。

唐李琚,成都人。大中九年四月十六日忽患疫疾,……(其后)遂醒,见观音菩萨现头边立笑,自此顿痞。妻儿环哭云:"没已七日,唯心上暖。"①

又《太平广记·刘知元》载:

唐虔州司士刘知元摄判司仓。大酺时,司马杨舜臣谓之曰:"买肉必须含胎,肥脆可食,余瘦不堪。"知元乃拣取怀孕牛犊及猪羊驴等杀之,其胎仍动,良久乃绝。无何,舜臣一奴,无病而死,心上仍暖。七日而苏……②

又《太平广记·张纵》载:

唐泉州晋江县尉张纵者,好啖鲙。忽被病死,心上犹暖,后七日苏。③

在以上这七则故事中,主人公都是患病或其他原因而"暴卒",之后数日复苏,因其表现出"唯心上暖"或"心上犹暖"等生命迹象,便被视为具有生命征象,并未彻底"死亡",也就是说,尚有复苏的可能,因此,"家人不敢敛"。

又《太平广记·鱼万盈》载:

鱼万盈,京兆市井粗猛之人。唐元和七年,其所居宅有大毒蛇,其家见者皆惊怖。万盈怒,一旦持巨棒,伺其出,击杀之,烹炙以食,因得疾,脏腑痛楚,遂卒,心尚微暖。七日后苏……④

鱼万盈因误食毒蛇肉而患病,"脏腑痛楚"而"卒",七日后复活,而"心尚微暖"的身体表现则是其尚未死亡的证明,因此故事在主人公"卒"后,特别强调其"心尚微暖"的反应,为其"七日后苏"做铺垫,这也说明心口温暖程度与生命存续与否的密切关系。

---

① 《太平广记》卷108《李琚》,中华书局,1961年,第734页。
② 《太平广记》卷132《刘知元》,中华书局,1961年,第941页。
③ 《太平广记》卷132《张纵》,中华书局,1961年,第942页。
④ 《太平广记》卷107《鱼万盈》,中华书局,1961年,第724页。

又《太平广记·赵泰》载：

> 赵泰字文和，清河贝丘人。公府辟不就，精进典籍，乡党称名，年三十五。晋太始五年七月十三日夜半，忽心痛而死，心上微暖。身体屈伸。停尸十日，气从咽喉如雷鸣，眼开，索水饮，饮讫便起。①

主人公赵泰忽患心痛病而"死"，但因为有"心上微暖"的生命迹象，所以家人便没有立即进入葬仪程序，而是"停尸十日"，赵泰也在十日后"气从咽喉如雷鸣"，进而复苏。值得注意的是，这里提到的"死""停尸"表明家人已基本认定了赵泰的死亡，并将其视为"尸"，而只是因为赵泰尚有心口微温的表现，才决定"停尸"以待进一步观察。

又《太平广记·李氏》载：

> 唐冀州封丘县，有老母姓李，年七十，无子孤老，唯有奴婢两人。家镇沽酒，添灰少量，分毫经纪。贞观年中，因病死，经两日，凶器已具，但以心上少温，及苏……②

又《太平广记·陈安居》载：

> 宋陈安居，襄阳县人也。……忽得病发狂，则为歌神之曲，迷闷邪僻，如此弥岁，……经三年，病发死，但心下微暖，家不敢殓。至七日夜，守者觉尸足间，如有风来，飘动衣衾，苏而有声。家人初惧尸蹶，皆走避之。既而稍能转动，仍求水浆。家人喜……③

这两则故事与前引赵泰故事基本相同。主人公发病而"死"，家人已经做好了丧葬的准备（"凶器已具"），而也是由于"死者""心下微暖""心上少温"的身体状态，才暂不进行丧仪，以等待"死者"彻底死亡（"家不敢殓"）。这种做法正

---

① 《太平广记》卷109《赵泰》，中华书局，1961年，第740页。

② 《太平广记》卷109《李氏》，中华书局，1961年，第746页。

③ 《太平广记》卷113《陈安居》，中华书局，1961年，第785页。

是以心口温度为依据来判断死亡的明证。

又《太平广记·华阳李尉》载:

> 唐天宝后,有张某为剑南节度使。中元日,令郭下诸寺,盛其陈列,以纵士女游观。有华阳李尉者,妻貌甚美,闻于蜀人,张亦知之……乃令于开元寺选一大院,遣蜀之众工绝巧者,极其妙思,作一铺木人音声,关戾在内,丝竹皆备,令百姓士庶,恣观三日,云:"三日满,即将进内殿。"……三日欲夜人散,李妻乘兜子从婢一人而至,将出宅,人已奔走启于张矣。……张见之,乃神仙之人,非代所有。及归,潜求李尉之家来往者浮图尼及女巫,更致意焉。李尉妻皆惊而拒之。会李尉以推事受赃,为其仆所发,张乃令能吏深文按之,奏杖六十,流于岭徼,死于道。张乃厚赂李尉之母,强取之,……置于州,张宠敬无与伦比。然自此后,亦常仿佛见李尉在于其侧,令术士禳谢,竟不能止。岁余,李之妻亦卒。数年,张疾病,见李尉之状,亦甚分明。……又一日黄昏时,堂下东厢有丛竹,张见一红衫子袖,于竹侧招己者,以其李妻之来也。……便下阶,奔往赴之。左右随后叫呼,止之不得,至则见李尉衣妇人衣,拽张于林下,殴击良久,……乃执之出门去。左右如醉,及醒,见张仆于林下矣,眼鼻皆血,唯心上暖,扶至堂而卒矣。①

唐剑南节度使张某因垂涎下属(华阳李尉)之妻的美貌,欲据为己有,便设计将李尉害死而霸占李妻,后来李妻亦死,张某则罹患重病。在病中,张某被李尉鬼魂报复而死。故事中,张某在受到鬼魂殴击之后,"仆于林下",最终死亡。然而,在左右随从发现"眼鼻皆血"的张某"唯心上暖"时,仍将其扶至堂中加以救治,这是因为他们觉得心口温暖的张某还有被救活的可能。

又《太平广记·杜鹏举》载:

> 景龙末,韦庶人专制。故安州都督赠太师杜鹏举,时尉济源县,为府召至洛城修籍。一夕暴卒,亲宾将具小殓。夫人尉迟氏,敬德之孙也,性通明强毅,曰:"公算术神妙,自言官至方伯,今岂长往耶?"安然不哭。洎二日三

① 《太平广记》卷122《华阳李尉》,中华书局,1961年,第860~861页。

夕，乃心上稍温，翌日徐苏。①

杜鹏举暴卒，亲友都认定他已经死亡，所以准备"小殓"，然而夫人尉迟氏则认为杜鹏举并非真死，结果两三天之后杜果然苏醒。此处在描述杜鹏举逐渐复苏时，说他"洎二日三夕，乃心上稍温"，很明显是将心口逐渐温暖作为杜鹏举慢慢恢复生命力的迹象的。

又《太平广记·薛矜》：

薛矜者，开元中为长安尉，主知宫市，迭日于东西二市。一日于东市市前，见一坐车，车中妇人，手如白雪。矜慕之，使左右持银镂小合，立于车侧。妇人使侍婢问价，云："此是长安薛少府物，处分令车中若问，便宜饷之。"妇人甚喜谢，矜微挑之，遂欣然，便谓矜曰："我在金光门外，君宜相访也。"矜使左右随至宅。翌日往来过，见妇人门外骑甚众，踟蹰未通。客各引去，矜令白已在门，使左右送刺。乃邀至外厅，令矜坐，云："待妆束。"矜觉火冷，心窃疑怪。须臾，引入堂中。其幔是青布，遥见一灯，火色微暗，将近又远，疑非人也。然业已求见，见毕当去，心中恒诵千手观音咒。至内，见坐帐中，以罗巾蒙首，矜苦牵曳，久之方落，见妇人面长尺余，正青色，有声如狗，矜遂绝倒。从者至其室宇，但见殡宫，矜在其内，绝无间隙。遽推壁倒，见矜已死，微心上暖。移就店将息，经月余方苏矣。②

长安尉薛矜在东市见到一位美貌妇人，被其美色打动，于是便随妇人归家。而当薛矜走进内室时，才发现帐中妇人原来是女鬼，遂昏死过去，后被随从救出，过了月余方才苏醒。故事中随从发现薛矜"已死"，但觉察到其"微心上暖"，便将之移出将息，这也是以心口温暖为依据判断薛矜尚有生命，可能复苏，这也就为薛矜的"经月余方苏"创造了条件。

通过对以上众多故事的分析，我们对心口冷暖与死亡判断之关系更趋明了。心口是否有热气是古人在气绝的基础上判断死亡的关键依据。除此之外，中古医者在判断死亡状态时尚有其他一些可以考虑的因素，比如身体（面部、五官等）

① 《太平广记》卷300《杜鹏举》，中华书局，1961年，第2380页。
② 《太平广记》卷331《薛矜》，中华书局，1961年，第2627页。

颜色和脉象的变化等,这从前引虢太子医案中扁鹊的做法便可看出端倪。《诸病源候论·中恶候》亦记载:"凡卒中恶,腹大而满者,诊其脉,紧大而浮者死;紧细而微者生。又,中恶吐血数升,脉沉数细者死;浮焱如疾者生。"[①]这是根据"中恶"患者的脉象表现来推测其"生""死"的。同书同卷《尸厥候》载:"脉尚动而形无知也。……诊其寸口脉,沉大而滑,沉即为实,滑即为气,实气相搏,身温而汗,此为入腑,虽卒厥不知人,气复则自愈也。若唇正青,身冷,此为入脏,亦卒厥不知人,即死。候其手左手关上脉,阴阳俱虚者,足厥阴、足少阳俱虚也,病苦恍惚,尸厥不知人,妄有所见。"[②]其中的"脉尚动"一句,表明尸厥患者虽然表现出如同死者般的"形无知",然而,由于还能感受到其寸口脉的活动,这又使其不同于死者,是其尚有生命的证据。后面又根据寸口脉的各种脉象变化,以及唇青、身冷等身体反应来推测"尸厥"的传变情形,判断患者"生死"。[③] 这里需要注意的是:首先,这类通过把握脉象及头、面等部位颜色变化来判断人生死的方法,较之前述的探呼吸、察心口的办法更加专业而复杂,需要具备脉学、脏象等医学知识,因此往往只是古代医家才能采用,而普通人则很难掌握。其次,正因为这类方法是被医者所采用的,所以使用这种方法所判断的"生""死"通常是指疾病的可治与不可治,而被判断为"死"的人并非宣告其正式死亡,只是说医药已不能救治了。与此不同的是,当一个人被判定为没有呼吸(气绝)、心口已无热气时,他(她)即被认定为死亡,其身体被当作尸体来对待,并正式进入丧葬仪式的程序(小殓)。最后,由于对脉象变化的把握有着很大的非确定性,许多细微的变化更是只可意会不可言传,所以也就需要较长的时间来把握,很难在仓促之间作出判断。因此,也就决定了这种脉学的判断方法在应对诸如卒死、中恶等等突发性的"气绝"时难以使用。正因为存在以上的原因,所以,这种判断生死的方法明显不如探查气息与身体温度的办法受众面广。

综上所述,古人在判断处在"卒"或"死"等看似死亡(即表现出类似睡眠的不省人事、不动)的状态的人是否"真死"、是否尚有生命迹象时,其主要的依据就是对气息的强弱有无、心口冷暖温度的探查。细绎之下我们发现,古人的这种对死亡的判定标准与现代医学所采用的"心肺标准"(即心脏停搏、呼吸停止时认定

① 丁光迪:《诸病源候论校注》卷23《中恶候》,人民卫生出版社,1991年,第670页。
② 丁光迪:《诸病源候论校注》卷23《尸厥候》,人民卫生出版社,1991年,第672页。
③ 丁光迪:《诸病源候论校注》卷23《尸厥候》,人民卫生出版社,1991年,第672页。

死亡)相比较,似乎有相同之处,如都重视呼吸;然亦有不同之处,如前者主要探查心口的温度,后者则重视心脏的跳动。那么,我们不禁要问,同样是对呼吸的重视,而传统医学的"眼睛"看到了什么与今人所见不同的事物呢?同样是对心脏部位的探察,为什么古人在意的是冷暖,而今人关注的是心跳?究竟古人这种判断死亡的方法和依据的背后体现了怎样的疾病与身体观?这便是下文需要回答的问题。

第三节　死亡判断标准的医史内涵

要理解古代死亡判断标准的真实含义,就要对汉唐之间古人的身体与疾病观念做一番考察,特别要对中古医家在人的身体、生命的具体观念方面进行讨论。

古典医学所理解、认知的身体究竟是一种怎样的存在呢?我们从下述的《黄帝内经太素》中的记载可见一斑:

> 黄帝问于伯高曰:愿闻人之肢节,以应天地奈何?伯高答曰:天圆地方,人头圆足方以应之。天有日月,人有两目。地有九州,人有九窍。天有风雨,人有喜怒。天有雷电,人有音声。天有四时,人有四肢。天有五音,人有五藏。天有六律,人有六府。天有冬夏,人有寒热。天有十日,人有手十指。辰有十二,人有足十指茎垂以应之,女子不足二节以抱人形。天有阴阳,人有夫妻。岁有三百六十五日,人有三百六十五节。地有高山,人有肩膝。地有深谷,人有腋腘。地有十二经水,人有十二经脉。地有云气,人有卫气。地有草蘆,人有豪毛。天有昼晦,人有卧起。天有列星,人有齿牙。地有小山,人有小节。地有山石,人有高骨。地有林木,人有幕筋。地有聚邑,人有□肉。岁有十二月,人有十二节。地有时不生草,人有毋子。此人所以与天地相应者也。①

这里将人的身体与天地自然万物相比较,强调了一种身体与自然的对应关

① 李克光、郑孝昌:《黄帝内经太素校注》卷5《人合》,人民卫生出版社,2005年,第104~107页。

系。同样的看法亦出于唐代著名医家孙思邈之口:

> 吾闻善言天者,必质于人;善言人者,必本于天。天有四时五行,寒暑迭代。其转运也,和而为雨,怒而为风,凝而为霜雪,张而为虹霓。此天地之常数也。人有四肢五脏,一觉一寐,呼吸吐纳,循而为往来,流而为荣卫,彰而为气色,发而为音声。此人之常数也。阳用其精,阴用其形,天人之所同也。及其失也,蒸则生热,否则生寒,结而为疣赘,陷而为痈疽,奔而为喘乏,竭而为焦枯,诊发乎面,变动乎形。推此以及天地,则亦如之。故五纬盈缩,星辰失度,日月错行,彗孛流飞,此天地之危疹也。寒暑不时,此天地之蒸否也。石立土踊,此天地之疣赘也。山崩地陷,此天地之痈疽也。奔风暴雨,此天地之喘乏也。雨泽不时,川源涸竭,此天地之焦枯也。良医导之以药石,救之以针剂;圣人和之以道德,辅之以政事。故体有可愈之疾,天地有可消之灾。①

孙思邈也认为人体与天地自然一一相应,更明确指出"善言天者,必质于人;善言人者,必本于天",这应该代表了中古医家对于天人关系的普遍看法,即对人体的认识是建立在认识天地的基础之上的。

可见,古典医学视野下的身体观是建立在古人对天地自然认识的基础之上的,就是我们常说的"天人合一"的身体观。这种天、地、人之间相互联系、相互贯通的观念是古人最基本的知识背景,似乎是一条不证自明的公理。② 而这就又涉及一个问题,即这种身体观的形成仅仅是因为古中国人的思维习惯吗?是否有着另外的含义和可能性?对此,我们可作如下假设:古人的这种"天人合一"的身体观可能与医学知识的起源,以及对事物的认识顺序有关。

洞察身体奥秘的医学知识起源于中国历史早期的巫史之学③。所谓"巫"是指通过祭祀、占卜等手段以沟通神与人的神职人员,"史"则是记载人言、人事以传之后世的知识人。这二种职能常常合二为一而由同一类人掌握,因此统称之

① 《太平广记》卷二一《孙思邈》,中华书局,1961 年,第 141 页。
② 葛兆光:《中国思想史》,复旦大学出版社,2002 年,第 74 页。
③ 葛兆光:《中国思想史》,复旦大学出版社,2002 年,第 30 页。

为“巫史”。[①] 概括言之，巫史所掌握的学问可以称之为数术方技之学，这其中既包括卜筮、占算、天文、历法等知识，也包括祭祀、祈禳、礼仪等学问[②]，同时，关于医药方面的知识也包括其中。可见，作为与天文历算等方技之学同宗同源的古典医学知识，其先天就具有数术之学的共同特点——“沟通天地人神之间”[③]。在此基础上，如果我们从人们认识事物的先后顺序来考虑问题的话，将更为明了。巫史阶层对于人自身的认识，首先应是建立在对身外世界的接触与了解的基础之上。因为知识者在思考人的存在时，首先观察到的是自己周围的环境。在中国历史早期，环境中的各类事物，诸如日夜变化、阴晴冷暖、动物植物等等，都与古人的生存、生产等活动有着密切的关系。因此，古人在关注自身之前，首先关注的是天地万物的发展变化，思考其中奥秘，并在思考与观察的过程中逐渐形成了数术式的天地宇宙观，比如阴阳、五行等等。[④] 同时，由于对自然界中的各种与人类相关的事物之认识逐渐加深，故当古人反观自身，研究自己身体内部奥秘之时，就要将对身体的理解纳入到已知的自然知识体系之中，用已经获得的概念、词语等来体认人的身体。

古人可能正是在上述的知识背景下来理解和诠释“气”之概念的。对“气”的感知与认识应与古人对自然界中“风”的认识有关。研究表明，在先秦以来的思想史材料中，“风”与“气”是交错丛杂的概念，在文本中二者常常能够互换使用，也就是说“气”和“风”是同一的。[⑤] 比如《庄子》即言：“夫大块噫气，其名为风。”[⑥]《楚辞·风赋》也说：“夫风者，天地之气。”[⑦]就是说风是自然界中流动的“气”，这种用气来解释风的做法正表明“气”与“风”的同一性，因此可以说，古人所理解之“气”首先就是像风一样流动的气体，近似于我们今日所说的“空气”“气息”等。而这种“气”本身是无形的，但却可以通过其他的手段来感受到其存在。如宋玉《风赋》所云：

---

① 葛兆光：《中国思想史》，复旦大学出版社，2002 年，第 29 页。

② 葛兆光：《中国思想史》，复旦大学出版社，2002 年，第 29 页。

③ 葛兆光：《中国思想史》，复旦大学出版社，2002 年，第 29 页。

④ 葛兆光：《中国思想史》，复旦大学出版社，2002 年，第74～75页。

⑤ 加纳喜光：《医书中所见的气论——中国传统医学中的疾病观》，收入小野泽精一等编《气的思想——中国自然观与人的观念的发展》，上海人民出版社，2007 年，第 276 页。

⑥ 陈鼓应：《庄子今注今译》内篇《齐物论》，中华书局，2007 年，第 43 页。

⑦ ［清］严可均辑：《全上古三代文》卷 10《宋玉·风赋》，商务印书馆，1999 年，第 131 页。

夫风生于地,起于青苹之末,侵淫溪谷,盛怒于土囊之口,缘太山之阿,舞于松柏之下,飘忽淜滂,激飏熛怒。耾耾雷声,回穴错迕,蹶石伐木,梢杀林莽。至其将衰也,被丽披离,冲孔动楗,眴焕粲烂,离散转移。故其清凉雄风,则飘举升降,乘陵高城,入于深宫。邸华叶而振气,徘徊于桂椒之间,翱翔于激水之上。将击芙蓉之精,猎蕙草,离秦蘅,概新夷,被荑杨,回穴冲陵,萧条众芳。然后徜徉中庭,北上玉堂,跻于罗帷,经于洞房,乃得为大王之风也。故其风中人,状直憯凄惏栗,清凉增欷。清清泠泠,愈病析酲,发明耳目,宁体便人。……夫庶人之风,塕然起于穷巷之间,堀堁扬尘,勃郁烦冤,冲孔袭门。动沙堁,吹死灰,骇溷浊,扬腐余,邪薄入瓮牖,至于室庐。故其风中人,状直憞溷郁邑,殴温致湿,中心惨怛,生病造热。中唇为胗,得目为蔑,啗齰嗽获,死生不卒。①

风能飞沙走石,折断花木;也能吹动孔穴,发出各种声响;还能抚动肌肤,使人感受到清凉抑或寒冷。人们正是通过风的这些作用,通过风给视觉、听觉和触觉带来的这些触动才意识到风的存在及其威力的。在此基础上,古人将风视作自然界变化的一种示范,认为通过对风向、风力等情况的测查即可预测灾变(风占)。② 这些是古人对自然环境中"气"的认识。因此我们看到,古人所说的"气"是一种充溢而流动的存在,作为一种物质和概念,它强调的是其流动性及对其他事物的作用、影响,这与人们对风的理解类似。而当人们反观内在,将观察的视野扩展到自身时,他们能直接感受到自己的呼吸——一种"气"的存在。

古典医学所说的"气"是一个核心性的医学概念,有广、狭义之分。广义的"气"可以理解为气态的物质(气体),或者是如气体般无所不在的功能与作用。③在古典医学的文本中,常常有关于"气"的词汇,如"精气""宗气""邪气""谷气""卫气""营气"等等。这些关于"气"的词汇都与人身体的结构、功能息息相关。在《黄帝内经太素》等经典文本的叙述中,"气"对于身体与健康的重要性不容置疑。《黄帝内经太素·摄生·六气》载:

---

① [清]严可均辑:《全上古三代文》卷10《宋玉·风赋》,商务印书馆,1999年,第131页。

② [日]栗山茂久:《身体的语言——古希腊医学和中医之比较》,上海书店出版社,2009年,第236~240页。

③ 方药中:《中医学基本理论通俗讲话》,人民卫生出版社,2007年,第22页。

> 黄帝曰:余闻人有精、气、津、液、血、脉,余意以为一气耳,今乃辨为六名,余不知其所以,愿闻何谓精?岐伯曰:两神相薄,合而成形,常先身生,是谓精。何谓气?岐伯曰:上焦开发,宣五谷味,熏肤熏肉,充身泽毛,若雾露之溉,是谓气。何谓津?岐伯曰:腠理发泄,汗出腠理,是谓津。何谓液?岐伯曰:谷气满,淖泽注于骨,骨属屈伸,光泽补益脑髓,皮肤润泽,是谓液。何谓血?岐伯曰:中焦受血于汁,变化而赤,是谓血。何谓脉?岐伯曰:壅遏营气,令勿所避,是谓脉。……黄帝曰:六气者,贵贱何如?岐伯曰:六气者,各有部主也,其贵贱善恶可为常主,然五谷与为大海。①

由此可见,概而言之,精、气、津、液、血、脉这些构成身体与功能循行的关键物质,其实质都是"气",因为功能各自不同而被称为"六气",这里的"气"显然是强调这些关键性结构对于身体功能的正常运行所起的重要作用与影响,即广义之"气"。而"六气"中所包括的"气"则是指狭义上的"气",是一种生命的重要物质,其作用以文中的词来概括就是"宣""发""熏""溉",也就是说,"气"是从五谷中吸收并宣发出的物质,它能对人体的皮肤、肌肉、毛发等产生类似于熏蒸的作用,就像自然界中雾、露对草木的灌溉滋养一样。这种比喻也暗示了前文所说古典身体观中"天人合一"的倾向——如果说身体的结构与功能如同植物一般存在,那么气对身体的作用便好比自然界的水汽对草木的滋养一般。这种重要的狭义之"气"正是我们下面讨论的重点。

身体中"气"来源于五谷,对此,除了上引文本中"上焦开发,宣五谷味"的说法外,经典文本中尚有更为明确的记载。《黄帝内经太素·营卫气·营卫气别》载:

> 黄帝问岐伯曰:人焉受气,阴阳焉会?何气为营?何气为卫?……岐伯答曰:人受气于谷,谷入于胃,以传肺,五藏六府皆以受气。其清者为营,浊者为卫,……②

---

① 李克光,郑孝昌:《黄帝内经太素校注》卷2《摄生·六气》,人民卫生出版社,2005年,第17~20页。

② 李克光,郑孝昌:《黄帝内经太素校注》卷12《营卫气·营卫气别》,人民卫生出版社,2005年,第349~350页。

又《黄帝内经太素·营卫气行》载:

五谷入于胃也,其糟粕、精液、宗气,分为三隧。故宗气积于胸中,出于喉咙,以贯心肺而行呼吸焉。①

又《黄帝内经太素·调食》载:

黄帝曰:愿闻谷气有五味,其入五藏,分别奈何?伯高曰:胃者,五藏六府之海也,水谷皆入于胃,五藏六府皆禀于胃。……谷气津液已行,营卫大通,乃化糟粕,以次传下。黄帝曰:营卫之行奈何?伯高曰:谷始入于胃,其精微者,先出于胃之两焦,以溉五藏,别出两行于营卫之道。其大气之抟而不行者,积于胸中,命曰气海,出于肺,循喉咙,故呼则出,吸则入。天(地)之精气,其大数常出三入一,故谷不入,半日则气衰,一日则气少矣。②

这些文本叙述已经为我们勾勒了一幅古典医学身体想象中"气"的运行图景。在这一图景中,人身中之气主要来自水谷饮食:水谷进入胃中,胃将饮食加以消化,将其中的精华物质加以宣导,一部分形成精气,以滋养五脏,再进而以营气和卫气的形式循行于脏腑之间;又将产生的难以循行的物质"大气"(宗气)储存于胸中(气海),进而传入肺中,贯通心肺,并通过喉咙形成呼吸;还将消化后的"糟粕"向下传送,最终排出体外。同时,积存于气海之中的宗气会随着呼吸而出入,而呼出的气要比吸入的多,消耗大于回收,因此就必须适时地进食以补充体内精气,使之平衡,以免出现气衰、气少的现象。也就是说,水谷形成的"体内之气"与自然界的"天地之气"是气息的两大来源。

根据当时医家对身体的想象与实际观察,呼吸的路线又是怎样的呢?前引"积于胸中,命曰气海,出于肺,循喉咙,故呼则出,吸则入"就明确地勾勒出呼吸出入人体的路线:积于气海的宗气从胸中传至肺,再从肺出,最后通过喉咙呼出体外,这就是"呼";反之则为"吸"。在这条路线中,喉咙所扮演的角色是气进出

---

① 李克光,郑孝昌:《黄帝内经太素校注》卷12《营卫气·营卫气行》,人民卫生出版社,2005年,第360页。

② 李克光,郑孝昌:《黄帝内经太素校注》卷2《摄生·调食》,人民卫生出版社,2005年,第24~26页。

人体的通道,《黄帝内经·灵枢·忧恚无言》载:"喉咙者,气之所以上下者也。"[①]而口、鼻则是呼吸出入之孔窍,《黄帝内经·素问·六节脏象论》说:"天食人以五气,……五气入鼻,藏于心肺。"[②]又《素问·五脏别论》载:"故五气入鼻,藏于心肺,心肺有病,而鼻为之不利也。"[③]又《灵枢·口问》所说"口鼻,气之门户也"[④],即指口与鼻为气出入身体的"门户"。一方面,身中之气通过口鼻来到身外;另一方面,外界的自然之气也能通过口鼻进入体内。这样,身体以呼吸的形式又实现了与外部环境的连通。而气在身体中的这种运行是不可停止的,一旦停止便成"气绝"。如《诸病源候论》所记载的"阴阳离居,荣卫不通,真气厥乱"(尸厥候)[⑤]"阴气偏竭于内,阳气阻隔于外,二气壅闭"(卒死候)[⑥]"阴阳离绝,气血暴不通流"(卒忤死候)[⑦]"其气壅闭"(溺死候)[⑧]"阴气卒绝,阳气暴壅,经络不通"(中热暍候)[⑨]"阴气闭于内,阳气绝于外,荣卫结涩,不复流通"(冻死候)[⑩]等等,皆属此类。这样,我们就可以理解"气绝"究竟意味着多么严重的问题:气在体内的循行因某种原因的壅塞不通而中止,这种中止可能是暂时性的(如中恶、尸厥等),而一旦它变成永久性的停止,那也就意味着生命的结束和死亡的降临。

通过上面的分析,大致可以了解气在身体中的来龙去脉及其重要作用。进而我们也可以对呼吸的作用进行一番新的评估。虽然身体中的气有时只是对某种作用和功能的描述,但是通过呼吸出入身体的气无疑是实实在在的物质。如果说气在体内的运行是一种基于脉学发展的想象而难以直接感受的话,那么人的呼吸则是可以被直观感知的,无论是自己抑或他人。而这种能直观感受到的呼吸,既是理论上脏腑、精气、血脉等环环相扣的生命活动之组成部分,也是体内之气真实存在的明证。因此,正如风的变化情况体现了自然气候的正常与否,呼吸的情况也是身体功能是否正常的一个表征,它显示脏腑等各器官的作用与运转是否正常。简而言之,呼吸就是人体生命力(动力)的表征。正是基于上述的

---

① [清]张志聪:《黄帝内经灵枢集注》卷8《忧恚无言》,浙江古籍出版社,2002年,第396页。
② 郭霭春:《黄帝内经素问校注》卷3《六节脏象论》,人民卫生出版社,1992年,第47页。
③ 郭霭春:《黄帝内经素问校注》卷3《五脏别论》,人民卫生出版社,1992年,第170页。
④ [清]张志聪:《黄帝内经灵枢集注》卷4《口问》,浙江古籍出版社,2002年,第222页。
⑤ 丁光迪:《诸病源候论校注》卷23《尸厥候》,人民卫生出版社,1991年,第672页。
⑥ 丁光迪:《诸病源候论校注》卷23《卒死候》,人民卫生出版社,1991年,第673~674页。
⑦ 丁光迪:《诸病源候论校注》卷23《卒忤死候》,人民卫生出版社,1991年,第675页。
⑧ 丁光迪:《诸病源候论校注》卷23《溺死候》,人民卫生出版社,1991年,第679页。
⑨ 丁光迪:《诸病源候论校注》卷23《中热暍候》,人民卫生出版社,1991年,第680页。
⑩ 丁光迪:《诸病源候论校注》卷23《冻死候》,人民卫生出版社,1991年,第681页。

原因,古人在需要判断死亡的时候,才会想到探查口鼻呼吸。

以上从传统医学身体观的角度讨论了通过呼吸判断死亡做法背后的真实含义,下面我们再以同样的角度来思考以心口冷暖来认知生死的方式。

古人把心口部位的温度作为查证的对象,来判断将死之人是否有生命迹象,这首先表明了古人认为体温与人体、生命有重要联系。身体僵冷作为死者主要的尸体现象早已被古人所认识。如《论衡·论死篇》所说:"人之将死,身体清凉,凉益清甚,遂以死亡。"[①]不过,在身体普遍出现僵冷现象的情况下,却单单选择心口作为探查的部位,这种做法又无疑说明了传统身体观中心对于生命的重要意义。

首先,我们来看经典文本对于"温度"的认识,关于这一点,医经是从自然界的寒暑变化情况入手来分析的。如《黄帝内经·灵枢·论疾诊尺》载:

> 四时之变,寒暑之胜,重阴必阳,重阳必阴,故阴主寒,阳主热,故寒甚则热,热甚则寒,故曰寒生热,热生寒,此阴阳之变也。[②]

从中可见,医经对自然环境寒热温度的理解是建立在阴阳理论基础之上的,所谓"阴主寒,阳主热",也就是说寒冷归属阴性,炎热属于阳性,这就把温度变化归诸"阴阳之变"。在此基础上,传统医学又是如何认识身体温度的呢?《黄帝内经·素问·阴阳应象大论》记载:

> 帝曰:法阴阳奈何?岐伯曰:阳胜则身热,腠理闭,喘粗为之俯仰,汗不出而热,齿干以烦冤,腹满死,能冬不能夏。阴胜则身寒,汗出,身常清,数栗而寒,寒则厥,厥则腹满死,能夏不能冬。此阴阳更胜之变,病之形能也。[③]

这也是以阴阳的理论来解释身体寒热温度变化的,认为体内物质的阴阳作用变化导致身体的寒热之变:当阳性作用偏盛时,身体表现为热;当阴性作用转盛时,身体则表现为寒。而阴阳作用的偏盛偏衰都属于身体的病态表现,由此可

---

① 《论衡校释》卷20《论死篇》,中华书局,2006年,第882页。
② [清]张志聪:《黄帝内经灵枢集注》卷9《论疾诊尺》,浙江古籍出版社,2002年,第427页。
③ 郭霭春:《黄帝内经素问校注》卷2《阴阳应象大论》,人民卫生出版社,1992年,第92页。

推论，当体内的阴阳保持平衡时，身体便会处于健康状态。如果说“阴胜”“阳胜”会造成身冷或身热，那么在阴阳作用平衡的常态下，身体也应该保持一种不寒不热的“温”的状态。

同时，传统医学又进一步从身体的体质、气血等角度来解释这一问题，如《黄帝内经·灵枢·卫气失常》载：

伯高曰：人有脂、有膏、有肉。黄帝曰：别此奈何？伯高曰：䐃肉坚，皮满者，脂。䐃肉不坚，皮缓者，膏。皮肉不相离者，肉。黄帝曰：身之寒温何如？伯高曰：膏者其肉淖，而粗理者身寒，细理者身热。脂者其肉坚，细理者热，粗理者寒。①

这里是根据人体的皮肤和肌肉的不同情况来区分人的肥瘦差异的，将之分为脂、膏、肉三种类型，其差异主要表现在皮肤的松紧以及肌肉的坚厚程度。而身体温度的“寒温”就与这种肥瘦差异有关：肌肤致密则身热，粗疏则身寒。那么这种情况又是由什么因素决定的呢？《灵枢·卫气失常》又载：

黄帝曰：三者（指脂、膏、肉）之气血多少何如？伯高曰：膏者多气，多气者热，热者耐寒。肉者多血则充形，充形则平。脂者，其血清，气滑少，故不能大。②

由此可见，不同的肥瘦体质差异造成身体气血多少的不同，气多则热，即身体的温度情况实际上是由“气血”来决定的。《灵枢·阴阳二十五人》中亦有类似的记载：

手阳明之下，血气盛则腋下毛美，手鱼肉以温；气血皆少则手瘦以寒。……手少阳之下，血气盛则手卷多肉以温；血气皆少则寒以瘦……③

---

① ［清］张志聪：《黄帝内经灵枢集注》卷7《卫气失常》，浙江古籍出版社，2002年，第338页。

② ［清］张志聪：《黄帝内经灵枢集注》卷7《卫气失常》，浙江古籍出版社，2002年，第339页。

③ ［清］张志聪：《黄帝内经灵枢集注》卷8《阴阳二十五人》，浙江古籍出版社，2002年，第367～368页。

这里更进一步提出了,由于循行经脉的血气盛衰情况不同,导致了身体相应部位温度的变化。这里所说的“气血”是体内精华物质的总称,既包括“卫气”“营气”等属于“气”的内容,又包括了“津液”“血液”等归属“精”的部分。正如《灵枢·五癃津液别》所载:“水谷皆入于口,其味有五,各注其海,津液各走其道。故三焦出气,以温肌肉,充皮肤,为其津;其流而不行者为液。”①来自饮食的精华物质化成津液,经由三焦布散出去,以达到“温肌肉”“充皮肤”的作用。此处的“温”有“滋养”的意思,同时也有使肌肉“温暖”的意思,即认为身体肌肤的温度和体内津液的作用有关。又《灵枢·本藏》载:“卫气者,所以温分肉,充皮肤,肥腠理,司关合者。”②同样把“卫气”这一体内精华视为使身体肌肉、皮肤等部位温暖、充养的原因。

综上可以推论,体温与血气的这种联系,使体温成为体内血气盛衰情况的表征,而血气又是维持生命基础的重要物质。所以,体温保持正常(即“温”的状态),就说明血气充足而平衡,身体机能正常、健康;而体温偏高或偏低则表明血气的偏盛或偏衰,身体出现异常情况。因此,当身体的生命力越来越微弱时,血气也就逐渐衰竭,故体温也就逐渐降低到“冷”的程度了。所以,和呼吸一样,体温也是身体功能是否正常及脏腑器官“运转”良好与否的重要标志。

下面再来看“心”。心在传统医学中被认为是极其重要的脏腑器官,如《素问·灵兰秘典论》载:

> 黄帝问曰:愿闻十二脏之相使,贵贱何如?岐伯对曰:悉乎哉问也!请遂言之。心者,君主之官也,神明出焉。肺者,相傅之官,治节出焉。肝者,将军之官,谋虑出焉。胆者,中正之官,决断出焉。……③

这是以当时的官职级别来形容五脏各自不同的地位与功能作用的,其中,心被比作“君主”,由此可见,心在脏腑中处于极为重要的地位。又《灵枢·口问》载:“心者,五脏六腑之主也;……故悲哀愁忧则心动,心动则五脏六腑皆

① [清]张志聪:《黄帝内经灵枢集注》卷4《五癃津液别》,浙江古籍出版社,2002年,第244~245页。
② [清]张志聪:《黄帝内经灵枢集注》卷6《本藏》,浙江古籍出版社,2002年,第285页。
③ 郭霭春:《黄帝内经素问校注》卷3《灵兰秘典论》,人民卫生出版社,1992年,第128页。

摇，……”[1]《灵枢·五癃津液别》载：“五脏六腑，心为之主，耳为之听，目为之候，肺为之相，肝为之将，脾为之卫，肾为之主外（水）。”[2]这些论述更加明确地指出传统身体观中心为五脏六腑之主的地位。此外，笔记小说的记载也印证了医籍的说法，《太平广记·益州老父》载：

> 夫人一身，便如一国也。人之心即帝王也，傍列脏腑，即内辅也。外张九窍，则外臣也。故心有病则内外不可救之，又何异君乱于上，臣下不可正之哉！但凡欲身之无病，必须先正其心，不使乱求，不使狂思，不使嗜欲，不使迷惑，则心先无病。心先无病，则内辅之脏腑，虽有病不难疗也；外之九窍，亦无由受病矣。[3]

以国家比喻人的身体，则心即是一国之君，其他脏腑、九窍为臣，这是以一般人熟知的国家政治格局来诠释不太为人所熟悉的身体。心为君，而君又是高高在上，不可侵犯的，因此心在身体中的重要地位无以复加，心不病，即使身体有恙亦无大碍；反之则病不可治。

心在脏腑中的地位如此之高，其功能作用又是怎样的呢？对此，传统医学有如下认识。首先，心被视为生血之脏，如《素问·六节脏象论》载：“诸血者皆属于心，诸气者皆属于肺。”[4]又《素问·阴阳应象大论》载：“南方生热，热生火，火生苦，苦生心，心生血，血生脾，心主舌。其在天为热，在地为火，在体为脉，在脏为心，在色为赤，在音为徵，在声为笑，在变动为忧，在窍为舌，在味为苦，在志为喜。”[5]这是以“五行”的理论解释脏腑功能，认为心与“五行”中的火相应，在功能上则是“心生血”。《难经》亦载：“五脏俱等，而心、肺独在鬲上者，何也？然：心者血，肺者气。血为荣，气为卫；相随上下，谓之荣卫。通行经络，营周于外，故令心、肺在鬲上也。”[6]这是在说心、肺的具体位置，认为心、肺之所以位于膈以上，是由其功能所决定的，其中，“心者血”说明了心脏具有的生血功能。

---

① ［清］张志聪：《黄帝内经灵枢集注》卷4《口问》，浙江古籍出版社，2002年，第222页。
② ［清］张志聪：《黄帝内经灵枢集注》卷4《五癃津液别》，浙江古籍出版社，2002年，第245页。
③ 《太平广记》卷23《益州老父》，中华书局，1961年，第154页。
④ 郭霭春：《黄帝内经素问校注》卷3《六节脏象论》，人民卫生出版社，1992年，第90页。
⑤ 郭霭春：《黄帝内经素问校注》卷2《阴阳应象大论》，人民卫生出版社，1992年，第85～86页。
⑥ ［元］滑寿：《难经本义》卷下《第三十二难》，人民卫生出版社，1995年，第50页。

除此以外,掌控神志是心脏的另一个重要功能,即"心藏神"①。《素问·灵兰秘典论》中"心者,……神明出焉"的记载已见前述。此外,如《素问·六节脏象论》的记载"心者,生之本,神之处也,其华在面,其充在血脉,为阳中之太阳,通于夏气"②,把心脏视为生命的根本,原因就在于心是"神之处",即心是神所在之处,神由心所主宰。这里所说的"神"可以理解为人的精神、意识、思维等属于神志方面的因素。又《黄帝内经太素·藏府》载:

> 故生之来谓之精,两精相搏谓之神,随神往来者谓之魂,并精而出入者谓之魄,所以任物者谓之心,心有所忆谓之意,意之所存谓之志,因志而存变谓之思,因思而远慕谓之虑,因虑而处物谓之智。③

其阐明了心与神志等因素的关系。人与生俱来的生命原始物质被称为"精",分为阴阳两精;而"神"则来源于阴阳两精的交结变化。心则是支配神志的中枢,而意、志、思、虑、智等都是由心脏运行所产生的神志方面的功能。那么,心的这些功能对身体健康又起着怎样的作用呢?《灵枢·本藏》记载:

> 人之血气精神者,所以奉生而周于性命者也。……志意者,所以御精神,收魂魄,适寒温,和喜怒者也。……志意和则精神专直,魂魄不散,悔怒不起,五脏不受邪矣。寒温和则六腑化谷,风痹不作,经脉通利,肢节得安矣。此人之常平也。五脏者,所以藏精神血气魂魄者也。④

这是说精神与血气一样,都是人体生命活动的基础。而心脏的"志意"功能则能够统御精神魂魄,从而使得五脏不受到外邪的侵袭;同时,还能调节身体,使其适应气候与情绪的变化,对人体起到养护作用。也就是说,心的这种主宰神志的功能也是维持生命活动的基本功能。

关于"心藏神"的叙述,除医籍之外,其他典籍中亦有相关的记载。如《太平

---

① 郭霭春:《黄帝内经素问校注》卷7《宣明五气》,人民卫生出版社,1992年,第342页。
② 郭霭春:《黄帝内经素问校注》卷3《六节脏象论》,人民卫生出版社,1992年,第148页。
③ 李克光、郑孝昌:《黄帝内经太素校注》卷6《藏府》,人民卫生出版社,2005年,第133~134页。
④ [清]张志聪:《黄帝内经灵枢集注》卷6《本藏》,浙江古籍出版社,2002年,第285页。

广记·贾雍》载：

> 豫章太守贾雍，有神术。出界讨贼，为贼所杀，失头。上马回营，胸中语曰："战不利，为贼所伤。诸君视有头佳乎，无头佳乎？"吏涕泣曰："有头佳。"雍曰："不然，无头亦佳。"言毕遂死。①

此故事中，太守贾雍被杀掉头，但由于其有"神术"，故并未立即死亡，而是上马回营，对属吏以"胸中语"。情节虽然离奇，不过无头之人尚能依靠"胸中"来说话、思考，这说明在当时的观念中，胸中的心才是主宰神志的器官，因此只要心还在，即使无头"亦佳"，仍能维持短暂的生命。

又《太平广记·卫庭训》载：

> 神遂拜庭训为兄，为设酒食歌舞，既夕而归。来日复诣，告之以贫。神顾谓左右："看华原县下有富人命衰者，可收生魂来。"鬼遍索之。其县令妻韦氏衰，乃收其魂，掩其心，韦氏忽心痛殆绝。神谓庭训曰："可往，得二百千与疗。"庭训乃归主人，自署云："解疗心痛。"令召之。庭训入神教，求二百千，令许之。庭训投药，即愈如故。②

故事中的卫庭训向一位主宰生死的神祈求钱财，此神便遣属下的鬼收摄县令妻韦氏的魂魄，好让庭训借机前去治病求财。其中，鬼索命之时，要"收其魂，掩其心"，也就是将其神魂收去，再关闭心脏，从而导致韦氏"心痛殆绝"。鬼对神魂的操控，却需要从心脏下手，并且导致患者心痛，这似乎也说明了"心"和"神"之间的密切联系。

又《太平广记·陈寨》载：

> 陈寨者，泉州晋江巫也，善禁祝之术。为人治疾，多愈者。有漳州逆旅苏猛，其子病狂。人莫能疗，乃往请陈。陈至，苏氏子见之，戟手大骂。寨曰："此疾入心矣。"乃立坛于堂中，戒人无得窃视。至夜，乃取苏氏子，劈为

① 《太平广记》卷321《贾雍》，中华书局，1961年，第2548页。
② 《太平广记》卷302《卫庭训》，中华书局，1961年，第2395～2396页。

两片,悬堂之东壁,其心悬北檐下。寨方在堂中作法,所悬之心,遂为犬食。寨求之不得,惊惧,乃持刀宛转于地,出门而去。主人弗知,谓其作法耳。食顷,乃持心而入,内于病者之腹。被发连叱,其腹遂合。苏氏子既悟。但连呼"递铺,递铺"。家人莫之测。乃其日去家数里,有驿吏手持官文书,死于道旁。初南中驿路,二十里置一递铺。驿吏持符牒,以次传授。欲近前铺,辄连呼以警之。乃寨取驿吏之心而活苏氏。苏遂愈如故。①

故事叙述的巫师陈寨治疗狂病之法过于荒诞离奇,然而,其中对心的描写仍值得我们注意。对于"狂病"这种神志方面的疾病,病情严重之后却能入心,需要对心脏进行治疗,这本身就表明心与神息息相关。而巫师经过神乎其技的作法,取驿吏之心放入患者体内,这不仅使得苏氏子复活,而且其苏醒后口中竟还连呼"递铺,递铺"。植入他人心脏,遂连带他人的思维亦一并继承,这类描写正是"心主神"观念的具体反映。

以上三则故事对"心主神"功能的描述相对较为笼统,而在下面几则故事中,我们可以更明确地了解心的这一功能。如《太平广记·庾绍之》载:

(宗)协问鬼神之事,言辄漫略,不甚谐对,唯云:"宜勤精进,不可杀生。若不能都断,可勿宰牛。食肉之时,勿啗物心。"协云:"五脏与肉,乃有异耶?"答曰:"心者藏神之宅也,其罪尤重。"②

此言杀生罪业之重,说人欲长生便不可杀生吃肉,如果不得不食肉,则不可食心,原因在于"心者藏神之宅",神在心中,其地位最高,故食心的罪业也最重。这里明确地提到"心藏神"的功能。又《太平广记·北齐李广》载:

北齐侍御史李广,博览群书,修史。夜梦一人曰:"我心神也,君役我太苦,辞去。"俄而广疾卒。③

---

① 《太平广记》卷220《陈寨》,中华书局,1961年,第1683~1684页。
② 《太平广记》卷321《庾绍之》,中华书局,1961年,第2547页。
③ 《太平广记》卷277《北齐李广》,中华书局,1961年,第2191页。

故事中,侍御史李广因读书修史,导致"心神"叫苦而辞去。这一情节透露的信息十分重要:其一,读书著史皆为需要思考、思虑的智力活动,总体上属于"神"之范畴,而这种耗费神智的活动被认为是对"心神"的役使,这充分说明了心对神的支配与储藏作用;其二,"心神"离身之后,李广不久即病死,表明心中之"神"对于维持人的生命力起着极其重要的作用。

由上可见,在传统医学的视野中,心脏作为主血和藏神的脏器,在身体中居于主宰地位,可以说是支配生命的重要器官。因此,以心脏活动作为生命存续的标志是毫不奇怪的。不过,在传统观念中,怎样的外在表现才是心脏正常的标志呢?是"心跳"吗?答案是否定的。

实际上,古人对心的跳动已有认识,如《太平广记·河内王懿宗》载:

> 懿宗性酷毒,奏(杨齐)庄初怀犹豫,请杀之。敕依。引至天津桥南,于卫士铺鼓格上,缚磔手足。令段瓒先射,三发皆中。又段瑾射之中,又令诸司百官射,箭如蝟毛,仍气喋喋然微动。即以刀当心直下,破至阴,剖取心掷地,仍趌趌跳数十回。[1]

懿宗施酷刑剖腹取心,"刀当心之下,破至阴",说明古人对人体结构,特别是心脏等脏腑的位置已经有所认识[2];而心掷地后仍在跳动,又表明古人对心脏跳动的认识[3]。既然古人已经了解到心脏的跳动,那么又为什么以心口温度而不是心跳来判断人的生死呢?关于这一点,如果我们能够把以上有关体温和心脏功能的讨论结合起来考虑,也许就能找到答案了。首先,根据以上的讨论,传统身体观既认为体温是生命活动的晴雨表,那么它也成了脏腑运行情况的表征。因此,心口部位的温暖意味着其内部脏腑(心等)保持着正常的运作;反之,心口寒凉则表明脏器的衰弱无力。其次,在阴阳五行的理论中,心属火,是阳中之阳,而

① 《太平广记》卷268《河内王懿宗》,中华书局,1961年,第2105页。

② 中国古代医学史上的解剖人体活动往往出于偶然,一般是发生于刑杀之时,如本则故事。

③ 有学者认为古人未能认识心脏跳动的现象(见廖育群《中国古代医学对呼吸、循环机理认识之误》)。然而《朝野佥载》中的这条史料却表明,古人完全可能已经观察到了心脏的跳动,因为对尸体的解剖并不是古人观察人体内部情况的唯一机会,刑杀特别是对活人实施酷刑(如剖心)也是一种途径,如本条史料即是如此。而且,类似本条这样的酷刑在古代虽不为常例,但史籍中亦屡有记载,特别是在一些复仇活动中。只是这类观察并未被古代医家所重视,由于亲历酷刑之人本身并非医家,因此也就很难将这种观察与已有医学认识相结合而发展,因此也就没有对古代医学理论产生什么影响。

火、阳在身体上的主要表现就是(色)赤与(体)热。因此,在传统医学的身体想象中,心脏作为身体的主宰,正常状态应该是炽热的,表现为心口温暖;而如果心脏衰竭,也就意味着阳绝而火灭,表现为心口凉冷。最后,当生命之火逐渐熄灭之时,如果心还保持着一点温热,则表明一身之主尚存,主存则身不亡,因此,心暖便是人生命力未绝的表征。综上所述,对心口温度的探查实际上是对主宰身体之脏器——心的活力进行查验,若心口尚暖,表明身之主还有活力,则生命还有维持的可能,反之,则生命力彻底衰竭,那就意味着死亡。

总体来看,传统身体观对于呼吸和心口温度的重视,也就是对气、血、神等人体基本生命要素的关注。古人认为正是这些基本要素才使生命得以产生、延续,人体得以运转,而这些生命要素,又是古人基于观察、体验人体和自然而进行的身体想象。这也正是中国古代,特别是中古时期医学身体观念的独特之处,也是我们理解古代医疗疾病等相关问题的关键所在。

第四节　余　　论

本章是对中古时期死亡判定标准进行的尝试性讨论,认为气绝和心口凉冷是古人判定死亡的最主要标志,做出这种判断又是基于数术身体观中对气、血、神等生命要素的认识。其中的许多说法似乎都是老生常谈,只是在生死标准这一新的讨论框架之下,重新做一番梳理与审视。不过,本书讨论的意义并不止于此。

经过本章的一系列讨论,我们必须承认,传统观点对心非常重视,认为心脏与生死密切相关。就这一点来说,传统医学与现代医学有相似之处。然而,同样是对心的重视,两种医学视野中的心脏却又是不同的:后者看到的是解剖学意义上跳动不已的心脏;前者则更多是出于数术身体观下的一种想象。这并不是说传统医学没有对心的解剖学认识,不过,由于中国古代的解剖多为偶发行为(多见于刑杀活动),虽然也有少数出于医学目的的解剖活动,但多为对已掌握的医学理论进行验证①,本质上并不能改变世代继承下来的数术推演的身体想象。从

① 见李建民《王莽与王孙庆——记公元一世纪的人体刳剥实验》,《生命史学——从医疗看中国历史》,复旦大学出版社,2008年,第81~101页。

医疗的角度来看，心就是"数术身体"[①]的一环，其功能与作用则是基于阴阳、脉学等数术学说的身体想象之一部分。从这一意义上说，传统医学所理解的心并不是解剖学意义上的，而解剖学对于传统医学而言，似乎既无必要，也无真正的需要。因此，剖心治病的行为在中国古代也许只会出现于神话传说之中吧。

与此相似，传统医学对于呼吸的重视程度也不亚于现代医学，但对"呼吸"本身的认识却又不尽相同：现代医学基于生理学的研究，认为呼吸是一个气体交换的生理过程，氧气被摄入体内，二氧化碳被排出；因为氧气是维持人体代谢生命活动所必需的，所以现代医学对呼吸的重视实际上是基于对氧气维持生命重要性的强调。传统医学理解的呼吸虽然也有一定的气体交换含义在其中，但却不止于此，传统中更多关注的是"气"，这里的"气"含义更广，不仅来自外部环境，还由水谷饮食等产生，呼吸可以是体内"气"的来源之一，但更重要的意义在于它是一种"表征"，是体内之"气"存续和繁盛的表征。与现代医学不同，它强调的是一种更广义的"气"——一种结合了实践与身体想象的产物。

由此可见，中古死亡判定标准所折射的"身体"并非完全基于解剖意义上的现代身体，而是具有更多的数术色彩的特殊"身体"，是通过隐喻、构造或想象而来的"黄帝的身体"[②]。

附记：

本章的写作结束不久，我即看到如下一则2010年的新闻报道，其内容与本书的讨论殊相契合：

入殓16小时后，敲棺叫人

宣恩六旬婆婆"死"而复生

宣恩一位六旬婆婆入殓16小时后，突然敲响棺材，"死"而复生。昨日，记者在她的家中看到，老人行动自如。

据侯婆婆家人介绍，8日，侯婆婆突然发病被送到医院治疗，打了4天针

① 本书中，"数术的身体观"或"数术身体"的概念，取自李建民先生的研究，关于"数术的身体观"之特色，具体参见氏著《发现古脉：中国古典医学与数术身体观》，社会科学文献出版社，2007年，第158～159页。

② 这是取自费侠莉的研究中的说法，具体论述参见氏著《繁盛之阴：中国医学史中的性（960—1665）》，江苏人民出版社，2006年，第18～51页。

后出院回家。13日晚上,不少亲人来看望侯婆婆,她有说有笑。

14日凌晨4时许,侯婆婆突然昏迷,不省人事。家人发现老人身体变冷发硬,都认为老人"没气了",便请两位老人给她穿上了寿衣。约6时许,侯婆婆被装进了棺材,周围的村民前来帮忙处理丧事。

离奇的事发生在14日晚8时许,很多村民及亲戚都到了侯家"做大夜"(吊丧),侯婆婆的儿子、儿媳等亲人正在守灵,忽然棺材内传来嘭嘭嘭的响声。

前来吊丧和帮忙的村民吓得纷纷跑出了屋,侯婆婆的大儿子则上前打开棺材看个究竟。只见侯婆婆两眼睁开,双手向上。儿子、女儿喊了一声"妈",侯婆婆还应答了一声。

这时,亲人们才真正意识到侯婆婆还没有死,赶紧把她抱到了床上。家人急忙给她找来医生看病。目前,老人的精神状态较好,能下床走动。

昨日,湖北民族学院附属医院急救中心主治医生兰亚民在对老人进行详细检查后,确认了老人的生命体征基本正常。他说,侯婆婆并非真正的死亡,只是"假死",所以才"死"而复生。"假死"是人的呼吸循环及大脑功能的高度抑制,生命功能极其微弱的表现。

兰亚民说,侯婆婆如果不是醒得早,后果不堪设想。人命关天,确定一个人是真死还是假死,要请医生来鉴定,不能凭表象来认定。否则,会酿出人命。(《楚天都市报》2010年1月19日,A20"本地·荆楚版")

根据这则新闻报道,这位六旬老人因为"突然昏迷,不省人事",以及"身体变冷发硬",就被家人认定为死亡,并入殓停尸,后来守灵的亲人发现棺中响动,开棺方才发现老人"死而复生"。有趣的是,这是一件发生于今时今日的事件,然而,其中对死亡的判断、称死亡为"没气"、误判死亡而入殓等种种情形,与我们前文所引述的中古时期的相关事例竟如出一辙,简直就是《太平广记》中人"死"后"再生"故事的翻版。可见,虽然时代有先后,但是普通民众对于生死划界的某些标准和观念却延续下来,其影响直至今日尚存。另一方面,报道中医生对该事件的解说(假死)则完全是在现代医学的知识背景下进行的解释,这是今日不同于古时之处。而医生与普通民众,两者在对待同一事件(假死)时的不同做法(医生主张医学鉴定,家属习惯于对表象认定),似乎体现了两种不同医疗话语体系和观念的碰撞，传统与现代的医疗观念在当代社会中是并存的，但也是有矛盾的，那么如何为这种矛盾的碰撞寻找一条出路呢？这是值得医史研究者思考的问题，不过并不是本书的篇幅所能容纳的，因此，这里只就与本书相关的内容谈一点感想，希望能为读者提供一点启发。

第二章　汉唐史籍中的靺鞨秽俗与古人“不洁”观念

史籍中关于边疆民族风俗习惯的记载,不仅是对该民族风土人情的真实记录,也反映了史籍作者所处时代中原地区居民对该民族的认识。以往对于中国古代“蛮夷观”的研究侧重于强调边疆、种族、地理环境、历史记忆等问题,对此,本章拟在前人研究的基础上,从古人的卫生观念入手对史籍记载的靺鞨秽俗问题进行探讨。

第一节　史籍所见之靺鞨秽俗

隋唐史籍关于靺鞨秽俗的记载,见于《隋书·靺鞨传》:“(靺鞨)俗以溺洗手面,于诸夷最为不洁。”①而这条史料则来源于《魏书·勿吉传》:“(勿吉)俗以人溺洗手面。”②如果再向上追溯,可以发现,早在《魏书》之前就有关于挹娄民族秽俗的记载。《三国志·挹娄传》记载:“其人不洁,作溷在中央,人围其表居。”③《后汉书·挹娄传》亦载:“其人臭秽不洁,作厕于中,圜之而居。”④这里所说的挹娄,虽然与靺鞨、勿吉名称不同,但实则相同,据《新唐书·黑水靺鞨传》载:“黑水靺鞨居肃慎地,亦曰挹娄,元魏时曰勿吉。”⑤可见,三者只是不同时代对同一族群

---

① 《隋书》卷81《靺鞨传》,中华书局,1973 年,第 1821 页。
② 《魏书》卷100《勿吉传》,中华书局,1974 年,第 2220 页。
③ 《三国志》卷30《挹娄传》,中华书局,1959 年,第 848 页。
④ 《后汉书》卷85《挹娄传》,中华书局,1965 年,第 2812 页。
⑤ 《新唐书》卷219《黑水靺鞨传》,中华书局,1975 年,第 6177 页。

的不同称呼而已。据此,则自东汉以后史籍中就有关于靺鞨秽俗的记载,或说其环厕而居,或记其以尿洗手面,而史籍中对这些秽俗的总评价就是“不洁”。并且,从《三国志》的“不洁”到《隋书》的“最为不洁”,史籍中关于靺鞨秽俗的评价越来越坏。其中,《魏书·勿吉传》还只是记载了勿吉“以人溺洗手面”的风俗,而并没有相关评价;到了《隋书·靺鞨传》,就在《魏书》记载的基础上,增加了“于诸夷最为不洁”的评价,并为此后记载靺鞨秽俗的史籍所继承,比如《北史·勿吉传》载“俗以溺洗手面,于诸夷最为不洁”[①],显系照抄《隋书》原文。而《新唐书·黑水靺鞨传》也承袭《隋书》的说法:“以溺盥面,于夷狄最浊秽。”[②]其意思完全继承《隋书》,只是在用词上更趋文雅:以“盥”代“洗”,以“浊秽”代“不洁”。

对于靺鞨人的这一秽俗,有学者从文化人类学的角度进行了分析,指出其意义所在。[③] 不过,如果我们从对这一秽俗的历史记载来源角度来思考,问题就在于:史籍关于靺鞨秽俗的记载,究竟是实录还是印象甚或是想象?这种“不洁”的评价反映了史籍作者及其所处时代中原居民对靺鞨民族具有怎样的一种认识?这种认识又是如何出现的?要回答这些问题,就要先从汉宋时期古人对“不洁”的认识谈起。

第二节　古人对“不洁”的认识

在汉宋时期的典籍中,“不洁”一词的含义大致有以下六种:

一、指污秽、肮脏

这是“不洁”一词最基本的含义。它可以指个人的不良卫生状况,比如《太平广记·仪光禅师》载:“身不洁净,沐浴待命。”[④]也可以指服饰的破败肮脏,如《汉书·周仁传》载:“仁为人阴重不泄。常衣敝补衣溺袴,期为不洁清,以是得幸,入卧内。”[⑤]这是说周仁为了迎合节俭成性的汉景帝,故意做一些污秽之事,以使自

① 《北史》卷94《勿吉传》,中华书局,1974年,第3124页。
② 《新唐书》卷219《黑水靺鞨传》,中华书局,1975年,第6178页。
③ 参见陈伯霖《勿吉—靺鞨人以溺洗手面之俗的历史人类学解析》,《学习与探索》2011年第6期,第232~234页。
④ 《太平广记》卷94《仪光禅师》,中华书局,1961年,第628页。
⑤ 《汉书》卷46《周仁传》,中华书局,1964年,第2203页。

己的衣裤显得很破旧,并因此得到了景帝的信任。这里就把周仁“敝补衣溺袴”的着装称为“不洁清”。《挥麈录》亦载:“李(撰)之姑妇所服浣衣不洁清。”[①]这里说李撰的家眷所着衣服因浣洗频繁而显得不干净。也可以指饮用或食用污秽之物,如《论衡·雷虚篇》所说:“饮食人以不洁净,天怒,击而杀之。”[②]又《临海水土志》载:“(夷州人)饮食不洁,取生鱼肉杂贮大器中以卤之,历日月乃啖食之,以为上肴。”[③]还可以指污秽的居处环境,比如《太平御览·香部二·枫香》载:“魏武令曰:房室不洁,听得烧枫胶及蕙草。”[④]

二、指污秽之物,特别是屎、尿等

比如《史记·李斯列传》载:“(李斯)年少时,为郡小吏,见吏舍厕中鼠食不洁。”[⑤]又《新唐书·贾直言传》载贾直言责刘从谏语曰:“尔父提十二州地归朝廷为功臣。然以张汶故,自谓不洁淋头,卒羞死。”[⑥]所谓“不洁淋头”,胡三省注曰:“今人谓屎为不洁。”[⑦]又柳宗元《李赤传》述李赤为厕鬼所迷而投厕自杀事:“赤入厕,举其床捍门,门坚不可入,其友叫且言之。众发墙以入,赤之面陷不洁者半矣。”[⑧]上述记载都是以“不洁”来指代粪便。古代典籍出于文雅的考虑,对于像粪便这类污秽之物,不便直接称之,于是就用“不洁”一词来代替之。

三、指气味污浊、难闻

比如《说文解字系传》对“荤”字的解释:“臭菜也,……通谓芸、薹、椿、韭、蒜、葱、阿魏之属,方术家所禁,谓气不洁也。”[⑨]这里把能产生难闻气味的菜称作“荤”,也把气味难闻称作“气不洁”。据此则方术修炼忌讳口气污浊,《酉阳杂俎》卷二就记载:“鼻有玄山,腹有玄丘,亦仙相也。或口气不洁,性耐秽,则坏玄丘之相矣。”[⑩]可见,时人认为“口气不洁”是会破坏修道者的所谓“仙相”的。

---

① [宋]王明清:《挥麈录》后录卷7,中华书局,1961年,第166页。
② 《论衡校释》卷6《雷虚篇》,中华书局,2006年,第294页。
③ 《太平御览》卷780《四夷部一·叙东夷》影印本,中华书局,1960年,第3455页。
④ 《太平御览》卷982《香部二·枫香》,中华书局,1960年,第4348页。
⑤ 《史记》卷87《李斯列传》,中华书局,1959年,第2539页。
⑥ 《新唐书》卷193《忠义下·贾直言传》,中华书局,1975年,第5559页。
⑦ 《资治通鉴》卷243《唐纪五十九》,敬宗宝历元年八月庚戌,中华书局,1956年,第7844页。
⑧ 《柳宗元集》卷17,中华书局,1979年,第482页。
⑨ [宋]徐锴:《说文解字系传》卷2,中华书局,1987年,第12页。
⑩ [唐]段成式:《酉阳杂俎》前集卷2《玉格》,中华书局,1981年,第14页。

四、指影响祭祀、降神等活动的污秽环境或行为

古人认为，神讨厌污秽的环境，所以如果祭祀的环境污秽肮脏，或者给神明或祖先的祭品不干净，神就不会留处，甚至会因此得罪神明而遭受祸祟。比如《管子·心术上》载："扫除不洁，神乃留处""不洁则神不处"。[①] 又《册府元龟·帝王部·崇祭祀三》载后周太祖即位制书曰："国之大事，在祠为先，苟不洁蠲，深为渎慢。"[②]另外，在古人的观念中，女性特别是孕妇的身体是污秽的，所以，如果女人持执祭祀用品就会被认为是"享祀不洁"，是对神明的亵渎，那么主持和参与祭祀的人都会遭祸殃。如《旧唐书·礼仪志》载："景龙之季，有事圆丘，韦氏为亚献，皆以妇人升坛执笾豆，渫黩穹苍，享祀不洁。未及踰年，国有内难，终献皆受其咎，掌座斋郎及女人执祭者，多亦夭卒。"[③]又陈寿《益部耆旧传》载："天星，主祭祀，斋戒不洁则女人星见。"[④]可见，在相关的传说中，"祭祀不洁"是与女性相关联的。在古人的观念中，不仅祭祀之类的活动不能由女人执祭，甚至连服药、服石之类医疗保健活动也要让女性走开，比如《备急千金要方》记载的服药禁忌之法，就有忌"产妇秽污触之"[⑤]一条。又《圣济总录·服乳石备饮食常法》记载服石的禁忌之一，就是切忌"亲不洁妇人"[⑥]。

五、指与丧葬有关的场所或事物

古人认为，丧葬或死尸是污秽的，因此也认为，人如果见到死尸、出入丧葬场所或参与丧葬活动等就会沾染污秽之气。比如《大唐西域记》卷二记载天竺的丧葬风俗："丧祸之家，人莫就食。殡葬之后，复常无讳。诸有送死，以为不洁，咸于郭外浴而后入。"[⑦]这里虽然说的是古印度的风俗，但是出自唐朝高僧玄奘之口，一定程度上也体现了中国古人的观念，因为我们在唐宋时期的典籍中也能看到

---

① 黎翔凤：《管子校注》卷13《心术上》，中华书局，2004年，第759、767页。

② 《册府元龟》卷34《帝王部·崇祭祀三》影印本，中华书局，1960年，第374页。

③ 《旧唐书》卷23《礼仪三》，中华书局，1975年，第893页。

④ 《太平御览》卷62《地部二七·泾》，中华书局，1960年，第295页。

⑤ ［唐］孙思邈著：《备急千金要方校释》卷1《序例·服饵第八》，李景荣等校释，人民卫生出版社，1998年，第19页。

⑥ ［宋］赵佶编：《圣济总录》卷184《服乳石备饮食常法》，人民卫生出版社，1962年，第3005页。

⑦ ［唐］玄奘、辩机原著：《大唐西域记校注》卷2《印度总述·病死》，季羡林等校注，中华书局，1985年，第208页。

类似的记载,比如前引《备急千金要方》的服药禁忌中,就有“忌见死尸”[①]的记载;又前引《圣济总录》中的“服石慎忌”也提到服石要忌“入丧家”。[②]

六、指道德缺陷和不良行为

比如官员的贪墨行为,如《魏书·郑懿传》载:“懿好劝课,善断决,虽不洁清,义然后取,百姓犹思之。”[③]《北齐书·任城王湝传》亦载:“湝频牧大藩,虽不洁已,然宽恕为吏人所怀。”[④]又如个人的无礼秽行,如《风俗通义·过誉》载江夏太守赵仲让行事不拘礼法:“冬月坐庭中,向日解衣裘捕虱,已,因倾卧,厥形悉表露。将军(指梁冀)夫人襄城君云:‘不洁清,当亟推问。’”[⑤]又《十国春秋·孟宾于传》载:“宾于负诗才,喜奖拔后进,士林多之。然操行颇不洁,为世所讥。”[⑥]又如女性的失节行为,如《爱日斋丛抄》载:“士之不廉,犹女之不洁。不洁之女,虽功容绝人,不足自赎;不廉之士,纵有他美,何足道哉?”[⑦]

综上所述,古人对“不洁”含义的理解是复杂多样的。“不洁”首先是相对于“洁净”或“洁清”而言的,即指污秽。这种污秽状况又具有两重性:一方面它是“外在的”,即对一般不良卫生状况的描述,或对特定污秽事物(如粪便、臭气、丧葬等)的形容;另一方面则是“内在的”,指人在伦理道德、思想行为等方面的污点。

第三节　史籍中鞣羯秽俗记载之流变分析

通过上文的梳理,我们对古代典籍中“不洁”的含义已经有了较为清晰的认识。在此基础上,下面再回到本书开篇讨论的问题上来,看一看史籍记载的靺鞨秽俗,究竟体现了史籍作者怎样的用意。

如上文所述,最早记载靺鞨秽俗的史籍是《三国志》。据《三国志·乌丸鲜卑

---

① [唐]孙思邈著:《备急千金要方校释》卷1《序例·服饵第八》,李景荣等校释,人民卫生出版社,1998年,第19页。

② [宋]赵佶编:《圣济总录》卷184《服乳石备饮食常法》,人民卫生出版社,1962年,第3005页。

③ 《魏书》卷56《郑懿传》,中华书局,1974年,第1239页。

④ 《北齐书》卷10《任城王湝传》,中华书局,1972年,第137页。

⑤ [汉]应劭,王利器校注:《风俗通义校注》卷4《过誉》,中华书局,1981年,第203页。

⑥ [清]吴任臣:《十国春秋》卷75《孟宾于传》,中华书局,1983年,第1029页。

⑦ [宋]叶寘:《爱日斋丛抄》卷4,《爱日斋丛抄·浩然斋雅谈·随隐漫录》,中华书局,2010年,第96页。

东夷传》记载:“然荒域之外,重译而至,非足迹车轨所及,未有知其国俗殊方者也。……而公孙渊仍父祖三世有辽东,天子为其绝域,委以海外之事,遂隔断东夷,不得通于诸夏。景初中,大兴师旅,诛渊,又潜军浮海,收乐浪、带方之郡,而后海表谧然,东夷屈服。其后高句丽背叛,又遣偏师致讨,穷追极远,踰乌丸、骨都,过沃沮,践肃慎之庭,东临大海。……遂周观诸国,采其法俗,小大区别,各有名号,可得详纪。”[①]由此可知,《三国志·乌丸鲜卑东夷传》中所记各族之风俗习惯,很可能是出于中原王朝军队将士的亲眼所见。因为对于这些地处“荒域之外”的民族,只有“车轨所及”,才能知晓“其国俗殊方者”;而魏景初年间对称霸辽东的公孙渊的讨伐,以及此后对高句丽的征讨,正为中原王朝实地了解“东夷”诸族的风土人情提供了绝佳的机会。其中,史籍明确记载了魏国军队为了讨伐高句丽,曾经“穷追极远”“践肃慎之庭,东临大海”,这正说明魏国军队曾到达过挹娄人生活的区域。因此,《三国志·乌丸鲜卑东夷传》对挹娄“作溷在中央,人围其表居”这一秽俗的记录,也极有可能是出于实地观察的结果。既然如此,那么可以说,魏人对挹娄人的风俗习惯并没有多少好印象,不仅对其围厕而居的风俗感到厌恶,称之为“不洁”;而且对他们的饮食习惯也颇多微词,认为“东夷饮食类皆用俎豆,唯挹娄不法俗,最无纲纪也”。[②] 在这里,魏人用来衡量挹娄人风习的“纲纪”,显然是中原地区固有的观念与风俗,因为在汉魏时期的一般观念中,厕所被视为极其污秽的场所,如《释名》即说:“厕,……或曰溷,言溷浊也。或曰圊,言至秽之处,宜常修治,使洁清也。”[③]既然厕所是“溷(浑)浊”的“至秽之处”,那么,像挹娄人这样将厕所放到房屋中央围绕居住的做法,对于汉魏时期的中原人来说简直是匪夷所思的污秽之事,所以,《后汉书·挹娄传》在全面继承了《三国志·东夷传》中对挹娄秽俗的记载的同时,却将“不洁”一词改写作“臭秽不洁”,对“臭秽”的突出强调,使得汉魏人对挹娄秽俗的感受更为明确。因此,对于这种浑浊污秽而又与屎尿相联系的秽俗,史籍使用“不洁”来加以评价,主要是想强调其“外在含义”,即长期与厕所相伴的污秽居住环境。

《三国志·东夷传》中关于挹娄习俗“不洁”的记载,是靺鞨秽俗在史籍中的首次出现,此后,直到《魏书·勿吉传》中才又再次出现相关记载,即勿吉“以人溺

① 《三国志》卷30《乌丸鲜卑东夷传》,中华书局,1959年,第840页。

② 《三国志》卷30《挹娄传》,中华书局,1959年,第848页。

③ [东汉]刘熙撰,[清]毕沅疏证,王先谦补:《释名疏证补》卷5,中华书局,2008年,第193页。

洗手面”的记载。那么,这条记载是否可信呢?

《魏书·勿吉传》中详细记载了从和龙至勿吉国的道路里程①,尤其值得注意的是,其中还记载了勿吉使臣乙力支前往和龙向北魏朝贡的详细路线:“初发其国,乘船溯难河西上,至太沵河,沉船于水,南出陆行,渡洛孤水,从契丹西界达和龙。”②如果没有亲身走过并且到达过勿吉国的话是不可能有这样详细的路线记载的。这些证据显示,《魏书·勿吉传》对勿吉各方面情况的记载极有可能出于亲身经历者的记述。那么,关于勿吉人“以人溺洗手面”的秽俗记载应该也是比较可信的。

如果说《魏书·勿吉传》所记勿吉秽俗确是出自亲身观察,那么,《隋书·靺鞨传》《新唐书·黑水靺鞨传》中关于靺鞨秽俗的记载,正如上文所述,是按照《魏书·勿吉传》的原文依样画葫芦。因此,《隋书》和《新唐书》中对靺鞨秽俗的记载,只是对《魏书》中勿吉相关内容的翻版照抄,不能反映隋唐时期靺鞨风俗习惯的真实情况。即便如此,《隋书》却还是仅仅依据《魏书》的记载就对靺鞨秽俗加上了一句评语:“于诸夷最为不洁。”问题就在于,同样是对靺鞨秽俗的记载,为什么《魏书》中不以“不洁”视之,而《隋书》中却视之为“最为不洁”呢?《隋书》的这种记载,除了继承《三国志》《后汉书》的观点以外,还有什么特殊原因呢?要回答上述问题,先要了解汉唐时期人们对“人溺”的认识。

据《本草经集注》记载:“人溺,疗寒热头痛,温气。童男者尤良。陶隐居云:若人初得头痛,直饮尿数升,亦多愈,合葱、豉作汤,弥佳。”③又《新修本草》载:“尿,主卒血攻心,被打内有瘀血。煎服之,一服一升。”④《日华子本草》亦载:“难产及胞衣不下,即取一升,用姜、葱各一分,煎三两沸,乘热饮,便下。吐血、鼻洪,和生姜一分绞汁,并壮健丈夫小便一升,乘热顿饮,差。”⑤由此可见,古人把人尿视作一种能够治疗疾病的药物,为了治疗头痛、癥积、难产之类的疾病,不仅可以直接饮用人尿,甚至还可以将人尿与葱、豉、生姜等调料一起做汤饮用,而且,饮尿的量还达到了“一升”之多。用于治病的人溺,不仅有童男尿,还有“壮健丈夫”的尿。不仅如此,人溺作为药物除了可以内服饮用之外,还可以外用:“小便,

① 《魏书》卷100《勿吉传》,中华书局,1974年,第2220页。
② 《魏书》卷100《勿吉传》,中华书局,1974年,第2220页。
③ [宋]唐慎微原著,[宋]艾晟刊订:《大观本草》卷15,安徽科学技术出版社,2002年,第541页。
④ [宋]唐慎微原著,[宋]艾晟刊订:《大观本草》卷15,安徽科学技术出版社,2002年,第541页。
⑤ [宋]唐慎微原著,[宋]艾晟刊订:《大观本草》卷15,安徽科学技术出版社,2002年,第541页。

凉。……揩洒皮肤治皲裂，能润泽人。蛇、犬等咬，以热尿淋患处。"[①]由此可见，虽然古人把屎尿视为至秽之物，但为了治疗某些疾病，中古时期的古人不仅会用人尿淋洗伤口，还会大量饮用经过加工处理的人尿。既然中原地区早就有使用人尿的经验，那么，史籍自然不必对靺鞨"以人溺洗手面"的秽俗大惊小怪，这也就是《魏书·勿吉传》中并不认为这一习俗"不洁"的原因。[②] 然而，隋唐以后编撰的史籍，《隋书》《北史》和《新唐书》等却对这一习俗大加鄙视，称其"于诸夷最为不洁"，这种前后矛盾的现象又该如何解释？要回答这一问题，还要从北魏至隋唐时期中原王朝与靺鞨的关系说起。

《魏书·勿吉传》记载："去延兴中，(勿吉)遣使乙力支朝献。太和初(477年)，又贡马五百匹。……九年(485年)，复遣使侯尼支朝献。明年复入贡。……太和十二年(488年)，勿吉复遣使贡楛矢方物于京师。十七年(493年)，又遣使人婆非等五百余人朝献。景明四年(503年)，复遣使俟力归等朝贡。自此迄于正光，贡使相寻。尔后，中国纷扰，颇或不至。兴和二年(540年)六月，遣使石久云等贡方物，至于武定不绝。"[③]由此可见，北魏时期，靺鞨屡次向中原王朝朝献，二者之间相安无事，保持着较为良好的和平关系。所以，有理由相信，《魏书》中没有将"以人溺洗手面"的勿吉人视作"不洁"，与北魏王朝同勿吉的关系密切相关：对于像勿吉这样历史上直接接触不多、彼此相安无事的民族，即使其确有某些秽俗，在历史记载中也不必将之视作"不洁"。

隋唐时期，中原王朝与靺鞨的关系较之南北朝时期发生了变化。据《隋书·靺鞨传》载："开皇初，相率遣使贡献。"[④]又《隋书·高丽传》载："明年(开皇十八年[599年])，(高)元率靺鞨之众万余骑寇辽西，营州总管韦冲击走之。"[⑤]又《隋书·炀帝纪》载隋炀帝大业八年正月辛巳征高丽诏中说："(高丽)乃兼契丹之党，虔刘海戍；习靺鞨之服，侵轶辽西。"[⑥]《隋书·靺鞨传》亦载："炀帝初与

---

① [宋]唐慎微原著，[宋]艾晟刊订：《大观本草》卷15，安徽科学技术出版社，2002年，第541页。

② 有研究表明，除靺鞨人外，爱斯基摩人、努埃尔人等狩猎游牧民族也有以尿作为洗涤剂和医药用品的经验；袄教、印度教等宗教仪式中也有用尿沐浴的做法。参见陈伯霖《勿吉—靺鞨人以溺洗手面之俗的历史人类学解析》一文。

③ 《魏书》卷100《勿吉传》，中华书局，1974年，第2220～2221页。

④ 《隋书》卷81《靺鞨传》，中华书局，1973年，第1822页。

⑤ 《隋书》卷81《高丽传》，中华书局，1973年，第1816页。

⑥ 《隋书》卷4《炀帝纪》，中华书局，1973年，第80页。

高丽战,频败其众(指靺鞨),渠帅度地稽率其部来降。"[①]又《旧唐书·高丽传》记载:"车驾进次安市城北,列营进兵以攻之。高丽北部傉萨高延寿、南部耨萨高惠贞率高丽、靺鞨之众十五万来援安市城。……贼因大溃,斩首万余级。……太宗简傉萨以下酋长三千五百人,授以戎秩,迁之内地。收靺鞨三千三百,尽坑之,余众放还平壤。"[②]又《新唐书·黑水靺鞨传》载:"武德五年(622年),渠长阿固郎始来。太宗贞观二年(628年),乃臣附,所献有常,以其地为燕州。帝(唐太宗)伐高丽,其北部反,与高丽合。高惠真等率众援安市,每战,靺鞨常居前。帝破安市,执惠真,收靺鞨兵三千余,悉坑之。"[③]《新唐书·高丽传》亦载:"命左卫大将军阿史那社尔以突厥千骑尝之,虏(指高丽)常以靺鞨锐兵居前,社尔兵接而北。"[④]"永徽五年(654年),(高)藏以靺鞨兵攻契丹,战新城,……六年(655年),新罗诉高丽、靺鞨夺三十六城,惟天子哀救。"[⑤]从上述一系列史料可见,隋唐时期中原王朝与靺鞨人的关系十分紧张。虽然隋初与唐初都有关于靺鞨遣使朝贡的记载,但是从隋文帝到唐高宗,在隋至唐初与高句丽政权发生的战事中,总是出现靺鞨人的身影,他们或是与高丽一同侵扰隋、唐边境或其周边民族,或是充当高丽大军的精锐先锋。唐太宗在安市城下击败高丽、靺鞨联军后,将高丽酋帅内迁、士兵放还的同时,却独独将三千余靺鞨残部全部坑杀,也可见参战的靺鞨兵让唐军吃到了不少苦头,因而也就使太宗十分痛恨靺鞨兵。

隋至唐初与靺鞨的这种紧张关系使得史籍中关于靺鞨人的记载也较为负面,比如《隋书·靺鞨传》就记载靺鞨人:"其俗淫而妒,其妻外淫,人有告其夫者,夫辄杀妻,杀而后悔,必杀告者,由是奸淫之事终不发扬。"[⑥]如前所述,《隋书·靺鞨传》中有不少内容继承自《魏书·勿吉传》,并且,这条记载又不见于此前此后的其他史籍,因而其真实性颇值得怀疑。所以,我们有理由推断,这条记载很有可能是《隋书》对靺鞨人伦理道德方面的有意丑化,而在儒家传统观念中,道德上的污点往往要比其他方面的缺点严重得多。理解了这一层,也就不难解释《隋书》对靺鞨秽俗的过度评价了。与"其俗淫而妒"的记载类似,《隋书》中关于靺

① 《隋书》卷81《靺鞨传》,中华书局,1973年,第1822页。
② 《旧唐书》卷199上《高丽传》,中华书局,1975年,第5324~5325页。
③ 《新唐书》卷219《黑水靺鞨传》,中华书局,1975年,第6178页。
④ 《新唐书》卷220《高丽传》,中华书局,1975年,第6192页。
⑤ 《新唐书》卷220《高丽传》,中华书局,1975年,第6195页。
⑥ 《隋书》卷81《靺鞨传》,中华书局,1973年,第1821页。

鞨秽俗“于诸夷最为不洁”的记载显然是在照抄《魏书》原文的基础上，附加上对靺鞨人的偏见与歧视而做出的评价，这一评价与靺鞨淫俗的记载，其共同的目的旨在表明，与隋唐王朝为敌的靺鞨人是未开化的野蛮人。由于“不洁”具有“内在的”，即伦理道德方面的含义，已见前述，因此，史籍中使用“不洁”一词来评价靺鞨秽俗，就不仅是为了给这一民族加上一个污秽肮脏的标签，而且还要从道德上突出其野蛮性；而使用“于诸夷最为不洁”这种极端的说法，则旨在强调靺鞨人在诸周边民族中“最野蛮”，这与隋唐时期中原王朝同靺鞨人的紧张关系，以及对靺鞨人的恶劣印象密切相关。

通过上述讨论可见，“不洁”作为一种标签，被史籍作者贴在那些被认为是野蛮或敌对的民族身上，作为一种丑化手段；而究竟哪些民族应该被丑化，完全视史籍所记时代中原王朝与周边民族的关系状况。

第二部分

汉唐时期的鬼神信仰与疾病

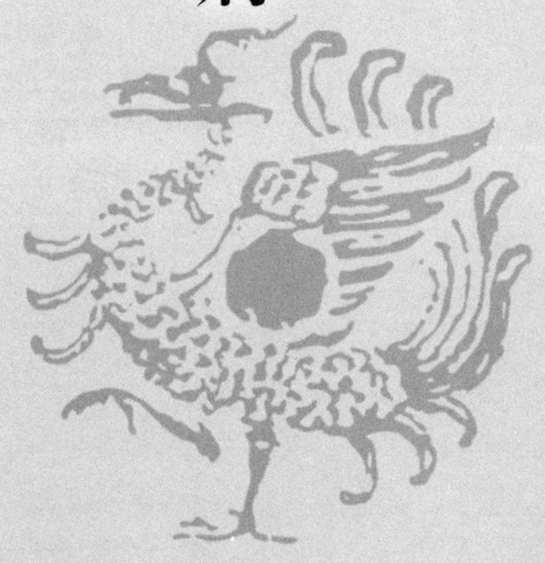

第三章　中古时期的“鬼神之病”

在绪论中，我们介绍了李建民等学者对鬼神致病原因的解释。从中我们知道，在传统医学的疾病观中，鬼神精魅之类的超自然存在是可能导致疾病的。既然鬼神能够使人得病，那么其“原理”究竟是什么？它究竟会给人们带来怎样的疾病隐患呢？我们又该如何认识“鬼神之病”在医学史上的意义呢？本章将尝试一一回答上述这些问题。尽管前人已珠玉在前，笔者在此还是要就“鬼神之病”的问题谈一点自己的看法，以期为前贤的论述做一点补充或注脚。

第一节　“鬼神之病”的病因

所谓“鬼神之病”是指那些被认为由“鬼神”作祟所致的疾病，而“鬼神”则是对古人头脑中的各类超自然存在的概括，以往研究曾把这类超自然物分为各种类型（如人鬼、精魅、魔、神等等）①，我们在此只以“鬼神”来统称之。在人们的想象之中，这类超自然存在虽然形态各异，但往往是神秘而具有法力，并能给人带来恐惧和灾祸等不幸的存在。在鬼神带给人的诸多灾祸之中，疾病与死亡无疑占有很大的比例。那么，在中古时期人们的想象中，鬼神究竟是如何致人疾病的呢？首先，这与中古时期人们对“鬼神”的认知和信仰有关。在中古的信仰世界中，鬼神或是由人死之后变化而成（人鬼），或是由某些动植物转化而来（物魅），它们的存在与人们的生活常常是若即若离的：一方面，它们或是生活在地下世界

① 相关研究参见蒲慕州《中国古代鬼论述的形成（先秦至汉代）》及林富士《释“魅”》，均收录于蒲慕州编《鬼魅神魔——中国通俗文化侧写》，麦田出版事业公司，2005 年。

(地府、阴间),或是出没于人迹罕至之所(山林、野外),因而与人们的日常生活保持着距离,淡出人们的视野;另一方面,它们却又可能是无所不在的,当人间的各类场所变得适宜它们出没时,鬼魅之物就会被想象成充斥于人间。因此,我们发现在中古时期的传说故事中,鬼神经常是灾祸的主角——它们亲自动手害人,就像人间的恶人、歹徒一样,下面的故事就反映了这样一种认识。《太平广记·欧阳敏》载:

> 陕州东三十里,本无旅舍。行客或薄暮至此,即有人远迎安泊,及晓前进,往往有死者。扬州客欧阳敏,侵夜至,其鬼即为一老叟,迎归舍。夜半后,诣客问乡地,便以酒炙延待。客从容言及阴骘之事,叟甚有惊怍之色。客问怪之,乃问曰:"鬼神能侵害人乎?人能害鬼乎?"叟曰:"鬼神之事,人不知,何能害之?鬼神必不肯无故侵害人也。或侵害人者,恐是妖鬼也,犹人间之贼盗耳。若妖鬼之害人,偶闻于明神,必不容。亦不异贼盗之抵宪法也。"①

这段人与鬼的对话就涉及鬼神害人的问题,依鬼叟所说,并非所有鬼神都害人,害人鬼神与人间贼盗无异,属于"妖鬼",即鬼神中的败类。这种说法恐怕代表了中古时期人们对鬼神害人的一般看法。既然害人鬼神如同人间贼盗,那么其害人的手段也自然与贼盗相似,或以凶器伤人②,或暗中偷袭③,而这些行为都能导致人的疾病甚至死亡。因此,鬼神致病理论的部分原因就在于这种"妖鬼"想象的存在,进而引起了人们对行病杀人之鬼的想象,如《太平广记·章授》载:

> 丹阳郡史章授,使到吴郡,经毗陵。有一人,年三十余,黄色单衣,从授寄载笥。行数日,略不食,所过乡甲,辄周旋。里中即闻有呼魄者,良久还船。授疑之,伺行后,发其笥,有文书数卷,皆是吴郡诸人名。又有针数百枚,去或将一管。后还,得升余酒,数片脯,谓授曰:"君知我是鬼也,附载相

---

① 《太平广记》卷350《欧阳敏》,中华书局,1961年,第2776页。

② 如《太平广记·周允元》鬼以棒击人;《谢尚》条鬼以矛戟刺人心;《张闾》条鬼以小铍刺人心等。均见第四章的引述。

③ 如《太平广记·宋师儒》条鬼物推人陷厕之事,亦见第四章的引述。

烦，求得少酒，相与别。所以多持针者，当病者，以针针其神焉。今所至皆此郡人，丹阳别有使往。今年多病，君勿至病者家。”授从乞药，答言：“我但能行病杀人，不主药治病也。”元嘉末，有长安僧什昙爽，来游江南，具说如此也。①

这种“妖鬼”想象虽然代表了部分鬼神致病的原因，但却不是最重要的，因为既然是讨论“鬼神之病”的原理，那么就应该把它作为一种疾病去看待，从中古疾病观的角度来探讨，才有可能了解其本质。因此，下面的讨论主要是基于《诸病源候论》等中古医学典籍的记载。

《诸病源候论》（以下简称《病源》）一书对中古时期所见各类主要疾病的症候、病源等都做了较为详细的记载，是对中古医家疾病认知的总结，被唐宋医家奉为圭臬。其中，在对一些疾病的叙述中就涉及了“鬼神”。而《病源》在阐述“鬼神”致病时，主要使用了如下几种不同的词汇，这些词汇分别代表了中古医家对“鬼神”病因的各种不同认识。

1.“鬼神之气”（或称“鬼气”“鬼邪之气”“鬼厉之气”等）。《病源》在叙述“中恶候”（“为鬼神之气卒中之也”②）、“中恶死候”（“中鬼邪之气”③）、“卒死候”（“然亦有挟鬼神之气而卒死者”④）、“卒忤候”（“为鬼气所犯忤”⑤）、“卒忤死候”（“客邪鬼气卒急伤人”⑥）、“尸注候”（“挟外鬼邪之气”⑦）等病候时，使用了这一词汇。这其实是把“鬼神”的危害作用归之于“气”来理解。在第一章的讨论中，我们知道“气论”是传统医学病因论的基础，医家对疾病病因的解释常常归之于“气”，因此，医家在解释鬼神之病的原因时也习惯性地将之归结为一种“气”，即“鬼神之气”⑧。这种观点认为，“鬼神之气”乘人体正气虚弱之时侵入人体，阻滞身体内外阴阳之气的交通，从而导致“气绝”等反应。实际上，这种“鬼神

① 《太平广记》卷323《章授》，中华书局，1961年，第2566页。

② 丁光迪：《诸病源候论校注》卷23《中恶候》，人民卫生出版社，1991年，第669页。

③ 丁光迪：《诸病源候论校注》卷23《中恶死候》，人民卫生出版社，1991年，第671页。

④ 丁光迪：《诸病源候论校注》卷23《卒死候》，人民卫生出版社，1991年，第674页。

⑤ 丁光迪：《诸病源候论校注》卷23《卒忤候》，人民卫生出版社，1991年，第674页。

⑥ 丁光迪：《诸病源候论校注》卷23《卒忤死候》，人民卫生出版社，1991年，第675页。

⑦ 丁光迪：《诸病源候论校注》卷23《尸注候》，人民卫生出版社，1991年，第685页。

⑧ 详见李建民《祟病与“场所”：传统医学对祟病的一种解释》（《汉学研究》1994年第1期）一文的论述。

之气”的说法并不仅仅是出于医学范畴的考量,而是有其鬼神信仰的背景。在中古时期的鬼神信仰中,鬼、精魅等与人同样来源于天地之气,都是由精气构成[①],所以,既然人有“气”,那么鬼神也有,只是“气”的性质与人不同,如《太平广记·唐晅》载:

(亡妻)又曰:“岂不欲见美娘乎,今已长成。”晅曰:“美娘亡时襁褓,地下岂受岁乎?”答曰:“无异也。”须臾,美娘至,可五六岁。晅抚之而泣,妻曰:“莫抱惊儿。”罗敷却抱,忽不见。晅令下帘帷,申缱绻,宛如平生。晅觉手足呼吸冷耳。[②]

这段唐晅与亡妻鬼魂的对话就透露了一个重要的信息,即鬼亦有气息,只是性质上与人的气息正相反,鬼的气息是冷的。鬼的这种阴冷属性在其他故事中亦有体现,如《太平广记·陆余庆》载:

余庆少时,尝冬日于徐亳间夜行,左右以囊橐前行,余庆缓辔蹑之。寒甚,会群鬼环火而坐,庆以为人,驰而遂下就火。讶火焰炽而不暖,庆谓之曰:“火何冷,为我脱靴。”群鬼但俯而笑,不应。庆顾视之,群鬼悉有面衣。庆惊,策马避之,竟无患。其旁居人谓庆曰:“此处有鬼为祟,遭之者多毙。郎君竟无所惊惧,必福助也。当富贵矣!”[③]

鬼本属阴寒,故而其取暖用的“火”对人而言也是冷的,这则故事表明中古观念中的鬼具有阴冷的属性。正是由于在中古观念中鬼神具有阴冷的气息,所以当人与这种阴冷之气相接触时,极有可能受其侵害而致病,而在古人看来,阴寒邪气对人的健康有极大损害。

2.“鬼毒”(或“鬼厉之毒气”“鬼邪之毒气”)。《病源》使用该词来叙述“中

---

① 林富士:《释“魅”》,蒲慕州编《鬼魅神魔——中国通俗文化侧写》,麦田出版事业公司,2005年,第109~134页。

② 《太平广记》卷332《唐晅》,中华书局,1961年,第2637页。

③ 《太平广记》卷328《陆余庆》,中华书局,1961年,第2609页。

恶候”(“便中鬼毒之气”①)、“卒忤候”(“此是鬼厉之毒气”②)、“注忤候”(“触犯鬼邪之毒气”③)等病候。这是将鬼神对人体的危害视作一种“毒”,所谓“毒”,从广义上来讲,泛指对人有害、有不良影响的事物。我们从《病源》的行文来看,似乎这里使用“鬼毒”一词便是就“毒”的广义而言,强调鬼神的危害性,与前述“鬼神之气”所指相同,故并行使用,称之为“毒气”。

不过,如果我们不囿于《病源》的框架,进一步翻阅中古医药典籍,便会发现“鬼毒”一词早在《病源》之前就已使用,甚至作为本草类书籍中鬼神之病的标准名称之一。④ 因此,作为总结性著作的《病源》很可能也受到传统医学语境的影响而使用了“鬼毒”一词,所以要全面理解“鬼毒”作为病因解释的原理,也就不能囿于《病源》所使用的义项,而应该看到“毒”含义的另一面,即损害人体的“太阳之热气”。⑤

这种观点认为:“鬼毒”侵入人体,使得人体阴阳失调,阳盛而热,导致患者出现阳热的病症。如《太平广记·窦凝妾》载:

> 数年,二女皆卒,凝中鬼毒,发狂,自食支体,入水火,啖粪秽,肌肤焦烂,数年方死。⑥

故事中描述了窦凝“中鬼毒”之后的反应,这里提到的“发狂”“肌肤焦烂”等症状在医家看来皆属于阳热之症,说明“鬼毒”属于阳毒范畴。如《太平广记·午桥民》载:

> 今日出道德坊南行,忽见空中有火六七团,大者如瓠,小者如杯,遮其前,不得南出。因北走,有小火直入心中,爇其心腑,痛热发狂。⑦

---

① 丁光迪等:《诸病源候论校注》卷23《中恶候》,人民卫生出版社,1991年,第669页。

② 丁光迪等:《诸病源候论校注》卷23《卒忤候》,人民卫生出版社,1991年,第674页。

③ 丁光迪等:《诸病源候论校注》卷23《注忤候》,人民卫生出版社,1991年,第705页。

④ 参见本书第四章药物附表及李建民《祟病与“场所”》文后附表,《旅行者的史学——中国医学史的旅行》,允晨文化,2009年,第246~248页。

⑤ 《论衡校释》卷23《言毒篇》,中华书局,2006年,第949页;关于隋唐医籍中对“毒”的认识和研究,参见郭鹤翔《隋唐医籍中关于毒的新认识——以三大医籍为中心的探讨》,“台湾”清华大学历史研究所2006年硕士论文。

⑥ 《太平广记》卷130《窦凝妾》,中华书局,1961年,第920页。

⑦ 《太平广记》卷127《午桥民》,中华书局,1961年,第901页。

鬼火侵人,直入人心,导致病人“痛热发狂”,正是鬼毒中人的形象写照。又如《太平广记·村人陈翁》载:

> 云朔之间尝大旱,时暑亦甚,里人病热者以千数。有甿陈翁者,因独行田间,忽逢一人,仪状甚异,擐金甲,左右佩弧矢,执长剑,御良马,朱缨金佩,光采华焕,鞭马疾驰。适遇陈翁,因驻马而语曰:“汝非里中人乎?”翁曰:“某农人,家于此已有年矣。”神人曰:“我天使,上帝以汝里中人俱病热,岂独骄阳之所为乎?且有厉鬼在君邑中。故邑人多病,上命我逐之。”已而不见。陈翁即以其事白于里人。自是云朔之间,病热皆愈。①

里人“病热”不仅仅是因为天气炎热,暑气过重,更是由于有厉鬼在其中作祟。厉鬼使人“病热”,逐之则“病热皆愈”,再次证明了“鬼毒”的阳热属性。这恰好与前述“鬼神之气”的阴冷相反②,不过这也许并不矛盾,本则故事就已经提供了证据:并不是所有能致病的“鬼神”都被称为“鬼毒”而使人“病热”,只有“厉鬼”才可以如此。③

3.“鬼物”(或“鬼”“鬼神”“鬼邪”“鬼灵”“鬼物之精”)。《病源》使用这些词汇来叙述“鬼邪候”(“邪气鬼物所为病也”④)、“鬼魅候”(“人有为鬼物所魅”⑤)、“鬼击候”(“言鬼排触于人也”⑥“忽与鬼神遇相触突”⑦)、“卒魇候”(“梦里为鬼邪之所魇屈”⑧)、“魇不寤候”(“为鬼邪所魇屈”⑨)、“诸尸候”(“能与鬼灵相通”⑩)、“诸注候”(“或卒犯鬼物之精”⑪)等病候的病因。这就是将鬼神之

---

① 《太平广记》卷307《村人陈翁》,中华书局,1961年,第2431页。

② 李建民认为,这种鬼与火性质相近的观点,是汉代以后鬼祟致病论的“新说”,见氏著《先秦两汉病因观及其变迁——以新出土文物为中心》,《旅行者的史学——中国医学史的旅行》,允晨文化,2009年,第134~173页。

③ 所谓“厉鬼”是指凶死而不得正常埋葬的鬼,见蒲慕州《中国古代鬼论述的形成(先秦至汉代)》,蒲慕州编《鬼魅神魔——中国通俗文化侧写》,麦田出版事业公司,2005年,第33~34页。

④ 丁光迪:《诸病源候论校注》卷2《鬼邪候》,人民卫生出版社,1991年,第65页。

⑤ 丁光迪:《诸病源候论校注》卷2《鬼魅候》,人民卫生出版社,1991年,第70页。

⑥ 丁光迪:《诸病源候论校注》卷23《鬼击候》,人民卫生出版社,1991年,第676页。

⑦ 丁光迪:《诸病源候论校注》卷23《鬼击候》,人民卫生出版社,1991年,第676页。

⑧ 丁光迪:《诸病源候论校注》卷23《卒魇候》,人民卫生出版社,1991年,第676页。

⑨ 丁光迪:《诸病源候论校注》卷23《魇不寤候》,人民卫生出版社,1991年,第677页。

⑩ 丁光迪:《诸病源候论校注》卷23《诸尸候》,人民卫生出版社,1991年,第682页。

⑪ 丁光迪:《诸病源候论校注》卷24《诸注候》,人民卫生出版社,1991年,第691页。

病的病因归诸鬼神的直接侵犯，“鬼物”就是指鬼神本身而言，而不再像前两者那样以医学上的气、毒来解释。这种观点认为，“鬼物”能够直接害人，或排击人，或拘住人的魂魄，进而使人不得不承受精神或肉体上的巨大折磨。无疑这种观点是受到了前述“妖鬼”观念的影响，这表明医家的疾病观亦不能不受到当时社会鬼神信仰与观念的影响，甚至形成了一种鬼神致病的观念，即“鬼魅之近人也，无不羸病损瘦”①。

综上可知，《诸病源候论》在解释鬼神病因时，分别从不同角度来阐释，针对不同症状而采用不同说法。概而言之，鬼神的“气”是一种邪气，而厉鬼又能产生毒气，再加上鬼神本身的害人行动，这些都能对人的健康造成危害，正因为如此，鬼神才能致人患病。

第二节　“鬼神之病”的种类

根据《病源》中对鬼神病因的论述，我们可以将医家视野中的“鬼神之病”大致分为以下几类：①中恶类；②尸病类；③注病类；④邪魅类；⑤妇孺类。以下分别叙述之。

一、中恶类

关于这一类“鬼神之病”，我们将在第五章做详细的讨论，这里我们只从鬼神之病分类的角度做一点补充。这一类疾病在症状上主要表现为气绝和心腹疼痛②，而从《病源》对病因的叙述中可见，这些症状一方面是由于“鬼神之气”作为一种邪气侵入人体，即不能和体内正气相交并，也就转而成了壅闭呼吸的力量，使得体外阳气不得入，体内阴气不得出，从而引起气绝；另一方面，这种邪气也引起了心腹痛。传统医学认为心痛是“风冷邪气乘于心”所致③，而心腹痛则是“邪气发作，与正气相击，上冲于心则心痛，下攻于腹则腹痛，上下相攻，故心腹绞痛”④。所以，很显然，医家在对这类鬼神之病的病因进行讨论时，是从主要病症出发来考虑的，如前所述，由于心腹痛的症状被视为某种外来邪气所致，故而“中

---

① 《太平广记》卷61《成公智琼》，中华书局，1961年，第380页。
② 见本书第五章的引述与讨论。
③ 丁光迪：《诸病源候论校注》卷16《心痛候》，人民卫生出版社，1991年，第498页。
④ 丁光迪：《诸病源候论校注》卷16《心腹痛候》，人民卫生出版社，1991年，第513页。

恶”中出现的这类症状也应该与邪气有关,于是,中古医家便把这种认识与当时人们对鬼神的认识相结合,将其解释成一种“鬼神之气”。前文所述的“中恶”“卒忤”“卒死”“鬼击(排)”等皆属此类。

二、尸病类

关于“尸病”,《诸病源候论·诸尸候》记载:

> 人身内自有三尸诸虫,与人俱生,而此虫忌恶,能与鬼灵相通,常接引外邪,为人患害。其发作之状,或沉沉默默,不的知所苦,而无处不恶。或腹痛胀急,或磥块踊起,或挛引腰脊,或精神杂错。变化多端,其病大体略同,而有小异,但以一方治之者,故名诸尸也。①

“尸病”即得名于人身内的“三尸”(又称“尸虫”),何为“三尸”?除了《病源》的解释之外,我们又找到了《抱朴子·内篇》中的相关论述:

> 天地有司过之神,随人所犯轻重,以夺其算,算减则人贫耗疾病,屡逢忧患,算尽则人死,诸应夺算者有数百事,不可具论。又言身中有三尸,三尸之为物,虽无形而实魂灵鬼神之属也。欲使人早死,此尸当得作鬼,自放纵游行,享人祭酹。是以每到庚申之日,辄上天白司命,道人所为过失。又月晦之夜,灶神亦上天白人罪状。大者夺纪。纪者,三百日也。小者夺算。算者,三日也。②

在道教的论述中,“三尸”是一种鬼神般的存在,它和司过神、灶神一样,会在庚申之日上天向司命神讲说人的过失,以此来达到夺人算纪、使人减寿早死的目的。因此,在道教所修习的长生之术中,如何避免这些鬼神夺算减寿是其主要内容之一,为此,道家首先强调修身要“积善立功,慈心于物,恕己及人,仁逮昆虫”等等,尽可能行善而避免过失;其次,对于像“三尸”这种驻在人身之中的“鬼神之

---

① 丁光迪:《诸病源候论校注》卷23《诸尸候》,人民卫生出版社,1991年,第682页。
② 王明:《抱朴子内篇校释》卷6《微旨》,中华书局,1985年,第125页。

属”,道家则主张以服用丹药或行气等修炼手段来达到“去三尸”“杀三尸”的目的。[①] 因此,道家所理解的“尸病”便是由“三尸”这种“鬼神”引起的,东晋葛洪在《肘后备急方》中对“尸病”便有如下认识:“凡五尸,即身中‘尸鬼’接引也,共为病害,经术甚有消灭之方,而非世徒能用。”[②]他直接便将“三尸”称作“尸鬼”,并且认为消灭身中“尸鬼”的诸多办法是道术经典的拿手好戏,而非修道之人则难以掌握,这都体现了当时道教对“三尸”及“尸病”的看法。由此可见,医家所说的“尸病”很明显地受到了道教理论的影响,“三尸”在医家看来是一种特殊的“虫”,这种虫“能与鬼灵相通”,且“忌恶”,而当人的行为触及了“三尸”所忌讳的“恶”时,它们就要作祟。与道家说法不同的是,“三尸”的这种作祟不是庚申日上天告状,而是将各种外邪引入体内而造成疾病。这些叙述都表明中古医家话语中的“尸病”脱胎于道教理论而又有新的发展。不过,无论从道教抑或医界的观点来看,这种由“三尸”引起的疾病毕竟都与鬼神有关,故而亦可视为由鬼神侵害人体而导致的“鬼神之病”。

这种疾病的症状是一种“沉沉默默,不的知所苦,而无处不恶”的状态,即一种难以名状的身体折磨感,表现为腹内疼痛胀大,以致牵引腰脊疼痛,并引起神志方面的混乱。依据症候的不同,“尸病”还可细分为五类,即葛洪所说的“五尸”:

1. 飞尸。“飞尸者,发无由渐,忽然而至,若飞走之急疾,故谓之飞尸。其状:心腹刺痛,气息喘急胀满,上冲心胸者是也。”[③]这是说此病发作突然,没有先兆,形容症状的来势如同飞一般迅速。

2. 遁尸。“遁尸者,言其停遁在人肌肉血脉之间,若卒有犯触,即发动。亦令人心腹胀满刺痛,气息喘急,傍攻两胁,上冲心胸,瘥后复发,停遁不消,故谓之遁尸也。”[④]此病的特点是邪气进入身体后,留驻在肌肉血脉之中而不去,一旦触动邪气症状便发作。即使症状消失也是暂时性的,日后仍会发作。

3. 沉尸。“沉尸者,发时亦心腹绞痛,喘急胀满,冲刺心胸,攻击胁肋。虽歇

---

① 有关道教“去三尸”“守庚申”等做法,具体参见[宋]张君房《云笈七签》(中华书局,2003年)卷13《三洞经教部·三虫宅居章》;卷45《秘要诀法·制三尸日》;卷81~83《庚申部》等篇章。

② 尚志钧:《补辑肘后方》上卷《治卒中五尸方第六》,安徽科学技术出版社,1996年,第17页。

③ 丁光迪:《诸病源候论校注》卷23《飞尸候》,人民卫生出版社,1991年,第683~684页。

④ 丁光迪:《诸病源候论校注》卷23《遁尸候》,人民卫生出版社,1991年,第684页。

之后,犹沉痼在人腑脏,令人四体无处不恶,故谓之沉尸。"[①]此病与遁尸有相似的特点,也具有潜伏性,即症状会暂时消失,不过邪气仍然滞留于脏腑中,使身体受到病痛折磨。

4. 风尸。"风尸者,在人四肢,循环经络。其状:淫跃去来,沉沉默默,不知痛处,若冲风则发是也。"[②]此病的特点是邪气在四肢经络中循环流动,如同风在自然界流动一样;同时,人体在受到风气的冲击后症状就会发作。这都是其得名"风尸"的原因。

5. 尸注。此病既是尸病,又和下文将要谈到的注病有关,因此,其特殊之处便在于"尸病"兼有"注病"的特点,由于其与注病相联系,故在此不赘述,而要在下面"注病"的讨论里加以说明。

以上这些症候虽名称各异,然而其症状表现却基本相同,只是发作情况与严重程度有所区别,却都是由身中"三尸"接引"鬼灵",使得邪气入身而引起的。除此之外,《病源》又在葛洪所说"五尸"的基础上,归纳出六种尸病症候,它们分别是:

1. 伏尸。"伏尸者,谓其病隐伏在人五脏内,积年不除。未发之时,身体平调,都如无患;若发动,则心腹刺痛,胀满喘急。"[③]此病与遁尸、沉尸都很相似,都是邪气在体内停留不散而时有发作。"遁""沉""伏"分别代表"停遁""沉痼""隐伏",意思也十分接近。

2. 阴尸。"阴尸者,由体虚受于外邪,搏于阴气,阴气壅积。初著之状,起于皮肤内,卒有物,状似蛤蟆,经宿与身内尸虫相搏,如杯大,动摇掣痛,不可堪忍。此多因天雨得之,过数日不治即死。"[④]此病的症状较为特殊,是由于外邪与体内阴气相搏,导致体内阴气壅积,在皮肤之中形成蛤蟆状的物体,进而形成杯状大小的隆起,疼痛难忍。医家之所以认为阴雨天时易发此病,可能是因为阴雨天气外界阴湿之气较重,尸虫接引外界的阴湿邪气,使得人体内的阴气亦受其影响而变得偏胜,体内阴阳平衡被破坏,进而导致疾病。"过数日不治即死",又表明阴尸在诸多尸病症候中是最为危重的。

---

① 丁光迪:《诸病源候论校注》卷23《沉尸候》,人民卫生出版社,1991年,第684页。
② 丁光迪:《诸病源候论校注》卷23《风尸候》,人民卫生出版社,1991年,第685页。
③ 丁光迪:《诸病源候论校注》卷23《伏尸候》,人民卫生出版社,1991年,第686页。
④ 丁光迪:《诸病源候论校注》卷23《阴尸候》,人民卫生出版社,1991年,第687页。

3. 冷尸。“冷尸者，由是身内尸虫与外邪相接引为病。发动亦心腹胀满刺痛，气急，但因触冷即发，故谓之冷尸。”①

4. 寒尸。“寒尸者，由身内尸虫与外邪相接引所成。发动亦令人心腹胀满刺痛。但以其至冬月感于寒气则发，故谓之寒尸。”②

这两种病候应属一类，并与上述“阴尸”相似，也是体内尸虫接引外界邪气所致，很明显，这里的“外邪”指的是风、寒、暑、湿等能够致人疾病的邪气。“阴尸”“冷尸”“寒尸”等病候，都与这些“外邪”密切相关，人们一旦触犯这些邪气便会发病，而这些邪气之所以侵入人体，正是由于体内“尸虫”的牵引所致。

5. 丧尸。“人有年命衰弱，至于丧死之处，而心意忽有所畏恶，其身内尸虫，性既忌恶，便更接引外邪，共为疹病。其发亦心腹刺痛，胀满气急。但逢丧处，其病则发，故谓之丧尸。”③此病的发作与人所处环境有关：当人们出入于坟墓、葬地等丧死之所时，在心理上会产生畏惧、厌恶的情感，而这些消极的情感正是尸虫所忌讳的，因此便触动了尸虫接引外邪，从而引发尸病。由此可见，尸虫的“忌恶”不仅仅指忌讳人的行为过失而言，更包括诸如情绪沮丧、心理阴暗、身体衰弱等影响身心的消极因素，一旦人处在这种“恶”的状态时，尸虫就会被触动，进而接引外邪而致病。

6. 尸气。“人有触值死尸，或临尸，其尸气入腹内，与尸虫相接成病。其发亦心腹刺痛，胀满气急。但闻尸气则发，故谓之尸气。”④此病与“丧尸”接近，其触发条件也与丧葬有关，不过，尸气病的发作是因为人接近死尸，使尸体中的“尸气”进入腹内，又被体内尸虫接引。这里的“尸气”应是指死尸所散发的邪气，在中古时期人们的观念中，人的尸骸是能够致人疾病的⑤，于是，在气论的影响下，这种致病作用也被概括为一种邪气——“尸气”。

至此，我们可以对中古医家所论述的“尸病”特点做一总结。首先，尸病是由人体内尸虫——“三尸”所引起的，当人的行为、身心、情感等方面产生了一些消极因素，三尸便被触动，开始接引外邪，这些“外邪”既包括风、寒、暑、湿等四时不

① 丁光迪：《诸病源候论校注》卷23《冷尸候》，人民卫生出版社，1991年，第688页。

② 丁光迪：《诸病源候论校注》卷23《寒尸候》，人民卫生出版社，1991年，第688页。

③ 丁光迪：《诸病源候论校注》卷23《丧尸候》，人民卫生出版社，1991年，第688～689页。

④ 丁光迪：《诸病源候论校注》卷23《尸气候》，人民卫生出版社，1991年，第689页。

⑤ 参见李建民《“掩骴”礼俗与疾病想像》，《旅行者的史学——中国医学史的旅行》，允晨文化，2009年，第283页。

正之气,又包括鬼神这样的超自然存在。成病之后,这些进入体内的各类邪气往往会留滞不散,并潜伏起来,一旦遇到适当的条件(如风、阴雨、寒冷、死丧等)便会被再次触发。因此,尸病多为慢性沉滞性疾患,但也有诸如“飞尸”“阴尸”之类的突发性危重病症。

三、注(或“疰”)病类

对于“注病诸候”,《病源》解释说:“凡注之言住也,谓邪气居住人身内,故名为注。此由阴阳失守、经络空虚、风寒暑湿、饮食劳倦之所致也。其伤寒不时发汗,或发汗不得真汗,三阳传于诸阴,入于五脏,不时除瘥,留滞宿食;或冷热不调,邪气流注;或乍感生死之气;或卒犯鬼物之精,皆能成此病。其变状多端,乃至三十六种,九十九种,而方不皆显其名也。”①“注者住也,言其连滞停住,死又注易傍人也。注病之状,或乍寒乍热,或皮肤淫跃,或心腹胀刺痛,或支节沉重,变状多端,而方云三十六种,九十九种,及此等五注病,皆不显出其名,大体与诸注皆同。”②这也就是说,“注”是一个病理名词,是指常常反复发作的慢性疾病而言,并且具有“连滞停住”和“死又注易傍人”的特点,说明注病还具有传染性,而“注”在中古的医疗话语中常常是传染病的代名词。③ 注病患者不仅在死后能将病“注易”旁人,甚至在世时也能够“注易”某些身体虚弱之人。④ “人有阴阳不调和,血气虚弱,与患注人同共居处,或看侍伏接,而注气流移,染易得上,与病者相似,故名生注。”⑤此病的病因,“由阴阳失守,经络空虚,风寒暑湿,饮食劳倦之所致也。其伤寒不时发汗,或发汗不得真汗,三阳传于诸阴,入于五脏,不时除瘥,留滞宿食;或冷热不调,邪气流注;或乍感生死之气,或卒犯鬼物之精,皆能成此病”⑥。据此,则注病病因非常复杂,风寒暑湿等邪气、饮食不调、虚劳体倦、蛊毒、鬼神等都可能导致这种疾病。⑦ 其症状也是复杂多样的,甚至有“方云三十六种,九十九种”的说法。因此,从病因上来看,并不是所有的“注病”都是由鬼神所引

① 丁光迪:《诸病源候论校注》卷24《诸注候》,人民卫生出版社,1991年,第690~691页。

② 丁光迪:《诸病源候论校注》卷24《五注候》,人民卫生出版社,1991年,第697~698页。

③ 见张嘉凤《“疾疫”与“相染”——以〈诸病源候论〉为中心试论魏晋至隋唐之间医籍的疾病观》,收入李建民主编《生命与医疗》,中国大百科全书出版社,2005年,第407~408页。

④ 张嘉凤:《“疾疫”与“相染”——以〈诸病源候论〉为中心试论魏晋至隋唐之间医籍的疾病观》,收入李建民主编《生命与医疗》,中国大百科全书出版社,2005年,第407页。

⑤ 丁光迪:《诸病源候论校注》卷24《生注候》,人民卫生出版社,1991年,第699页。

⑥ 丁光迪:《诸病源候论校注》卷24《诸注候》,人民卫生出版社,1991年,第690页。

⑦ 丁光迪:《诸病源候论校注》卷24《诸注候》“按语”,人民卫生出版社,1991年,第695页。

起，这也就意味着只有某些注病才属于鬼神之病的范畴。根据《病源》的分类，以下这些病候可以归类为“鬼神之病”：

1. 鬼注。“人有先无他病，忽被鬼排击，当时或心腹刺痛，或闷绝倒地，如中恶之类，其得差之后，余气不歇，停住积久，有时发动，连滞停住，乃至于死。死后注易傍人，故谓之鬼注。”[①]从对病情的描述上来看，此病症状与“中恶”相同，因而很显然，鬼注与“中恶”有关，由于“中恶”类疾病“余气不歇”，病气在患者体内“停住积久”而不灭，直至患者身死，病气又会再次“注易”他人。

2. 注忤。“注者住也，言其连滞停住，死又注易傍人也。忤者，犯也。人有卒然心腹击痛，乃至顿闷，谓之客忤，是触犯鬼邪之毒气。当时疗治虽歇，余毒不尽，留住身体，随血气而行，发则四肢肌肉淫奕，或五内刺痛，时休时作，其变动无常，是因犯忤得之成注，故名为注忤。”[②]此病是由“中恶”中的“卒忤”症候发展变化而成，也是由触犯鬼神引起的，其症状除与“卒忤”相同外，又包括了四肢及肌肉的窜痛以及脏腑间歇性刺痛等反应。

3. 尸注。即在尸病中所提到的“尸注”，《病源》将其纳入“尸病”中。“尸注病者，则是五尸内之尸注，而挟外鬼邪之气，流注身体，令人寒热淋沥，沉沉默默，不的知所苦，而无处不恶。或腹痛胀满，喘急不得气息，上冲心胸，傍攻两胁；或磥块踊起；或挛引腰脊；或举身沉重，精神杂错，恒觉惛谬。每节气改变，辄致大恶，积年累月，渐就顿滞，以至于死。死后复注易傍人，乃至灭门。以其尸病注易旁人，故为尸注。”[③]此病的主要症状与“尸病”相同，但同时又具有“注易傍人”的特点。病候起于身内尸虫接引外界“鬼邪之气”导致“尸病”发作，而且，病症时断时续，邪气将留驻体内，直至人死亡，死后这种邪气又会“注易”其家人，而由于“注病”的特点是，无论生者死者，只要罹患此病，就都可能“注易”与之接近的人，这样，注病就会首先在家内爆发流行，直到灭门为止。对于这种情况，笔记小说的记载也有所反映，如《太平广记·司马隆》载：

东魏徐，忘名，还作本郡卒，墓在东安灵山。墓先为人所发，棺柩已毁。谢玄在彭城，将有齐郡司马隆、弟进及东安王箱等，共取坏棺，分以作车。少

① 丁光迪：《诸病源候论校注》卷24《鬼注候》，人民卫生出版社，1991年，第696～697页。
② 丁光迪：《诸病源候论校注》卷24《注忤候》，人民卫生出版社，1991年，第705页。
③ 丁光迪：《诸病源候论校注》卷23《尸注候》，人民卫生出版社，1991年，第685页。

时三人悉见患,更相注连,凶祸不已。箱母灵语子孙曰:"箱昔与司马隆兄弟,取徐府君墓中棺为车,隆等死亡丧破,皆由此也。"①

司马隆等三人因毁坏徐府君墓中棺木而"死亡丧破",显然,三人触犯了墓葬之中的鬼神,"更相注连"说明了鬼神祸祟的"注易",这是一种对"鬼邪之气"能"注易"的认识。可见,尸注、鬼注等由鬼神所致的注病也具有"注易旁人"的传染性,这也就意味着在时人看来,某些传染性的疾疫可能与鬼神因素有关。除此之外,类似这种因注易而至灭门的故事往往和鬼神有关,如《太平广记·东莱陈氏》载:

东莱有一家姓陈,家百余口。朝炊釜不沸,举甑看之,忽有一白头公,从釜中出。便诣师,师云:"此大怪,应灭门。便归大作械,械成,使置门壁下,坚闭门在内。有马骑麾盖来叩门者,慎勿应。"乃归,合手伐得百余械,置门屋下。果有人至,呼不应。主帅大怒,令缘门入。从人窥门内,见大小械百余。出门还说如此,帅大惶惋。语左右云:"教速来。不速来,遂无复一人当去,何以解罪也?从此北行,可八十里,有一百三口,取以当之。"后十日中,此家死亡都尽。此家亦姓陈。②

又《太平广记·王鉴》载:

兖州王鉴,性刚鸷,无所惮畏,常凌侮鬼神。开元中,乘醉往庄,去郭三十里。鉴不涉此路,已五六年矣。行十里已来,会日暮。长林下见一妇人,问鉴所往。请寄一袱,而忽不见。乃开袱视之,皆纸钱枯骨之类。鉴笑曰:"愚鬼弄尔公。"策马前去,忽遇十余人聚向火。时天寒,日已昏,鉴下马诣之。话适所见,皆无应者。鉴视之,向火之人半无头,有头者皆有面衣。鉴惊惧,上马驰去。夜艾,方至庄,庄门已闭。频打无人出,遂大叫骂。俄有一奴开门,鉴问曰:"奴婢辈今并在何处?"令取灯而火色青暗,鉴怒,欲挞奴,奴云:"十日来,一庄七人疾病,相次死尽。"鉴问:"汝且如何?"答曰:"亦已死

① 《太平广记》卷320《司马隆》,中华书局,1961年,第2541页。
② 《太平广记》卷323《东莱陈氏》,中华书局,1961年,第2563页。

矣。向者闻郎君呼叫，起尸来耳。”因忽颠仆，既无气矣。鉴大惧，走投别村而宿。周岁，发疾而卒。①

这些故事所描述的灭门情形，都是由鬼神所引起的，而这正是上文所述尸注、鬼注等鬼神之病注易灭门的具体化和形象化。

至此，我们可以将中古医家对与“鬼神之气”有关疾病的认识作一小结。首先，当人身体衰弱之时，一旦与鬼神发生了接触，便会受到鬼神邪气的侵袭，从而导致“中恶”，出现心腹疼痛、气绝不醒等症状，而当患者苏醒、痊愈之后，残余的鬼神邪气可能仍然潜伏于体内，并时有发作，成为“注病”而与患病者的生命相始终；在患者死后，这种邪气仍然存在，并会“注易”与之接触的人。而“尸病”的叙述则为我们理解从“中恶”到“注病”的转化过程提供了一个“中间环节”，或者说另一种可能，即由于人体内有与生俱来的尸虫，所以鬼神邪气可能会被其引入体内从而造成疾病。换言之，正是由于人体内存在尸虫，所以人在接触鬼神时被其邪气感染的机会也就大大增加了。同时，关于“尸气”“尸注”的记载又提醒我们，那些死尸所散发的所谓“尸气”，极有可能就是死者生前由体内尸虫所接引的邪气，这类邪气在死者死后又被与尸体接触的活人体内尸虫所接引，形成新的疾病。尸虫在这类“鬼神之病”的形成与发展过程中，似乎充当了一个十分重要的“媒介”角色。而医家关于尸虫的观念又源于当时的道教及民间信仰，由此可见，中古医家在对“鬼神之病”病因的叙述上，受到了当时民间流行的道教和相关民间信仰的影响。

四、邪魅类

这类鬼神之病，主要表现为精神方面的症状，主要包括：

1. 鬼邪。“凡邪气鬼物所为病也，其状不同。或言语错谬，或啼哭惊走，或癫狂惛乱，或喜怒悲笑，或大怖惧如人来逐，或歌谣咏啸，或不肯语。”②此病是由鬼神所致，其症状表现均为精神方面的，如语言错乱、或哭或笑、癫狂等等。

2. 鬼魅。“凡人有为鬼物所魅，则好悲而心自动，或心乱如醉，狂言惊怖，向壁悲啼，梦寐喜魇，或与鬼神交通。病苦乍寒乍热，心腹满，短气，不能饮食。此

① 《太平广记》卷330《王鉴》，中华书局，1961年，第2622页。

② 丁光迪：《诸病源候论校注》卷2《鬼邪候》，人民卫生出版社，1991年，第65页。

魅之所持也。"[①]此病与鬼邪候病因相似,都是精神受到鬼神的魅惑所引起的,因此症状亦表现为癫狂等精神失常,另外还包括梦魇、梦与鬼交、心腹满、短气等症状,乃至不能饮食。

3. 卒魇。"卒魇者,屈也,谓梦里为鬼邪之所魇屈。人卧不悟,皆是魂魄外游,为他邪所执录,欲还未得,致成魇也。忌火照,火照则神魂遂不复入,乃至于死。而人有于灯光前魇者,是本由明出,是以不忌火也。"[②]所谓"魇",指的是人在睡梦之中难以苏醒、如同气绝般的病症。中古医家认为这是由于人在睡眠之时,魂魄处于游离状态,因此,可能被周围的鬼邪所拘执而不得还,导致患者在睡梦中魂魄离体,因而无法苏醒,且不能以灯火照亮,否则神魂便无法回归身体,导致患者死亡。

4. 魇不寤。"人眠睡,则魂魄外游,为鬼邪所魇屈,其精神弱者,魇则久不得寤,乃至气暴绝。所以须旁人助唤,并以方术治之,乃苏。"[③]同样是魇病候,而这里则提到了"旁人助唤"解除梦魇的做法,医家认为,旁人对梦魇者叫唤有助于被鬼邪所拘执的魂魄尽快归来。

这类鬼神之病都是由鬼神直接施加影响所致:鬼神或魅惑人的精神,或拘执人的魂魄,因此,此类疾病症状多表现在精神方面。除了医籍论述外,笔记小说中的邪魅故事又体现了医家以外人群对这类疾病的认识,如《太平广记·王贾》载:

> (王)贾至婺州,以事到东阳。令有女,病魅数年,医不能愈。令邀贾到宅,置茗馔而不敢有言。贾知之,谓令曰:"闻君有女病魅,当为去之。"因为桃符,令置所卧床前。女见符泣而骂。须臾眠熟。有大狸腰斩,死于床下,疾乃止。[④]

故事中东阳令的女儿即患邪魅病多年而无法痊愈,后经王贾以桃符祛除方得治愈。在这里,魅惑女子的鬼物是一只大狸。

---

① 丁光迪:《诸病源候论校注》卷2《鬼魅候》,人民卫生出版社,1991年,第70页。
② 丁光迪:《诸病源候论校注》卷23《卒魇候》,人民卫生出版社,1991年,第676页。
③ 丁光迪:《诸病源候论校注》卷23《魇不寤候》,人民卫生出版社,1991年,第677页。
④ 《太平广记》卷32《王贾》,中华书局,1961年,第204页。

又《太平广记·王度》载：

(王度弟王勣)遂出于宋汴。汴主人张琦家有女子患。入夜，哀痛之声，实不堪忍。(王)勣问其故，病来已经年岁，白日即安，夜常如此。勣停一宿，及闻女子声，遂开镜照之。痛者曰："戴冠郎被杀。"其病者床下，有大雄鸡死矣，乃是主人七八岁老鸡也。①

故事中的女子被老雄鸡所魅惑，一到夜晚便哀号不已，经王勣以铜镜照之，才将其降服。

又《太平广记·独孤遐叔》载：

(独孤)遐叔怅然悲惋，谓其妻死矣，速驾而归。前望其家，步步凄咽。比平明，至其所居，使苍头先入。家人并无恙，遐叔乃惊愕，疾走入门。青衣报娘子梦魇方寤。遐叔至寝，妻卧犹未兴。良久乃曰："向梦与姑妹之党，相与玩月，出金光门外，向一野寺，忽为凶暴者数十辈，胁与杂坐饮酒。"又说梦中聚会言语，与遐叔所见并同。又云："方饮次，忽见大砖飞坠，因遂惊魇殆绝。才寤而君至，岂幽愤之所感耶！"②

故事中，独孤遐叔的妻子梦魇，提到其"惊魇殆绝"，这说明梦魇就是一种昏迷不醒的状态。

以上这些邪魅故事表明了中古医家对邪魅类病候的一些看法：魅惑人们精神的鬼神一般是动物化成的精魅之类，而"梦与鬼交"为常见的症状③；梦魇表现为一种气绝不省人事的状态。这些认识可以和前述医家的认识相互印证。

五、妇孺类

这类病候的患病对象有其特殊之处。在中古医家的叙述中，妇孺是很特殊

① 《太平广记》卷230《王度》，中华书局，1961年，第1766页。

② 《太平广记》卷281《独孤遐叔》，中华书局，1961年，第2245页。

③ 关于古代医学对"梦与鬼交"的认识与诠释问题，参见陈秀芬《"梦与鬼交"：古代中医病理的几个诠释》("'Dreaming Sex with Demons': The Pathological Interpretations in Ancient Chinese Medicine," A Paper for 'Symposium on History of Diseases' Taipei: Institute of History and Philology, Academia Sinica, 2000.)一文的研究。

的群体:女性因与男性的体质有很大的不同,被视为“众阴所集,常与湿居”[①],又具有“月水”“胎产”等生理特点,所以更易受病,“嗜欲多于丈夫,感病则倍于男子”[②]“妇人之病,比之男子十倍难疗”[③];小儿则因其初生,“气势微弱”[④],体质较成人为弱,因此较为缺乏对疾病邪气的防卫能力。不仅如此,还有一些疾病为女性、小儿所独有。[⑤] 因此,中古医家对于妇孺这一易病而又难疗的特殊群体较为重视,将治疗妇孺的内容独立成章加以论述。[⑥] 具体就鬼神之病而言,尽管男女老幼皆可能罹患此病,但是妇孺群体因上述的特殊性,其症状、预后等情况较成年男性亦有所不同,因此我们统称其为“妇孺类”。根据上述特点,我们将这种疾病分成两类:一是与成年男子病症相似的一般鬼神之病;二是只侵害妇孺群体的特殊鬼神之病。

第一类疾病见于记载的,如孕期妇女所患的“妊娠中恶”[⑦]“妊娠飞尸入腹”[⑧]等病,这些病候的成因和表现与前述“中恶”“飞尸”并无二致,只是多发生于妇女妊娠血气虚弱之时,故而会对胎儿造成不良影响:“妊娠病之,亦致损胎也。”[⑨]又如,小儿亦可患“卒死”“中恶”“注”“尸注”等病,其病因与症状也与成人不殊,此皆因“小儿神气软弱,精爽微羸”[⑩]而“鬼气”乘虚而入所致。

除此之外,还有一些见于记载的疾病属于第二类疾病范畴,此类病候均有其特殊性:

1. 妊娠鬼胎。“夫人腑脏调和,则血气充实,风邪鬼魅,不能干之。若荣卫虚损,则精神衰弱,妖魅鬼精,得入于脏,状如怀娠,故曰鬼胎也。”[⑪]此病指妇女在身体、精神都很虚弱的情况下,被鬼神邪物乘虚侵入体内,使得腹部变大,如同怀孕一般。

2. “与鬼交通”及“梦与鬼交”。此二病原因相似,前者是“(妇人)脏腑虚,神

---

① 李景荣等:《备急千金要方校释》卷2《妇人方》,人民卫生出版社,1998年,第21页。
② 李景荣等:《备急千金要方校释》卷2《妇人方》,人民卫生出版社,1998年,第21页。
③ 李景荣等:《备急千金要方校释》卷2《妇人方》,人民卫生出版社,1998年,第21页。
④ 李景荣等:《备急千金要方校释》卷5上《少小婴孺方》,人民卫生出版社,1998年,第85页。
⑤ 诸如女子崩漏、小儿惊痫等等。
⑥ 《诸病源候论》《备急千金要方》《外台秘要》《医心方》皆如此。
⑦ 丁光迪:《诸病源候论校注》卷42《妊娠中恶候》,人民卫生出版社,1991年,第1207页。
⑧ 丁光迪:《诸病源候论校注》卷42《妊娠飞尸入腹》,人民卫生出版社,1991年,第1210页。
⑨ 丁光迪:《诸病源候论校注》卷42《妊娠中恶候》,人民卫生出版社,1991年,第1207页。
⑩ 丁光迪:《诸病源候论校注》卷46《小儿杂病诸候二·为鬼所持候》,人民卫生出版社,1991年,第1325页。
⑪ 丁光迪:《诸病源候论校注》卷42《妊娠鬼胎候》,人民卫生出版社,1991年,第1218页。

守弱，故鬼气得病之也”[①]。后者则是“由腑脏气弱，神守虚衰，故乘虚因梦与鬼交通也”[②]。二者都是由妇人脏腑与精神虚弱所导致。从具体症状来看，前者主要是“不欲见人，如有对忤，独言笑，或时悲泣是也”[③]，主要是个人行为及情绪异常，如同见鬼；后者则表现为妇女在睡梦中梦见“与鬼交通”，以致精神恍惚。[④] 二者的主要症状都表现为精神方面的异常。我们从笔记小说中亦能找到关于这类病的记载，如《太平广记·邓廉妻》载：

沧州弓高邓廉妻李氏女，嫁未周年而廉卒。李年十八守志，设灵几，每日三上食临哭，布衣蔬食六七年。忽夜梦一男子。容止甚都，欲求李氏为偶，李氏睡中不许之。自后每夜梦见，李氏竟不受，以为精魅，书符咒禁，终莫能绝。李氏叹曰：“吾誓不移节，而为此所扰，盖吾容貌未衰故也。”乃援刀截发，麻衣不濯，蓬鬓不理，垢面灰身。其鬼又谢李氏曰：“夫人竹柏之操，不可夺也。”自是不复梦见。郡守旌其门闾，至今尚有节妇里。[⑤]

故事中邓廉妻李氏夜梦一男鬼欲与之交通，李氏不从，用“书符咒禁”的办法驱除邪鬼，却不奏效。这正可与上述“梦与鬼交”的记载相照应。此外，男性也有患此病者，如《太平广记·崔子武》载：

齐崔子武幼时，宿于外祖扬州刺史赵郡李宪家。夜梦一女子，姿色甚丽，自谓云龙王女，愿与崔郎私好。子武悦之，牵其衣裾，微有裂绽。未晓告辞，结带而别。至明，往山祠中观之，傍有画女，容状即梦中见者，裂裾结带犹在。子武自是通梦，恍惚成疾。后逢医禁之，乃绝。[⑥]

这则故事说崔子武夜梦与女鬼交通而成病，通过咒禁的医疗方法才得以治愈。这是男性“梦与鬼交”之一例。此外，王焘《外台秘要》也有“若男女喜梦鬼

① 丁光迪：《诸病源候论校注》卷40《与鬼交通候》，人民卫生出版社，1991年，第1149页。
② 丁光迪：《诸病源候论校注》卷40《梦与鬼交候》，人民卫生出版社，1991年，第1150~1151页。
③ 丁光迪：《诸病源候论校注》卷40《与鬼交通候》，人民卫生出版社，1991年，第1149页。
④ 丁光迪：《诸病源候论校注》卷40《梦与鬼交候》，人民卫生出版社，1991年，第1150~1151页。
⑤ 《太平广记》卷271《邓廉妻》，中华书局，1961年，第2129页。
⑥ 《太平广记》卷327《崔子武》，中华书局，1961年，第2592页。

通,致恍惚者"[①]的记载,这些都说明男女均有患"梦与鬼交"的可能,然而,中古医书的记载却都把这一病候归入"妇人"分类,个中原因可能正如孙思邈所说,由于妇女"嗜欲多于丈夫"[②],故更易患此病[③]。

3. 中客忤。"小儿中客忤者,是小儿神气软弱,忽有非常之物,或未经识见之人触之,与鬼神气相忤而发病,谓之客忤也,亦名中客,又名中人。其状,吐下青黄白色,水谷解离,腹痛反倒夭矫,面色变易五色,其状似痫,但眼不上摇耳,其脉弦急数者是也。若失时不治,久则难治。若乳母饮酒过度,醉及房劳喘后乳者,最剧,能杀儿也。"[④]小儿中客,是由于新生儿的身体防御机制十分脆弱,因而与鬼神接触便为邪气所中。除鬼神以外,陌生人也能造成小儿客忤,乳母如果在酗酒、房劳之后给小儿哺乳,也会造成十分严重的客忤,甚至能够导致小儿夭死。造成这种情况的原因,主要是小儿体质的脆弱性,以致那些对成人来说影响不大的"客"气都能够对小儿造成严重的疾病。

4. 为鬼所持。"小儿神气软弱,精爽微羸,而神魂被鬼所持录。其状,不觉有余疾,直尔萎黄,多大啼唤,口气常臭是也。"[⑤]此病是由小儿精神魂魄等被鬼神所控制而引起,和客忤一样,本病的发作也是源于小儿脆弱的体质,使得其精神极易被鬼神所拘执。

5. 小儿魃病。"小儿所以有魃病者,妇人怀娠,有恶神导其腹中胎,妒嫉而制伏他小儿令病也。妊娠妇人,不必悉能制(致)魃,人时有此耳。魃之为疾,喜微微下,寒热有去来,毫毛发鬡鬙不悦,是其证也。"[⑥]此病起因,在于妇人怀孕之时,体内胎儿受到"恶神"作祟,导致小儿出生之后患病。所谓"魃",《千金方》认为是指"小鬼",这可能就是所谓"恶神",也就是说,孕妇所怀胎儿受到小鬼的"嫉妒",故招致它的报复而使小儿患病。另外,还有一种可能会让小儿得上魃病,"凡妇人先有小儿未能行,而母更有娠,使儿饮此乳,亦作魃也,令儿黄瘦骨立,发

① 高文铸:《外台秘要方校注》卷13《鬼神交通方》,华夏出版社,2009年,第246页。

② 李景荣等:《备急千金要方校释》卷2《妇人方》,人民卫生出版社,1998年,第21页。

③ 关于"梦与鬼交"的研究,可参看陈秀芬《"梦与鬼交":古代中医病理的几个诠释》("'Dreaming Sex with Demons':The Pathological Interpretations in Ancient Chinese Medicine," A Paper for 'Symposium on History of Diseases' Taipei:Institute of History and Philology, Academia Sinica,2000.)一文。

④ 丁光迪:《诸病源候论校注》卷46《小儿杂病诸候二·中客忤候》,人民卫生出版社,1991年,第1324~1325页。

⑤ 丁光迪:《诸病源候论校注》卷46《小儿杂病诸候二·为鬼所持候》,人民卫生出版社,1991年,第1325页。

⑥ 李景荣等:《备急千金要方校释》卷5上《少小婴孺方上》,人民卫生出版社,1998年,第100页。

落壮热，是其证也”[①]。妇人如果曾经怀孕而因种种原因并未诞下婴儿，那么当她再次怀孕并顺利生产后，在给新生婴儿哺乳时，会使饮乳的小儿患上魃病。与前述病情相似的是，这里所叙述的致病原因也是一种“嫉妒”，从行文上看，作祟者似乎为孕妇未诞下胎儿的鬼魂，这种“小鬼”出于嫉妒，与新生的“弟弟”争养，其作祟使得孕妇的乳汁变成致病的载体。

6. 无辜病。此病症状与“魃病”相似：“小儿面黄发直，时壮热，饮食不生肌肤，积经日月，遂致死者，谓之无辜。”[②]据记载，所谓“无辜”是一种鸟的名字，据《诸病源候论·无辜病候》载：“天上有鸟，名无辜，昼伏夜游。”[③]而之所以用鸟名来命名此病，正是因为这一疾病是由无辜鸟所致：“洗浣小儿衣席，露之经宿，此鸟即飞从上过。而取此衣与小儿著，并席于小儿卧，便令儿著此病。”[④]关于这种鸟及其所致疾病，《千金要方》中也有与之类似而又更为详细的记载：

> 《玄中记》云：天下有女鸟，名曰姑获，(《肘后》《子母秘录》作乌获)一名天帝女，一名隐飞鸟，一名夜行游女，又名钓星鬼，喜以阴雨夜过飞鸣，徘徊人村里，唤得来者是也。鸟纯雌无雄，不产，阴气毒化生，喜落毛羽于人中庭，置儿衣中，便令儿作痫，病必死，即化为其儿也。是以小儿生至十岁，衣被不可露，七八月尤忌。[⑤]

这里称此鸟为“姑获”，与“无辜”虽不同而音近，习性又相似，应是指同一种鸟而言。此鸟被时人视为“阴气毒化生”，且又被称为“钓星鬼”，同时还能使小儿病痫而死，因此，这种鸟并不是普通的飞禽，而是被视为鬼魅一般的存在，而且，这种鬼魅又是专门针对小儿来作祟的，这就更显示出其可怕之处。[⑥]

以上这些都是专门针对妇幼的鬼神之病。从医籍对这些病情的描述上看，其致病原因与前文提到的一般“鬼神之病”并无显著不同：或是源于“鬼神之气”对身体的侵扰，或是由于鬼物对人之精神的控制。不过，在疾病诱因方面，这类

---

① 李景荣等：《备急千金要方校释》卷5上《少小婴孺方上》，人民卫生出版社，1998年，第100页。
② 丁光迪：《诸病源候论校注》卷48《无辜病候》，人民卫生出版社，1991年，第1378页。
③ 丁光迪：《诸病源候论校注》卷48《无辜病候》，人民卫生出版社，1991年，第1378页。
④ 丁光迪：《诸病源候论校注》卷48《无辜病候》，人民卫生出版社，1991年，第1378页。
⑤ 李景荣等：《备急千金要方校释》卷5上《少小婴孺方上》，人民卫生出版社，1998年，第99页。
⑥ 关于“姑获”的传说及相关疾病、医疗的研究，参见[日]山田庆儿《夜鸣之鸟》，收入刘俊文主编《日本学者研究中国史论著选译10：科学技术卷》，中华书局，1993年，第231～269页。

疾病又存在着一些特殊性：妇孺在精神、气血等方面较其他人群为弱，所以更易为鬼神侵入或控制。同时，这类疾病往往又和胎产有关，孕妇在怀胎期间与胎儿一体，鬼神能够轻易突破体质虚弱的产妇身体防线而同时侵害胎儿。因此，这类鬼神之病的发生与妇孺的特殊体质密切相关。

综上所述，根据中古医籍的记载，与鬼神有着密切关系的疾病，主要集中在以上五大类疾患中。在对这些疾病病因的解释上，虽然医家也承认其中有鬼神直接作祟，但更多时候则是将鬼神的危害作用纳入到已有医学理论中去理解，这也许是中古医家试图对鬼神病因做出理性解释的一种尝试。不过，这种尝试又不可避免地受到中古时期宗教与文化观念的影响，从而带有一定的神秘主义色彩。

第三节　与“鬼神”相关的其他疾病

上一节对中古时期的鬼神之病做了较为详细的讨论，而在中古医籍的记述中，除了上述的疾病之外，还有一些疾病在病理解释上似乎也能和鬼神扯上关系，本节将对这些与鬼神有着千丝万缕关系的疾病进行一番梳理。

一、疫疠

这是一种具有传染性的疾病，其病因与气候异常变化紧密相关，“皆由一岁之内，节气不和，寒暑乖候，或有暴风疾雨，雾露不散，则民多疾疫”①。其症状表现与时气、温病、热病等病候相似。从上述病理阐释上来看，这种传染性疾病似乎与鬼神并无干系，然而，由于疫疠常会暴发流行，所以中古医家常用“鬼厉之气”来形容疫疠的传染性：“病无长少，率皆相似，如有鬼厉之气，故云疫疠病。”②这透露出在时人观念中，疫疠犹如鬼神般变化莫测而又令人恐惧。同时，在中古医家对疫疠病因的解释中，确实存在着一种“疫鬼说”：

> 汉建宁二年，太岁在酉，疫气流行，死者极众，即有书生丁季回从蜀青城山来，东过南阳，从西市门入，见患疫疠者颇多，遂于囊中出药，人各惠之一

---

① 丁光迪：《诸病源候论校注》卷10《疫疠病候》，人民卫生出版社，1991年，第334～335页。
② 丁光迪：《诸病源候论校注》卷10《疫疠病候》，人民卫生出版社，1991年，第335页。

> 丸。灵药沾唇，疾无不瘥。市中疫鬼数百千余，见书生施药，悉皆惊怖而走。乃有鬼王见书生，谓有道法，兼自施药，感众鬼等奔走若是，遂诣书生，欲求受其道法，书生曰：吾无道法，乃囊中之药。呈于鬼王，鬼王睹药，惊惶叩头，乞命而走。①

《千金方》中的这段记载表明，在中古医家的疫疠病因解释中，“疫鬼”说的确占有一席之地。这种说法认为，“鬼王”率领成百上千的“疫鬼”散播疫气，才导致了疫病的流行。这里的“鬼王”，可能即下引故事中的所谓“行病鬼王”：

> 唐李琚，成都人。大中九年四月十六日忽患疫疾，恍惚之际，见一人自称“行病鬼王”。骂琚云：“扺犯我多，未领汝去。”②

总之，在传说故事中，“行病鬼王”或“疫鬼”才是疾疫流行的始作俑者。由此可见，在时人的思想观念中，疫病流行与鬼神密切相关，而中古医学典籍也保留了“疫鬼”等说法。

二、霍乱

这是一种突发性疾病，所谓“霍乱”是指“挥霍之间，便致缭乱也”③，就是说在顷刻之间暴发极严重的症状，如心腹绞痛、吐泻交作不止等。霍乱主要是由于饮食、居处等方面失宜而造成体内阴阳混乱，“由人温凉不调，阴阳清浊二气，有相干乱之时”④。因此，这种疾病与饮食关系十分密切，而与鬼神似乎并没有什么关系。不过，《千金方》中的一则记载却提供了另外的可能：“原夫霍乱之为病也，皆因食饮，非关鬼神。”⑤这是出自医家之口，否认霍乱与鬼神有关的证据，而这又恰恰从反面说明，在非医家的普通民众看来，霍乱是由鬼神所引起。这一点可能与霍乱中出现的猝发性心腹绞痛等类似于中恶的症状有关。关于霍乱病因的“鬼神”说，从下面这些具有怪异色彩的故事中可见一斑。

---

① 李景荣等：《备急千金要方校释》卷9《伤寒上·辟温》，人民卫生出版社，1998年，第211页。
② 《太平广记》卷108《李琚》，中华书局，1961年，第734页。
③ 丁光迪：《诸病源候论校注》卷22《霍乱候》，人民卫生出版社，1991年，第649页。
④ 丁光迪：《诸病源候论校注》卷22《霍乱候》，人民卫生出版社，1991年，第648页。
⑤ 李景荣等：《备急千金要方校释》卷20《霍乱》，人民卫生出版社，1998年，第442页。

《太平广记·张文瓘》载:

张文瓘少时,曾有人相云:"当为相,然不得堂饭食吃。"及在此位,每升堂欲食,即腹胀痛霍乱,每日唯吃一碗浆水粥。后数年,因犯堂食一顿,其夜便卒。①

又《太平广记·郑延济》载:

宰相堂饭,常人多不敢食。郑延昌在相位,一日,本厅欲食次,其弟延济来,遂与之同食。延济手秉饧饦,餐及数口,碗自手中坠地。遂中风痹,一夕而卒。②

又《太平广记·李庆远》载:

中郎李庆远狡诈轻险。初事皇太子,颇得出入。暂时出外,即恃威权。宰相以下,咸谓之要人。宰执方食即来,诸人命坐,即遣一人门外急唤云:"殿下见召。"匆忙吐饭而去。诸司皆如此计,请谒嘱事。卖官鬻狱,所求必遂焉。东宫后稍稍疏之。仍潜入仗内,食侍官之饭。晚出外,腹痛大作。犹诈云:"太子赐瓜,咽之太多,以致斯疾。"须臾霍乱。吐出卫士所食粗米饭,及黄臭韭齑狼藉。凡是小人得宠,多为此状也。③

这些故事似乎在暗示:霍乱和某些具有神秘色彩的饮食活动有关,这些活动常常是个人运势的一种预兆。既然造成霍乱的原因被蒙上了几许神秘感,那么将霍乱症状与鬼神作祟相联系的想法也就不足为怪了。不过,中古医家在面对这样的观念时,仍然坚持着理性的选择:霍乱与鬼神无干。这正是医家与一般民众在疾病认识上的不同之处。

---

① 《太平广记》卷147《张文瓘》,中华书局,1961年,第1060页。
② 《太平广记》卷157《郑延济》,中华书局,1961年,第1131页。
③ 《太平广记》卷238《李庆远》,中华书局,1961年,第1833~1834页。

三、疟疾

疟疾是一种以寒热交作为主要症状的严重疾病，“寒慄相薄，故名疟”①。这种疾病被认为与风有关：“夫疟者皆生于风”②“风之与疟也，相与同类”③。这种由风引起的疾病在医家的论述中并不见鬼神的踪影，然而，这并不意味着中古医者完全否认鬼神在疟疾成因中的作用，下述几则记载就透露出一些疟疾与鬼神相关的信息：

> 治疟符，凡用二符：
>
> 疟小儿父字石拔，母字石锤，某甲（著患人姓名）患疟，人窃读之曰：一切天地山水城隍，日月五星皆敬灶君，今有一疟鬼小儿骂灶君作黑面奴，若当不信，看文书急急如律令。④

这是一道记载于《千金方》中的“治疟符”，它表明中古医家在一定程度上承认了“疟鬼”的存在，而且，这种传播疟疾的鬼神还是“小儿鬼”。实际上，这种“疟鬼”信仰在中古社会中又是普遍存在的⑤，如《太平广记·李昕》载：

> 唐李昕者，善持千手千眼咒，有人患疟鬼，昕乃咒之。其鬼见形谓人曰：“我本欲大困辱君，为惧李十四郎，不敢复往。”十四郎即昕也。昕家在东郡，客游河南，其妹染疾死。数日苏，说云：“初被数人领入坟墓间，复有数十人，欲相凌辱。其中一人忽云：‘此李十四郎妹也，汝辈欲何之？今李十四郎已还，不久至舍。彼善人也，如闻吾等取其妹，必以神咒相困辱，不如早送还之。’”乃相与送女至舍。女活后，昕亦到舍也。⑥

又《太平广记·薛义》载：

---

① 丁光迪：《诸病源候论校注》卷11《疟病候》，人民卫生出版社，1991年，第340页。

② 李景荣等：《备急千金要方校释》卷10《温疟》，人民卫生出版社，1998年，第241页。

③ 丁光迪：《诸病源候论校注》卷11《疟病候》，人民卫生出版社，1991年，第340页。

④ 李景荣等：《备急千金要方校释》卷10《温疟》，人民卫生出版社，1998年，第247页。

⑤ 关于中古时期“疟鬼”信仰与疟疾的关系，参见范家伟《疾病观念与中古时期社会生活》一文的相关研究（《六朝隋唐医学之传承与整合》，香港中文大学出版社，2004年，第155～164页）。

⑥ 《太平广记》卷112《李昕》，中华书局，1961年，第777页。

秘省校书河东薛义,其妹夫崔秘者,为桐庐尉。义与叔母韦氏为客,在秘家。久之,遇痁疾,数月绵辍,几死。韦氏深忧,夜梦神人白衣冠袷单衣。韦氏因合掌致敬,求理义病。神人曰:"此久不治,便成勃疟,则不可治矣。"因以二符兼咒授韦氏,咒曰:"'勃疟勃疟,四山之神,使我来缚,六丁使者,五道将军,收汝精气,摄汝神魂。速去速去,免逢此人,急急如律令。'但疾发,即诵之,及持符,其疾便愈。"是时韦氏少女,年七岁,亦患痁疾。旁见一物,状如黑犬而毦毛。神云:"此正病汝者,可急擒杀之,汝疾必愈。不尔,汝家二小婢,亦当患疟。"韦氏梦中杀犬。及觉,传咒于义,义至心持之,疾遂愈。韦氏女子亦愈。皆如其言也。[①]

又《太平广记·邵公》载:

邵公者,患疟,经年不差。后独在墅居,疟作之际,见有数小儿,持公手足。公因阳暝,忽起,捉得一小儿,化成黄鹢,其余皆走。仍缚以还家,悬于窗,将杀食之。及曙,失鹢所在,而疟遂愈。于时有患疟者,但呼邵公即差。[②]

又《太平广记·吴士季》载:

嘉兴令吴士季者,曾患疟。乘船经武昌庙过,遂遣人辞谢,乞断疟鬼焉。既而去庙二十余里,寝际,忽梦塘上有一骑追之,意甚疾速,见士季乃下。与一吏共入船后,缚一小儿将去,既而疟疾遂愈。[③]

从这些故事中,我们看到了时人眼中"疟鬼"的小儿鬼形象,以及以符咒禁"疟鬼"为害的做法。这表明中古"疟鬼"信仰十分盛行,而且,在医家的记载中我们也多少看到了这种信仰的影响。不过,"疟鬼说"对医家乃至医学理论的影响较为有限,医家仍然在当时医学的框架内去理解与解释疟疾的病情,而仅仅在

① 《太平广记》卷278《薛义》,中华书局,1961年,第2210页。
② 《太平广记》卷318《邵公》,中华书局,1961年,第2518页。
③ 《太平广记》卷318《吴士季》,中华书局,1961年,第2519页。

日益式微的咒禁疗法中为这种说法保留了一点空间。

四、蛊毒

此病是一种中毒性的疾病。“蛊”是指一种人为蓄养的毒虫,《诸病源候论·蛊毒》记载其蓄养之法:“人有故造作之,多取虫蛇之类,以器皿盛贮,任其自相啖食,唯有一物独在者,即谓之为蛊。”[①]将蛊投入饮食之中,能使人中毒:“便能变惑,随逐酒食,为人患祸。”[②]又其病势危急,常能致死:“凡中蛊毒,令人心腹绞切痛,如有物啮,或吐下血皆如烂肉。若不即治,蚀人五脏尽乃死矣。”[③]“凡中蛊病,多趋于死。以其毒害势甚,故云蛊毒。”[④]因此,这种中毒性疾病的根源是人为蓄养毒虫并投毒,与鬼神也似乎无涉。然而,尚有一类特殊的蛊,与此不同,谓之“飞蛊”:“又有飞蛊,去来无由,渐状如鬼气者,得之卒重。”[⑤]这种飞蛊很诡异,患者突然间中蛊,症状危重。“渐状如鬼气者”,是说中蛊时患者突然发作,如同中了“鬼气”一样,以“中恶”之类的鬼神之病来比拟“飞蛊”,充分说明“飞蛊”的难以理解与可怕。对此,唐人的笔记小说中有进一步的描述,《太平广记·飞蛊》载:

> 江岭之间有飞蛊,其来也有声,不见形,如鸟鸣啾啾唧唧然。中人即为痢,便血,医药多不差。旬日间必不救。[⑥]

“飞蛊”不仅来去无形,而且有声,中飞蛊之人下痢便血,难以救治。从这些描写来看,中古观念中的“飞蛊”近似于鬼神,以致医家都使用“如鬼气”来形容之,它与我们前述“尸病”中的“飞尸”很相似。另外,“猫鬼”也属于较特殊的蛊:“猫鬼者,云是老狸野物之精,变为鬼蜮,而依附于人。人畜事之,犹如事蛊,以毒害人。其病状,心腹刺痛。食人脏腑,吐血利血而死。”[⑦]可见,所谓“猫鬼”是指狐狸之类老而成精,而人对其加以蓄养。所以,“猫鬼”实际上也属于“鬼神”,其

---

① 丁光迪:《诸病源候论校注》卷25《蛊毒候》,人民卫生出版社,1991年,第716~717页。
② 丁光迪:《诸病源候论校注》卷25《蛊毒候》,人民卫生出版社,1991年,第717页。
③ 李景荣:《备急千金要方校释》卷24《蛊毒》,人民卫生出版社,1998年,第523页。
④ 丁光迪:《诸病源候论校注》卷25《蛊毒候》,人民卫生出版社,1991年,第717页。
⑤ 丁光迪:《诸病源候论校注》卷25《蛊毒候》,人民卫生出版社,1991年,第717页。
⑥ 《太平广记》卷220《飞蛊》,中华书局,1961年,第1685页。
⑦ 丁光迪:《诸病源候论校注》卷25《猫鬼候》,人民卫生出版社,1991年,第724页。

区别只在于它是依附于人的,要受到蓄养之人的指挥与控制。

由此可见,蛊毒的某些病因也属于鬼神之类,不过,就当时的医家看来,要治愈这类疾病,比起作祟的"蛊""猫鬼"之流,更重要的是要找到蛊物背后蓄养蛊物之人,即所谓的"蛊主":

> 凡人中蛊,有人行蛊毒以病人者。若服药知蛊主姓名,当使呼唤将去。若欲知蛊主姓名者,以败鼓皮烧作末,以饮服方寸匕,须臾自呼蛊主姓名,可语令去则愈。①

也就是说,如果通过医药手段能得知"蛊主"的姓名,然后以蛊主的名义呼唤毒物回去,则蛊毒可解。这说明中古医家在对中蛊的治疗中十分重视寻找"蛊主"。又《太平广记·孟简》载:

> 故刑部李尚书逊为浙东观察使,性仁恤,抚育百姓,抑挫冠冕。有前诸暨县尉包君者,秩满,居于县界,与一土豪百姓来往。其家甚富,每有新味及果实,必送包君。忽妻心腹病,暴至困惙。有人视者,皆曰:"此状中蛊。"及问所从何来,乃因土豪献果,妻偶食之,遂得兹病。此家养蛊,前后杀人已多矣。包君曰:"为之奈何?"曰:"养此毒者,皆能解之。今少府速将夫人诣彼求乞。不然,即无计矣。"②

李逊之妻心腹痛,医家诊断为"中蛊",并认为欲治此病必须找到养毒之人,"养此毒者,皆能解之"。这则故事正为上引《千金方》的说法提供了一个例证。这些事例表明,尽管蛊毒病在中古时期带有类似于鬼神的神秘色彩,但是,医家仍然主张"蛊主"才是关键,对蛊毒病情做出理性判断。

五、虚劳骨蒸

此病是虚劳病的一种,是对各类蒸病候的统称。所谓"蒸"是指一种内在的

---

① 李景荣等:《备急千金要方校释》卷24《蛊毒》,人民卫生出版社,1998年,第523页。
② 《太平广记》卷172《孟简》,中华书局,1961年,第1263~1264页。

热毒之气："夫蒸者，是附骨热毒之气，皆是死之端渐。"[①]这是一种内热疾病，其发作与伤寒热病及饮食、居处习惯有关："凡诸蒸患，多因热病愈后，食牛羊肉及肥腻，或酒或房，触犯而成此疾。"[②]患者在热病刚刚痊愈不久、体内热毒尚未散尽而身体正虚弱之时，食用肥腻食物和饮酒、行房，就会加剧其体内热毒的作用，使体内热盛而引起骨蒸。蒸病症候很多，而根据其症候的不同特点，此病又有若干别名，如因患此病必羸瘦，故又名"瘦病"："先内传毒气，周遍五脏，渐就羸瘦，以至于死"[③]；又因此病在患者死后会注易他人，因此又名"传尸""转注"："死讫复易家亲一人，故曰传尸，亦名转注"[④]；患者初得此病时，半躺半起，因此称为"殗殜"："以其初得半卧半起，号为殗殜"[⑤]；有咳喘症状，故名"肺痿"："气急咳者，名曰肺痿"[⑥]；热毒深入骨髓，故名"骨蒸"："骨髓中热，称为骨蒸"[⑦]；因邪气会向内传入五脏，又被称为"伏连"："内传五脏，名之伏连"[⑧]。由此可见，骨蒸病是一种具有传染性的疾病，这从其被称为"传尸"和"转注"这一点上即可看出。而也正是由于这种传染性，使得蒸病与"注病"常常被混为一谈："传尸病，亦名痃疰、遁注、骨蒸、伏连、殗殜，此病多因临尸哭泣，尸气入腹，连绵或五年、三年，有能食不作肌肤，或三日、五日，若微劳即发，大都头额颈骨间，寻常微热翕翕然，死复家中更染一人，如此乃至灭门。"[⑨]可见，传尸（骨蒸）在中古医籍的叙述中，与尸注等注病属于同一类疾病。这也是唐代的《千金方》《外台秘要》等著作都将尸病、注病和骨蒸传尸放在同一门类中记载的原因。[⑩] 也就是说，传尸骨蒸也有被医家当作鬼神之病处理的可能，这一点我们从相关的故事中也能有所了解，如《太平广记·徐明府》载：

金乡徐明府者，隐而有道术，人莫能测。河南刘崇远，崇龟从弟也，有妹

---

① 高文铸：《外台秘要方校注》卷13《虚劳骨蒸方》，华夏出版社，1993年，第230页。
② 高文铸：《外台秘要方校注》卷13《虚劳骨蒸方》，华夏出版社，1993年，第230页。
③ 高文铸：《外台秘要方校注》卷13《传尸方》，华夏出版社，1993年，第236页。
④ 高文铸：《外台秘要方校注》卷13《传尸方》，华夏出版社，1993年，第236页。
⑤ 高文铸：《外台秘要方校注》卷13《传尸方》，华夏出版社，1993年，第236页。
⑥ 高文铸：《外台秘要方校注》卷13《传尸方》，华夏出版社，1993年，第236页。
⑦ 高文铸：《外台秘要方校注》卷13《传尸方》，华夏出版社，1993年，第236页。
⑧ 高文铸：《外台秘要方校注》卷13《传尸方》，华夏出版社，1993年，第236页。
⑨ 高文铸：《外台秘要方校注》卷13《传尸方》，华夏出版社，1993年，第237页。
⑩ 具体参见李景荣等《备急千金要方校释》卷17《肺脏门》及高文铸《外台秘要方校注》卷13《骨蒸传尸鬼疰鬼魅二十六门》。

为尼,居楚州。常有一客尼寓宿,忽病劳,瘦甚且死。其姊省之,众共见病者身中有气如飞虫,入其姊衣中,遂不见。病者死,姊亦病。俄而刘氏举院皆病,病者辄死。刘氏既函崇远求于明府。徐曰:"尔有别业在金陵,可致金陵绢一匹,吾为尔疗之。"如言送绢讫。翌日,刘氏梦一道士执筒而至,以筒遍抚其身,身中白气腾上如炊。既寤,遂轻爽能食,异于常日。顷之,徐封绢而至,曰:"置绢席下,寝其上即差矣。"如其言遂愈。已而视其绢,乃画一持筒道士,如所梦者。①

故事中,客尼"忽病劳,瘦甚且死",可见她得的是传尸瘦病,这种病能够染易他人,而这种注易在故事中更加具象化,被描述成"有气如飞虫",此气着人则病,得病即死。

又《太平广记·李训妾》载:

唐左仆射韦安石女,适太府主簿李训。训未婚以前,有一妾,成亲之后,遂嫁之,已易两主。女患传尸瘦病,恐妾厌祷之。安石令河南令秦守一捉来,榜掠楚苦,竟以自诬,前后决三百以上,投井死。不出三日,其女遂亡,时人咸以为冤魂之所致也。安石坐贬蒲州,太极元年八月卒。②

韦安石之女嫁与李训为妻,婚后,韦氏患"传尸瘦病",她便怀疑是有人以厌魅巫术使她得病。把传尸视为与厌咒有关,说明了此病在时人观念中也具有鬼神之病的属性。

以上关于传尸的描写明显和尸注、鬼注等鬼神之病相似,这表明传尸之疾与鬼神之病有密切关系。虽然传尸病一定程度上可以被视作鬼神之病,不过在病候的分类上,此病在唐代以后作为虚劳的一种,被归属到与肺脏有关的疾病中,并且将鬼神之病中的尸注、鬼注等也纳入到此类疾病门下。③ 因此,虽然中古医家在论述这类疾病时也部分采用了当时盛行的鬼神之说,但总体来看,中古医家还是以理性的疾病分类来统系此类疾病的。

---

① 《太平广记》卷85《徐明府》,中华书局,1961年,第552~553页。
② 《太平广记》卷129《李训妾》,中华书局,1961年,第917页。
③ 见李景荣等《备急千金要方校释》卷17《肺脏门》。

综观中古医家对上述疾病的论述,其主要病因基本上与鬼神因素无涉,然而其病情又或多或少地与鬼神有关联。从与这些疾病有关的笔记小说中,我们看到了鬼神因素对于时人观念的影响:在中古民众看来,一种大范围流行并具有传染性的、危重且发病猝急的疾病很可能与鬼神有关,甚至就是由鬼神所引起的。不可否认,中古民众的这种鬼神观念,对医家的认识是有影响的,所以,在中古时期医家关于鬼神病因论的各种论述中,既有与"气论"相杂糅的鬼神,又有被理解为热毒之气的鬼以及在人们头脑中"真实存在"的鬼神等等。当然,这也是受到了先秦以来病因观变迁的影响所致。[①] 然而,如果我们从另外的角度综合考虑这些疾病就会发现,尽管鬼神因素在中古疾病观中占有较为重要的地位,不过,中古医家并没有任由鬼神的影响在医学理论中肆无忌惮地发展下去:一方面,属于鬼神之病的疾病规模变小了,长期以来被认为与鬼神有关的某些疾病,如疟疾、疫病等,其病因逐渐被纳入到理性的解释范畴中,而真正的"鬼神之病"被固定在有限的某几种猝发性严重疾病之上;另一方面,对既有的鬼神病因,中古医家也试图将其纳入到已有的医学理论中去,将其解释为"气""毒"等,而这显然是对此前医家思考鬼神病因的成果加以继承与发挥的结果。正如李建民先生所言,鬼神病因论在先秦至两汉的发展中形成的若干理论在此后相互并存,"形成不同层次的光谱甚至延续至今"[②]。

以上我们讨论了中古时期的鬼神之病,以及医家和非医群体对其认识的情况。在下一章中,我们将讨论中古医家对鬼神之病的治疗问题,试图从治疗的角度,继续探讨医家对鬼神之病的理解及其意义。

---

① 见李建民《先秦两汉病因观及其变迁——以新出土文物为中心》的讨论,《旅行者的史学——中国医学史的旅行》,允晨文化,2009年,第134~173页。

② 李建民:《先秦两汉病因观及其变迁——以新出土文物为中心》,《旅行者的史学——中国医学史的旅行》,允晨文化,2009年,第172页。

第四章　除邪辟恶:中古医家对“鬼神之病”的防治

上一章主要讨论了中古医籍所见的所谓“鬼神之病”,使我们对鬼神在中古疾病观念中的地位与作用有了一定的认识。医疗活动的最终目的就是在发现和了解疾病的基础上,治愈疾病,消除疾病带给人的痛苦,以保证身体健康和生命延续。因此,中古医家对鬼神之病的认识也不例外,最终都要落实到怎样治疗这种疾病上。对疾病采取怎样的治疗措施和方法,是由对这一疾病病因与症候的认识决定的,所以,当我们把研究目光转移到鬼神之病的治疗问题上时,中古医家对鬼神之病的理解与认识就成为进一步研讨的中心内容。

翻阅中古时期的医学典籍,对包括鬼神之病在内的各类疾病的治疗方法虽然五花八门,但究其实质基本上可以概括为三类:第一,以各类药物为主的方剂疗法;第二,包括针灸、导引、急救等措施在内的外部疗法;第三,依靠持(念)咒、祝祷等手段治病的咒禁疗法。以下的讨论,将围绕中古医家对鬼神之病的治疗问题,按照上述疗法分类展开,以便从治疗实践中去把握鬼神之病在中古医疗史中的地位。

第一节　治鬼驱邪之药——以《大观本草》所载药物为中心

在前文所归纳的三种治疗鬼神之病的疗法当中,方剂无疑是最主要的治疗方法,而各类药物又是方剂的核心,因此,我们首要考虑的问题是,中古时期究竟有哪些药物能够治疗鬼神之病。[1]

关于治疗鬼神之病的药物问题，李建民先生在《祟病与“场所”》一文的附录中，将《神农本草经》中所记载的58味药物以表格的形式一一列出，甚为明晰，不过，就整个中古时期而言，《本草经》所载的相关药物并不能囊括治疗鬼神之病的全部药物，因此，我们首先需要在前人研究的基础上，综合中古时期的几部主要本草典籍——《神农本草经》《名医别录》《本草经集注》《唐本草》《本草拾遗》《证类本草》等[2]，以及主要医方——《千金要方》《千金翼方》等所记载的药物，制成一张总表（见附表：中古医籍所载治疗鬼神之病药物总表）。表中总计列出与治疗鬼神之病相关的药物226味，与《神农本草经》中所载的58味药物相比较[3]，数量上有了大幅度的提高，这种变化既是中古时期本草学大发展所致，同时也说明这一时期医者对鬼神之病的认识在不断深化。

从这张总表中的信息来看，有一些内容需要我们做进一步讨论。

一、关于以“鬼”命名的药物

在表中众多治疗鬼神之病的药物中，有四种是以“鬼”来命名的。

1. 鬼督邮。这是一种主治鬼注、中恶等疾病的药材，根据《证类本草》的解释，其得名原因是“专主鬼病，犹司鬼之督邮也”[4]。由此可见，此药得名是因为长期被作为专门治疗鬼神之病的药物来使用。另外，表中的徐长卿、赤箭也都有“鬼督邮”的别名，因为这两种药物也有治疗鬼神之病的奇效，但实际上，它们并不是同一种药，在形态上就有区别：“（鬼督邮）苗惟一茎，叶生茎端若伞状，根如牛膝而细黑。所在有之，有必丛生。今人以徐长卿代之，非也”[5]；功能应用上也有不同：“徐长卿、赤箭之类，亦一名为鬼督邮，但主治不同，宜审用也。”[6]“鬼督邮”长期作为一种名称来称呼那些被用作祛除邪祟的药物，陶弘景就曾有“鬼督

① 本节的“鬼神之病”，主要依据上一节讨论的几种疾病来确定，主要包括中恶诸病候、尸病、鬼注等。

② 以上本草书籍除《证类本草》外都已失传，我们看到的辑本多是从宋代《证类本草》系统中辑出的，故而我们这里讨论的主要依据就是《证类本草》的传本之一——《大观本草》。

③ 见李建民《祟病与“场所”》一文后附列表，《旅行者的史学——中国医学史的旅行》，允晨文化，2009年，第246～248页。

④ 刘衡如、刘山永：《本草纲目（新校注本）》卷13《草部・鬼督邮》，华夏出版社，2002年，第571页。

⑤ 尚志钧：《新修本草（辑复本第二版）》卷7《草部上品之下・鬼督邮》，安徽科学技术出版社，2005年，第114页。

⑥ ［宋］唐慎微：《证类本草》卷7《鬼督邮》，华夏出版社，1993年，第209～210页。

邮之名甚多"[1]的慨叹,只是到了《唐本草》以后,"鬼督邮"才逐渐定型,作为一种药材的专有名称了。

2. 鬼臼。此药主治鬼注、尸注等疾病,并能驱邪避恶。此药又名九臼,因其"年生一茎,茎枯则根为一臼"[2],形态上"九臼相连"[3]而得名,而在这一药名之前冠以"鬼",也说明它在治疗鬼神之病方面具有特殊疗效。

3. 鬼箭(或"鬼箭羽")。这是卫矛的别名,又名神箭,能除鬼魅、杀鬼毒是其得名原因,"人家多燔之遣祟"[4],也就是说,此药能除鬼,犹如射杀邪鬼的神箭。

4. 鬼齿。此药主治中恶病候及与其有关的心痛症,又名"鬼针",它是"腐竹根先入地者"[5],因此,齿、针都是描述其形态的名称,而在前面冠以"鬼"字,是它"贼恶"的性质与主治鬼神之病的功效使然。

以上四种药物,除鬼齿外[6],均始见于《本草经》,可见早在中古时期以前,这些药材就被用于治疗鬼神之病了,因此,这些药材的名称都以"鬼"字开头,使其主治功效一目了然。

二、关于有毒药物

表中所列的226味药物,标明毒性的药物共计204味。根据其毒性程度,可将之区分为"微毒""小毒""有毒""大毒"等四类。毒性属于"微毒"的药物包括:乳香(112)、桃毛(210)、桃实(215);属于"小毒"的药物包括:粮罂中水(028)、芍药(055)、桔梗(080)、蓖麻子(091)、吴茱萸(117)、皂荚(134)、雷丸(136)、无患子皮(137)、芫花(142)、牛黄(152)、鹰屎白(184)、蛤蚧(197)、苦耽(223);属于"有毒"的药物包括:雄黄(004)、石硫磺(006)、雌黄(007)、银屑(009)、石下长卿(047)、鸢尾(079)、常山(083)、蜀漆(084)、荛花(086)、商陆(090)、鬼臼(093)、女青(094)、续随子(095)、独行根(097)、石长生(098)、赤车使者(099)、蜀椒(133)、黄环(138)、狐阴茎(174)、獭肝(175)、六畜毛蹄甲

① [宋]唐慎微:《证类本草》卷7《徐长卿》,华夏出版社,1993年,第208页。

② 尚志钧:《新修本草(辑复本第二版)》卷11《草部下品之下·鬼臼》,安徽科学技术出版社,2005年,第167页。

③ 尚志钧:《新修本草(辑复本第二版)》卷11《草部下品之下·鬼臼》,安徽科学技术出版社,2005年,第167页。

④ [宋]唐慎微:《证类本草》卷13《卫矛》,华夏出版社,1993年,第393页。

⑤ [宋]唐慎微:《证类本草》卷13《鬼齿》,华夏出版社,1993年,第398页。

⑥ "鬼齿"不见于本经的原因在于"为其贼恶,故隐其名",见[宋]唐慎微《证类本草》卷13《鬼齿》,华夏出版社,1993年,第398页。

(180)、燕屎(183)、露蜂房(189)、鳗鲡鱼(191)、鼍甲(192)、虾蟆(194)、葛上亭长(196)、蜈蚣(198)、斑蝥(199)、贝子(200)、鲮鲤甲(202)、芫青(203)、地胆(204)、酒(217)、葫(大蒜)(225);属于"大毒"的药物包括:附子(077)、乌头(078)、钩吻(082)、羊踯躅(087)、狼毒(092)、巴豆(132)等,共计57种,约占已知毒性药物总数的28%。这些药物遍属玉石、草、木、兽、禽、虫鱼等部类,涵盖范围很广。本草典籍中记载的这些用来治疗鬼神之病的"毒药",表明了中古医家对鬼神病因的一种认识。首先,如前所述,中古医家对鬼神之病的认识之一是"鬼毒"论,把鬼神对人体的侵害也视为一种毒的作用,而根据药性原则,治疗中毒要用同样具有毒性的药物来"以毒攻毒"。既然鬼神也是一种毒,那么它与蛊毒等同为中毒的症状在治疗上也应该具有相似性,所以,能够解除蛊毒的各类"毒药"往往也适用于鬼神之病的治疗。因此,《神农本草经》在阐述各类疾病的用药原则时说"鬼疰、蛊毒以毒药"①。表中所载治疗鬼神之病的药物中,同样适用于蛊毒治疗的有55味之多②,其中既包括一些毒性较强的药物,也有一些无毒但可以解毒的药物。其次,在中古时期的鬼神信仰中,鬼神常常是无形的,不过,当鬼物要作祟或与人相见时,则会现形,在这种情况下鬼神则是有形的。古人认为剧毒药物对一切有形之物都有作用,因此,当鬼神在一定条件下由无形而变为有形的时候,毒药同样能够起作用,不仅能杀人,也能杀鬼。以下几则故事便反映了古人的上述观念,《太平广记·刘他》载:

刘他在下口居,忽有一鬼,来住刘家。初因暗,仿佛见形如人,著白布袴。自尔后,数日一来,不复隐形,便不去。喜偷食,不以为患,然且难之。初不敢呵骂。吉翼子者,强梁不信鬼,至刘家。谓主人:"卿家鬼何在?唤来,今为卿骂之。"即闻屋梁作声。时大有客,共仰视欣,便纷纭掷一物下,正著翼子面。视之,乃主人家妇女亵衣,恶犹著焉。众共大笑为乐,吉大惭,洗面而去。有人语刘,此鬼偷食乃食尽,必有形之物,可以毒药中之。刘即于他家煮冶葛,取二升汁,密赍还。向夜,令作糜,著于几上,以盆复之。后闻

① [宋]唐慎微:《证类本草》卷1《序例上》,华夏出版社,1993年,第9页。

② 包括徐长卿、天麻、升麻、蘼芜、木香、草犀、独行根、紫菀、郁金香、钩吻、芫花、荛花、鸢尾、桔梗、鬼臼、白兔藿、常山、赤车使者、胡荽根、大蒜、百合(根)、桃白皮、榧子、巴豆、苏合香、雷丸、蜀椒、猪苓、鬼箭(羽)、琥珀、半天河、釜(脐)墨、伏龙肝、古镜、金牙石、雄黄、霹雳砧、斑蝥、芫青、露蜂房、龙齿、鲛鱼皮、鸡头、白鸭血、(胡)燕屎、豚卵、羖羊角、犀角、鹿角、灵猫阴、麝香、猫头骨、獭肝、六畜毛·蹄甲、头垢等。

鬼外来,发瓫取糜。既吃,掷破瓯出去。须臾,闻在屋头吐,嗔怒非常,仗棒打窗户。刘先以防备,与斗,亦不敢入户,至四更中,然后遂绝。①

故事中的鬼为了偷吃美食而现形,刘他将毒药野葛(冶葛)制成糜,鬼食后中毒呕吐,从此再也不敢作祟。这里"此鬼偷食乃食尽,必有形之物,可以毒药中之"一句,充分表明了时人毒药可治有形之鬼的观念。

又《太平广记·刘遁》载:

安帝义熙中,刘遁母忧在家。常有一鬼,来住遁家。搬徙床几,倾覆器物,歌哭骂詈。好道人之阴私,仆役不敢为罪。遁令弟守屋,遁见绳系弟头,悬著屋梁,狼狈下之,因失魂,逾月乃差。遁每爨欲熟,辄失之。遁密市野葛,煮作糜,鬼复窃之,于屋北乃闻吐声,从此寂灭。故世传刘遁药鬼。遁后为刘毅参军,为宋高祖所杀。②

本则故事中的治鬼方法与上则如出一辙,也是主人公用野葛制成毒糜,故意叫鬼偷食而中毒,以此来杀鬼。由此可见,毒药可杀鬼的观念在中古时期较为盛行。正是在这样的观念影响之下,中古医家在以药物治疗鬼神之病时,才会选择如此之多的"毒药"。

三、香药

在表中所列的药物中,还有大量所谓"香药",由于这些香药具有芳香气味,因此常被用作香薰料。这类药物在名称中往往带有"香"字,计有:木香(034)、兜木香(039)、蘼芜(043)、兰草(045)、藁本(059)、兜纳香(061)、耕香(062)、阿魏(066)③、姜黄(067)、零陵香(薰草)(069)、缩沙蜜(070)、蓬莪茂(071)、艾纳香(073)、甘松香(074)、茅香花及白茅香(075)、迷迭香(076)、瓶香(088)、藒车香(089)、丁香(106)、沉香(107)、薰陆香(108)、藿香(109)、詹糖香(110)、檀香(111)、乳香(112)、苏合香(113)、降真香(114)、蜜香(115)、乌药(122)、安息香

① 《太平广记》卷319《刘他》,中华书局,1961年,第2530~2531页。

② 《太平广记》卷322《刘遁》,中华书局,1961年,第2555页。

③ 阿魏的气味与其他香药不同,是一种极臭的气味,但因其可以遏止其他臭气,功效与香药相同,所以也归入香药中。见[宋]唐慎微:《证类本草》卷9《阿魏》,华夏出版社,1993年,第253页。

(123)、郁金香(124)、必栗香(126)、麝香(151)、山姜(206)等34种。它们的共同特点就是具有浓淡程度不同的香味,并且多属于无毒药物。[①] 古人为了利用这些药物的香气,或者将其燔烧,或是用其沐浴,或是将其制成香袋佩戴在身上。对古人而言,芳香之气能够驱散臭败秽恶之气。同时,芳香之气又具有辛散上达的特性,因此,它既能够驱除秽恶的鬼邪之气,又能够打通壅闭的气息通道,解决气绝问题。另外,古人认为天神喜爱芳香之气,所以,在宗教仪式中,经常要烧香降神或向神祈愿,如下两则故事便证明了这一点:其一,"有巫曰权师,善死卜。……或人请命,则焚香呼请神"[②];其二,"(佛图)澄坐绳床,烧安息香,咒愿数百言"[③]。同时,神仙降下时也身带香气,如"当神女之来,咸闻香薰之气、言语之声"[④]。天神是恶鬼的克星,因此,香药便具有宗教的神圣色彩。这些都使得具有芳香之气的香药成为人们心目中驱鬼辟恶、治疗鬼神之病的特效药物。也正因为如此,在中古时期,人们有佩戴香囊以辟恶的习惯,如《太平广记·同昌公主》载:"公主乘七宝步辇,四角缀五色锦香囊,囊中贮辟邪香、瑞麟香、金凤香,此皆异国献者。"[⑤]公主香囊中放置"辟邪香",从其名称中便可见驱鬼辟恶的功效。又如《太平广记·韦浦》载:"二娘巫者也,……曰:……此客鬼为祟,……又曰:若以兰汤浴之,此患可除。"[⑥]这也是用兰草煎汤洗浴以治疗"客鬼为祟"的实例。

另外,前引《同昌公主》条中所示"此皆异国献者"又透露了一条重要信息,即中古时期香药的主要来源是异国海外,根据学者有关研究和本草典籍的记载,上述香药中很大一部分[⑦]或是直接来自异国,或是以海外出产的品质为佳,总之,这些香药都是名副其实的"进口货"。中古时期对异国香料的大量使用,与时人对香药需求量的增长是分不开的,而这其中极有可能就包含了人们对治鬼驱邪"香药"的需求。

四、辟邪之物

在表中所列药物中,还有一部分是属于中古文化中所认为的能使鬼神畏惧

---

① 其中只有"乳香"属于"微毒"的药物。

② 《太平广记》卷79《权师》,中华书局,1961年,第505页。

③ 《太平广记》卷88《佛图澄》,中华书局,1961年,第574页。

④ 《太平广记》卷61《成公智琼》,中华书局,1961年,第380页。

⑤ 《太平广记》卷237《同昌公主》,中华书局,1961年,第1826页。

⑥ 《太平广记》卷341《韦浦》,中华书局,1961年,第2704～2705页。

⑦ 这些香药包括迷迭香、木香、郁金香、艾纳香、兜纳香、沉香、檀香、降真香、薰陆香、安息香、苏合香、缩砂蜜、阿魏等13种,见《海药本草》《证类本草》《本草拾遗》《中国伊朗编》《唐代的外来文明》等。

或厌恶的物品,由于这类物品能够辟邪,所以也把它们作为治疗鬼神之病的药物来使用。这类药物包括丹砂(001)、古镜(002)、雄黄(004)、食盐(005)、锡铜镜鼻(020)、吴茱萸(117)、古榇板(129)、古厕木及厕筹(130)、桃掘(131)、皂荚(134)、死人枕及席(148)、麝香(151)、羖羊角(161)、犀角(164)、虎睛(166)、虎爪(167)、丹雄鸡(181)、黑雌鸡(182)、桃花(208)、桃枭(209)、桃毛(210)、桃蠹(211)、桃茎白皮(212)、桃叶(213)、桃胶(214)、桃实(215)、酒(217)、葫(大蒜)(225)等27种。

这些物品在中古时期常被道术用来驱鬼辟邪,而中古医家之所以运用这些东西来治疗鬼神之病,也是因为受到了中古社会人们对这些事物的观念影响。以下即以古镜、桃树[①]、大蒜、茱萸、羖羊角等为例,说明这些物品在中古社会观念中的辟邪形象。[②]

铜镜、桃木剑及符咒等是道士常用的辟邪工具,如《抱朴子·内篇·登涉》载:"又万物之老者,其精悉能假托人形,以眩惑人目而常试人,唯不能于镜中易其真形耳。是以古之入山道士,皆以明镜径九寸已上,悬于背后,则老魅不敢近人。"[③]可见道教认为铜镜能够使精魅远离,足见其对于道士的重要性。"上五符,皆老君入山符也。以丹书桃板上,大书其文字,令弥满板上,以著门户上,及四方四隅,及所道侧要处,去所住处,五十步内,辟山精鬼魅。户内梁柱,皆可施安。"[④]这又表明,道教认为将符文书写在桃木板上制成桃符,也能辟除鬼魅。又《太平广记·陶贞白》载:

> 梁陶贞白所著《太清经》,一名《剑经》。凡学道术者,皆须有好剑镜随身。[⑤]

这里更明确指出铜镜和宝剑是修道之人的必备工具。关于铜镜的辟邪作用,在其他故事中也有所体现,如《太平广记·李守泰》载:

---

① 包括花、茎、叶、实等相关部分在内。

② 关于古榇板、古厕木及厕筹、死人枕及席等物品被医家选用的原因,由于事涉与"空间"有关的疾病文化史,故而将在本书的最后一章进行讨论,于此不赘述。

③ 王明:《抱朴子内篇校释》卷17《登涉》,中华书局,1985年,第300页。

④ 王明:《抱朴子内篇校释》卷17《登涉》,中华书局,1985年,第309页。

⑤ 《太平广记》卷231《陶贞白》,中华书局,1961年,第1769页。

唐天宝三载五月十五日，扬州进水心镜一面。纵横九寸，青莹耀日。背有盘龙长三尺四寸五分，势如生动。……斯镜可以辟邪，鉴万物。①

又《太平广记·王度》载：

隋汾阴侯生，天下奇士也。王度常以师礼事之。临终，赠度以古镜曰："持此则百邪远人。"……时天下大饥，百姓疾病，蒲陕之间，疠疫尤甚。有河北人张龙驹，为度下小吏。其家良贱数十口，一时遇疾。度悯之，赍此入其家，使龙驹持镜夜照。诸病者见镜，皆惊起云："见龙驹持一月来相照，光阴所及，如冰著体，冷彻腑脏。"即时热定，至晚并愈。②

故事中用宝镜辟邪、治病，这些行为正是中古时期铜镜祛除邪祟观念的体现，而正因为铜镜在时人心目中具有这样的功效，所以，医家受此观念影响，在治疗活动中也选择它来对付鬼神之病："镜乃金水之精，内明外暗。古镜如古剑，若有神明，故能辟邪魅忤恶。凡人家宜悬大镜，可辟邪魅。"③又前引《太平广记·夏侯文规》载：

夏侯文规居京，亡后一年，见形还家，……见庭中桃树，乃曰："此桃我所种，子甚美好。"其妇曰："人言亡者畏桃，君何为不畏？"答曰："桃东南枝长二尺八寸，向日者憎之，或亦不畏。"见地有蒜壳，令拾去之，观其意，似憎蒜而畏桃也。④

按照故事中所说，鬼是"憎蒜而畏桃"的，表明时人观念中对大蒜和桃辟鬼的认识。如《太平广记·王范妾》载：

超至杨都诣范，未敢谢之，便见鬼从外来，径入范帐。至夜，范始眠，忽然大魇，连呼不醒，家人牵青牛临范上，并加桃人左索。向明小苏，十数日而

① 《太平广记》卷231《李守泰》，中华书局，1961年，第1771页。

② 《太平广记》卷230《王度》，中华书局，1961年，第1761、1764～1765页。

③ 刘衡如、刘山永：《本草纲目（新校注本）》卷8《金石部·古镜》，华夏出版社，2002年，第342页。

④ 《太平广记》卷325《夏侯文规》，中华书局，1961年，第2584页。

死,妾亦暴亡。①

家人以桃人来治疗被鬼侵害而魇绝的王范,这种做法也反映出当时以桃治鬼的观念。中古医家将桃花、桃毛、桃蠹、桃茎白皮、桃叶、桃胶、桃实等与桃树有关的事物,乃至由桃木制成的桃枭、桃符、桃人等物品都用在鬼神之病的治疗上。中古医家的这种做法很明显是受到了时人对桃树的认识及相关传说的影响,这从《证类本草》的相关记载中便可看出:

《典术》曰:"桃者,五木之精也。今之作桃符着门上,厌邪气,此仙木也。"……上古有神荼与郁垒兄弟二人,桃树下阅百鬼无道理者,缚以苇索而饲虎。今人作桃符板,云左神荼,右郁垒者,以此。②

由此可见,医家选用桃树及其相关事物来治疗鬼神之病的做法,不可否认是受到了上述这些传说和观念的影响。

麝香、犀角也是中古时期常用的辟邪之物,这主要源于时人对它们解毒特性的认识。《抱朴子・内篇》记载"辟蛇之法":

或以猪耳中垢及麝香丸著足爪甲中,皆有效也。又麝及野猪皆啖蛇,故以厌之也。③

因为麝能吃蛇,故而麝香被认为能辟蛇,进而也就能够降服蛇毒等各类毒物;《抱朴子・内篇》还记载了犀角的解毒功效:

通天犀角有一赤理如綖,……此犀兽在深山中,晦冥之夕,其光正赫然如炬火也。……通天犀所以能煞毒者,其为兽专食百草之有毒者,及众木有刺棘者,不妄食柔滑之草木也。……他犀亦辟恶解毒耳,然不能如通天者之妙也。④

① 《太平广记》卷129《王范妾》,中华书局,1961年,第912页。
② [宋]唐慎微:《证类本草》卷23《桃核仁》,华夏出版社,1993年,第568页。
③ 王明:《抱朴子内篇校释》卷17《登涉》,中华书局,1985年,第305页。
④ 王明:《抱朴子内篇校释》卷17《登涉》,中华书局,1985年,第312页。

由于通天犀常以有毒草木为食，却能安然无恙，所以，犀角常被用于解毒。既然麝香、犀角都有解毒的功效，那么它们对与毒物性质相近的鬼邪之物也同样有效，于是，时人又多将它们用于辟邪去恶。这也是在下一章的“中恶”故事中，麝香、犀角常被用作治疗鬼祟的原因。

除此之外，羖羊角、吴茱萸等也被视作辟邪之物，中古民间有重阳日佩戴茱萸以辟邪恶的传说和风俗：

《风土记》曰：俗尚九月九日谓为上九，茱萸到此日，气烈熟色赤，可折其房以插头，云辟恶气御冬。又《续齐谐记》曰：汝南桓景，随费长房学。长房谓曰：九月九日汝家有灾厄，宜令急去家，各作绛囊盛茱萸以系臂上，登高饮菊花酒，此祸可消。景如其言，举家登高山，夕还见鸡、犬、牛、羊一时暴死。长房闻之曰：此代之矣。故世人每至此日，登高饮酒，戴茱萸囊，由此尔。①

据此传说，九月九日登高、饮酒、戴茱萸囊的习俗，其初衷是为了躲避鬼神邪祟为祸，由此可见，茱萸辟恶的观念已然扎根于中古民间节庆风俗之中。因此，这一时期有许多关于鬼神畏惧茱萸的传说故事，如《太平广记·庾绍之》载：

晋新野庾绍之，……与南阳宗协，中表昆弟，情好绸缪。绍元兴末病亡，义熙中，忽见形诣协。……因谈世事。末复求酒，协时与茱萸酒。因为设之。酒至杯不饮，云有茱萸气。协曰：“为恶耶。”答云：“下官皆畏之，非独我也。”②

鬼魂闻到酒杯中有茱萸气味，便厌恶而不饮，并且有“下官（指阴间的鬼官）皆畏之”的说法，这说明，茱萸辟恶气、杀鬼神的观念在中古时期十分流行。此外，烧羖羊角也同样会收到驱鬼辟邪的功效，如《太平广记·萧摩侯》载：

后魏胡太后末年，泽州田参军萧摩侯家人，浣一黄衫，晒之庭树，日暮忘

---

① ［宋］唐慎微：《证类本草》卷13《吴茱萸》，华夏出版社，1993年，第377页。

② 《太平广记》卷321《庾绍之》，中华书局，1961年，第2547页。

收。夜半,摩候家起出,见此衣为风所动,仿佛类人。谓是窃盗,持刀往击,就视乃是衣。自此之后,内外恐惧。更数日,忽有二十骑,尽为戎服,直造其家,扬旗举杖,往来掩袭。前后六七处。家人惶惧,不知何方御之。有一人云,按药方,烧羖羊角,妖自绝。即于屠肆得之,遂烧此等。后来至,掩鼻曰:“此家不知烧何物,臭秽如此!”翻然回,自此便绝。①

依故事所记,萧摩侯家人所采用的烧羖羊角绝妖之法是得自当时流传的药方,由此可见,羖羊角辟邪治鬼的说法不仅为一般民众所接受,亦为当时的医家所运用,并流行于民间。

以上对中古时期治疗鬼神之病的药物及与之相关的一系列问题做了讨论,除了在上文谈到的这些内容以外,还有一些药物并没有具体涉及,同时,对治疗鬼神之病的药物选取还有一些原则,如针对中恶等病候中出现的气绝昏迷症状,采用有醒神通气功效的药物;针对鬼神之病表现的心腹疼痛、“无处不恶”等症状,采用能抑制痛症的药物,等等。对于这些问题,就要结合中古医家用于治疗鬼神之病的具体方剂来讨论,才有可能得到答案。

第二节 治疗鬼神之病的针药、导引、咒禁之法

通过上一节的讨论,我们基本了解了中古时期医家用以治疗鬼神之病的药物大致包括哪些。而在具体治疗过程中,单单一味或是少数几味药物难以起到治愈作用,必须通过不同的配伍,形成若干方剂,才能真正发挥药物的疗效。而传统医学所遵循的治疗原则之一就是“辨证施治”,即对疾病的不同症候表现进行分析与辨别,在弄清其相关病因、病机的基础上,根据不同的症候施以相应的疗法和药方。因此,中古医家在对鬼神之病进行治疗时,自然也要遵循这一原则,即依据鬼神之病的不同症候表现采用相应的方药。为了弄清中古医家为治疗鬼神之病而采用的疗法及药方的具体情况,我们根据中古时期主要医籍的记载,将其中涉及鬼神之病的内容分类逐条整理出来(见本章后附诸方),各类医方共计307条。从中我们发现,在所有这些用于治疗鬼神之病的药方中(不包括针

① 《太平广记》卷327《萧摩侯》,中华书局,1961年,第2595页。

灸、导引及咒禁疗法），以下30种药材是中古医家采用频率最高的：雄黄（45处[①]）、桂心（39处[②]）、巴豆（33处[③]）、干姜（生姜，32处[④]）、附子（25处[⑤]）、麝香（23处[⑥]）、大黄（22处[⑦]）、丹砂（22处[⑧]）、鬼臼（22处[⑨]）、人参（20处[⑩]）、乌头（18处[⑪]）、蜈蚣（17处[⑫]）、蜀椒（16处[⑬]）、甘草（14处[⑭]）、细辛（14处[⑮]）、鬼箭羽（14处[⑯]）、茯苓（13处[⑰]）、当归（13处[⑱]）、藜芦（13处[⑲]）、桔梗（13处[⑳]）、犀角（12处[㉑]）、牛黄（12处[㉒]）、真珠（11处[㉓]）、赤小豆（10处[㉔]）、虎骨及爪（10处[㉕]）、

---

① 见附录中A29、A46、B2、B5、B6、B19、B20、B22、B23、B24、B25、B26、B31、B36、B37、B38、B45、B47、B48、B49、B52、B55、B56、B57、B58、B59、C14、C17、C18、C25、C26、C27、C28、C29、C30、D2、D6、D7、D10、D12、D14、D15、E1、E2、E3等医方。按：字母表示附录中药方所治疗的疾病类别：A = 中恶卒死；B = 尸病、鬼疰；C = 鬼气染易；D = 鬼魅魇蛊；E = 妇孺类。数字表示各大类下的药方序号。

② 见A5、A10、A15、A22、A25、A34、A40、A45、B3、B7、B16、B18、B19、B21、B26、B29、B34、B36、B37、B38、B39、B40、B41、B42、B45、B46、B47、B48、B52、B56、B57、B58、B60、B61、C9、C16、C24、D1、D15等。

③ 见A3、A10、A23、A25、A38、A41、B5、B7、B18、B20、B21、B22、B23、B26、B27、B31、B34、B36、B37、B47、B52、B53、B54、B55、B56、B57、B58、B59、B60、B61、C17、C18、D15等。

④ 见A5、A10、A15、A23、A41、B3、B7、B18、B19、B21、B24、B27、B28、B29、B35、B36、B37、B39、B40、B41、B42、B45、B46、B49、B53、B57、B58、B60、B61、C21、C24、D15等。

⑤ 见A15、A35、B5、B18、B19、B20、B22、B26、B31、B36、B37、B38、B39、B46、B47、B54、B55、B56、B57、B58、C1、C2、C8、C10、C24等。

⑥ 见A8、A26、A27、B26、B27、B37、B39、B42、B45、B49、B56、B57、B58、B59、C7、C8、C9、C21、C23、D10、D15、、E8、E26等。

⑦ 见A10、A23、A25、A41、B23、B35、B36、B37、B38、B39、B40、B41、B42、B48、B56、B57、B58、B59、B60、C10、C16、C23等。

⑧ 见B5、B20、B22、B25、B26、B29、B31、B36、B38、B39、B42、B47、B49、B52、B56、B57、B58、B59、C18、C27、C30、D12等。

⑨ 见A8、B24、B25、B26、B38、B39、B48、B56、B57、B58、B59、C14、C17、C18、C22、C23、C26、C27、C28、C30、D12、D15等。

⑩ 见A8、A42、B36、B37、B38、B39、B41、B42、B46、B48、B55、B56、B57、B58、C9、C21、C22、D15、E3、E24等。

⑪ 见B19、B21、B24、B26、B29、B35、B36、B37、B38、B46、B48、B56、B57、B58、C1、C16、D12、D15等。

⑫ 见B20、B22、B26、B37、B38、B39、B45、B48、B49、B52、B53、B56、B57、B58、B59、C9、D15等。

⑬ 见B9、B21、B24、B25、B33、B36、B37、B38、B45、B46、B47、B49、B55、B57、B58、C16等。

⑭ 见A45、B35、B38、B40、B41、B42、B46、B48、B53、B55、B57、B58、C3、E24等。

⑮ 见A16、A34、B19、B36、B37、B39、B40、B45、B46、B55、B57、B58、C1、C10等。

⑯ 见B28、B38、B42、B48、B58、C14、C21、C24、C25、C27、C30、D12、D15、E1等。

⑰ 见A8、B36、B37、B40、B41、B42、B46、B48、B57、B58、C21、C24、D15等。

⑱ 见A15、A42、B28、B35、B37、B39、B40、B41、B42、B46、B56、D15、E24等。

⑲ 见A29、B20、B22、B27、B38、B47、B52、B54、B56、C5、C18、C30、D15等。

⑳ 见A33、B28、B36、B37、B38、B46、B54、B55、C1、C3、C16、C30、D15等。

㉑ 见A27、B26、B42、B45、B49、B53、B56、B59、C8、C9、C23、D2等。

㉒ 见B26、B38、B39、B45、B56、B57、B58、B59、C9、C24、D7、D15等。

㉓ 见A15、B19、B20、B26、B38、B48、B56、B57、B58、C18、C30等。

㉔ 见B6、B8、C2、C3、C12、C13、C14、C31、C32、D12等。

㉕ 见B53、C27、C28、C29、C30、D2、D14、D15、E1、E2等。

莽草(10 处[①])、盐(10 处[②])、皂荚(9 处[③])、芍药(9 处[④])、钩吻(野葛,9 处[⑤])等。对照本章后附药物表可知,这些药物以辟邪去恶之物(雄黄、麝香、丹砂、犀角、虎骨及爪、盐等)和能够攻毒的"毒药"(巴豆、附子、鬼臼、蜀椒、乌头、蜈蚣、桔梗、芍药、牛黄、皂荚、钩吻等)为主,也就是说,主要是以时人认为的能够辟恶解毒的药物为主。而其余几种药物则各有其特效,如干姜性温味辛,具有温中下气的功效[⑥],故而可以将之运用于中恶等出现气绝症状的疾病中,以作通气急救之用;人参、当归则具有补五脏的功效[⑦],因而医家可以用它们温补脏腑,从而达到祛除体内邪气的目的;茯苓的功效主要是安魂养神[⑧],因而用之治疗有精神方面症状的鬼神之病当有奇效。此外,还有几种药物并不见于本章后所附的药物表,这些药物的主要作用并不是用于治疗鬼神之病,而医家在治疗鬼神之病的药方中却多次使用,究其原因:第一,诸如大黄、细辛、桂心、赤小豆、莽草等药物,均有温中下气、除结气、下胀满等功效,这些药物都可以用于祛除身中邪气;第二,诸如甘草、藜芦等药物,均有解百毒的功效,而能解毒则可以去鬼;最后,如真珠之类的药物,具有镇心安神的作用,可以用于安和患者精神,以避免鬼神的操控和袭扰。因此,从医家对上述这些治鬼医方常用药材的使用中,可见中古医家在治疗鬼神之病时的基本用药原则:有利于祛除体内泄气,有利于祛除"鬼毒",有利于安定精神。这一用药原则恰好与前述中古医家对于鬼神之病原因的认识相契合。由此可见,二者之间有着密切的联系。这些基本用药原则在医家对鬼神之病的具体辨证施治中均有体现,下面就结合中古时期治疗鬼神之病的医方,按照症候的不同分类,逐一加以分析。

一、心痛气绝型症候

这类症候主要发生于中恶卒死类病候中。中古医家认为气绝是由鬼神邪气进入体内,壅闭正气而造成的阴阳离绝;心痛、腹痛一类的痛症也是由鬼神邪气

① 见 B19、B25、B36、B37、B46、B52、B58、B59、C17、C18 等。
② 见 A11、A13、A19、A32、A36、B3、B10、B11、C5、D5 等。
③ 见 A1、A19、A26、B42、C11、C12、C19、C21、D1 等。
④ 见 B21、B29、B35、B40、B41、B48、B53、C21、D15 等。
⑤ 见 B21、B24、B25、B29、B38、B47、B52、B57、B58 等。
⑥ [宋]唐慎微:《证类本草》卷 8《干姜》,华夏出版社,1993 年,第 213 页。
⑦ [宋]唐慎微:《证类本草》卷 6《人参》,华夏出版社,1993 年,第 149 页。
⑧ [宋]唐慎微:《证类本草》卷 12《茯苓》,华夏出版社,1993 年,第 348 页。

与体内正气相冲击造成的。由于这类症候常是突发性的，因此尽量在短时间内驱散邪气以使气息通畅是施治的重点。于是，一方面，中古医家采取外治的方法，对中恶卒死患者进行紧急救治，如以药物刺鼻、绞取药物汁液灌入口中等[1]，以此来使患者尽快通气，恢复呼吸。而因为症状相似，所以中古医家对中恶气绝病患的急救方法常常与对尸厥、五绝等非鬼神类气绝病患的抢救方法相同。另一方面，医家运用具有辛散、驱邪作用的药物驱散体内邪气，如麝香、大黄等配伍成药剂，内服送下，以恢复气息的畅通，制止心腹疼痛。最后，医家也使用少数的符水、禳谢等道家疗法来驱逐鬼神之气。总之，中古医家对中恶的治疗主要着眼于气绝这一特点，致力于通气活人。

二、注易型症候

这类症候主要是在尸注、鬼注以及瘟疫、传尸等疾病中出现的。中古医家认为，这种疾病的产生主要是因为停住在病人身体中的鬼神之气在病人周围转相注易，进而造成鬼神之病的流行甚至灭门。因此，这类疾病的治疗重点在于防御鬼神邪气的注易侵扰，在用药上以雄黄、巴豆、附子、丹砂等毒性较强的猛药为主，并佩戴含这类药物的药囊，目的是用这些虎狼之药使鬼神畏惧，而不敢靠近病人，以达到防止鬼神之气注易的目的。由于尸注、鬼注与其他非鬼神类注病，以及传尸、瘟疫等疑似鬼神之病在染易性和某些症状方面（如羸瘦）是相似的，所以，医家在防治方面通常采用类似的药剂。另外，对于已经被鬼毒所注易的患者，医家则想方设法祛除其体内的鬼邪之气，因其症状表现与中恶有相似之处（如心腹痛），故其用药和疗法与上述心痛气绝型症候基本相似，即以药物杀灭体内鬼邪，此不赘述。总之，在处理此类鬼神症候的时候，中古医家采用的方法是，对未被注易者施药以防鬼毒染注，对已被注易者则尽力施以驱邪之药，希图其痊愈而不再被注易。

三、神魂型症候

这类症候主要出现在鬼邪、鬼魅、梦魇、梦与鬼交等病候中，起因于鬼魅神魔对患者精神、魂魄的迷惑、困扰或挟制。因此，医家治疗此病重点在于两方面：一

---

① 如本章后附方中的 A1、A6、A7、A16、A17、A20、A21、A22 等。

为安神,使患者的精神魂魄得以安宁,而不致被鬼神所迷惑;二为驱邪,使鬼神远离患者,而不能侵害患者。所以,在用药上除了和前述两类一样使用辟邪驱鬼的药物以外,还要运用具有安神作用,或者安神、辟邪功效兼有的药物,如麝香、雄黄、犀角、丹砂、牛黄、丹参、人参等等。

以上是中古医家治疗鬼神之病辨证施治的几种基本类型,这些用药配伍原则针对的是各类型的主要病候,不过,由于这些症候常常相互交错,所以以上这些原则也往往被综合起来考虑,也即在一个病候中,以上三类不同的症候可能都会出现。这就要求中古医家在具体的治疗过程中,审慎地辨证施治,对用药做出详细的去取。

除了方药的使用之外,中古医家亦采用针灸来治疗鬼神之病。所以在中古时期的医方中,除了对药方的记载之外,还记载了为数不少的针灸方。从其针灸的穴位分布来看,以手足指掌、头颈部、胸胁心口附近等为主,从经脉分布上看,以分布在任、督脉以及手厥阴、足阳明、足太阳经的腧穴为主,而对这些部位的选取主要也是因为这些穴位对昏迷、神志不清、心腹疼痛等方面的症状有治疗作用。此外,值得注意的是,医籍记载的针治鬼神之病的医方中,其相关腧穴均以"鬼"字来命名①,这说明中古医家在以针灸治疗鬼神之病的实践过程中,已然总结出了一套特定的穴位图。因此,针灸在鬼神之病治疗方法中的地位亦不可忽视。以灸法治疗鬼神之病的情形,在传说故事中也有所反映,如《太平广记·卢齐卿》载:

> 卢齐卿有知人之鉴。年六七岁时性慢率,诸叔父每令一奴人随后。至十五六好夜起,于后园空庭中坐。奴见火炬甚多,侍卫亦众,有人持伞盖盖之。以告叔父,叔父以为妖精怪媚。有巫者教以艾灸在手中心。②

以艾灸手心,用此方法来治"妖精怪魅",这与附方中所载"灸间使、手心各五十壮"③可治鬼魅等做法不谋而合。这是针灸在中古时期用于治疗鬼神之病的一个例证。

---

① 见本章后所附方 D35。

② 《太平广记》卷 222《卢齐卿》,中华书局,1961 年,第 1707 页。

③ 见本章后所附方 D36。

来自于道家养生之术的行气导引也是中古医家对鬼神类疾病的治疗手段之一。在中古时期道教的观念中，行气之术是获致长生的重要手段，其功用很多，而祛病辟邪正是题中应有之意，《抱朴子·内篇》载：

> 善行气者，内以养身，外以却恶，然百姓日用而不知焉。……知之者可以入大疫之中，与病人同床而己不染。……或有邪魅山精，侵犯人家，以瓦石掷人，以火烧人屋舍。或形见往来，或但闻其声音言语，而善禁者以气禁之，皆即绝，此是气可以禁鬼神也。①

又说：

> 又中恶急疾，但吞三九之气，亦登时差也。②

由此可见，行气能"禁鬼神"。因此，中古医家也接受了道教的这一观念，采用导引法来治疗鬼神之病，不过，在中恶之类的突发性猝死疾病中，更需要紧急抢救，因此，行气的方法并无用武之地，而在魇、鬼邪等精神性病候以及尸病之类慢性病候中，导引术就有机会发挥其作用。在这类症候中，导引之术一方面能使魂魄精神安定稳固，以使鬼神不能动摇人的心神；另一方面，如同前述"禁鬼神"的功能，还能够祛除邪气鬼魅，以使患者的精神、生理恢复正常。

最后，还有一类治疗方法不得不提，即医疗上的咒禁、祝由和符术之法。所谓"咒禁"是指以某种咒文诅咒疾病，以达到治病的功效；"祝由"是通过祝说疾病根由以祛除疾病的方法。③ 两者虽然名称不同，但实际上基本是一回事，都是通过程式化的咒语祝说某些疾病，将疾病驱走。在中古时期，咒禁之术被佛、道、巫等宗教人士普遍使用于疾病治疗上，不过，他们并不是将之作为医疗手段，而是更类似于一种宣扬教义、显示神力的宗教或巫术手段，因此，这些咒文的内容

---

① 王明：《抱朴子内篇校释》卷5《至理》，中华书局，1985年，第114页。

② 王明：《抱朴子内篇校释》卷8《释滞》，中华书局，1985年，第150页。

③ 郑孝昌、李克光：《黄帝内经太素校注》卷19《设方·知祝由》，人民卫生出版社，2005年，第591页。

往往带有巫术或佛、道宗教的色彩,这从前引中恶故事及附加的咒文中便可看出。[①] 受到当时思想文化与宗教信仰的影响,中古医家也在其医疗活动中采用了一些咒禁之术,但就中古医学发展与医家观念来说,咒禁之术并不能适用于所有疾病的治疗,只有那些死亡率高、难以治愈,乃至和鬼神有关的疾病才会被纳入咒禁之术的治疗范畴。[②] 因此,中古医家在治疗遁注、飞尸、注忤、客忤等鬼神之病,以及瘟疫、传尸、疟疾等可能由邪鬼引起的流行性传染病时,保留了一些咒禁之法。从咒禁的内容来看,主要是对引起这些疾病的各路鬼神进行诅咒与威吓,或是用道家程式化的咒语(如"急急如律令")来召唤天地正神来消灭邪鬼等等,以达到治病、防疫的目的。

中古医疗中符的使用也脱胎于道教。中古时期道士在修炼过程中常常使用符术辟鬼驱邪:"道士常带天水符、及上皇竹使符、老子左契、及守真一思三部将军者,鬼不敢近人也"[③];"凡为道士求长生,志在药中耳,符剑可以却鬼辟邪而已"[④]。因此,道家诸符名目繁多,据载有大符五十多种,其余小符"不可具记"。于是,在这样的氛围之下,"却鬼辟邪"的符术对当时的医家也产生了影响,某些符文便被医家应用于鬼神之病的治疗中,从这些符文的内容来看,其共同点都是书写"鬼"字或者包含几个"鬼"字在内的特殊文字符号,以此来抑制鬼邪,使昏迷的患者苏醒。

以上这些咒禁、符术疗法的保留,既说明对于尸、注这类疾病,中古医家将之视为鬼神之病来处理,又表明对于鬼神之病,医家最主要的手段——针灸与药方也有不管用的时候,而这时就需要咒禁、符术这些带有浓厚巫道色彩的治疗手段来救场。与巫师和宗教人士做法不同的是,中古医家是将这些符咒作为一种有效的医疗方法来使用的。那么,这种疗法的效果究竟如何?唐初医家孙思邈认为:"斯之一法,体是神秘,详其辞采,不近人情,故不可得推而晓也,但按法施行,功效出于意表。"[⑤]也就是说,虽然这些神秘疗法难以常理推测和理解,但是用来治病却可能获得奇效。对此,也许我们把这类方法理解成一种精神疗法更符合

① 关于这些符咒所受到的宗教影响,可参看《云笈七签》《法苑珠林》中所记载的道教、佛教祛病符咒。

② 参见于赓哲《唐代医疗活动中咒禁术的退缩与保留》,载《华中师范大学学报(人文社会科学版)》2008年第3期,第61~68页。

③ 王明:《抱朴子内篇校释》卷17《登涉》,中华书局,1985年,第308页。

④ 王明:《抱朴子内篇校释》卷19《遐览》,中华书局,1985年,第336页。

⑤ [唐]孙思邈:《千金翼方校释》卷29《禁经上》,人民卫生出版社,1998年,第440页。

逻辑，在中古时期的文化背景下，巫术类型的疗法也许能够满足民众畏惧鬼神的心理，从而在精神层面上起到缓解症状的作用。

综上所述，中古医家在面对由“鬼神”所引起的疾病时，并没有因为对鬼神的畏惧而束手无策，而是以药物和针灸为主要手段，再综合中古文化背景之下的各类能抑制鬼神的措施(咒术、符术等)，将它们纳入到医学的框架之内，作为医疗方法对患者进行治疗。我们发现，虽然中古医家在对鬼神之病的治疗中保留了诸如符咒、导引等得自宗教的治疗手段，但药物、针灸等医学疗法却仍是其最主要的治疗手段。这说明中古医家在面对“鬼神”这种神秘而恐怖的病因时，并没有放弃使其“医学化”的理性诉求。他们在辨证施治的过程中坚持的治疗原则，再次印证了我们在上一章讨论的中古时期人们对鬼神病因的认识问题。同时，中古医家在治疗方法上的选择与去取，既反映出他们坚持以医学的观点理性看待鬼神之病的做法，又表明他们受到了来自医学以外的观念和信仰的影响。

附：中古医籍记载的治疗鬼神之病诸方

一、中恶卒死

(一)药物疗法(内治法)

1.《葛氏方》：治卒死，或先有病痛，或居常倒仆奄忽而绝，皆是中恶。治之方：又方：以葱叶针其耳，耳中、口中、鼻中血出者莫怪，无血难治，有血是治候也。又方：以绵渍好苦酒中，须臾出，置死人鼻中，手按令汁入鼻中，并持其手足莫令惊。又方：以人小便灌其面数回，即能语，此扁鹊法也。又方：末皂荚如大豆，吹其两鼻孔中，迁则气通。又方：捣女青屑以重一钱匕，开口纳喉中，以水若酒送之，立活。(《医心方》卷十四《治卒死方》，华夏出版社，2011年，第283页)

2.《葛氏方》：华佗治卒中恶短气欲死者方：韭根一把，乌梅十枚，茱萸半升，以劳水一斗煮之，以病患栉纳中三沸，栉浮者生，沉者死。煮得三升饮之。(《医心方》卷十四《治中恶方》，华夏出版社，2011年，第284页)

3.《葛氏方》：治鬼击病方：以淳苦酒吹纳两鼻孔中。又云：治诸飞尸鬼击走。马汤方：巴豆二枚，杏仁二枚，合绵裹椎令碎，投热汤二合，中指捻令汁出正白，便与饮之。如食顷下便瘥，老小量之。(《医心方》卷十四《治鬼击病方》，华夏出版社，2011年，第285页)

4.《葛氏方》：客忤死者，中恶之类也，喜于道间门外得之，令人心腹绞痛，胀满,气冲心胸,不即治亦杀人。治之方:以水渍粳米,取汁一二升饮之,口已噤者,以物强发,纳之。又方:铜器若瓦器盛热汤,先以衣三重藉腹上,乃举汤器着衣上,汤转冷者去衣,器亲肉,大冷者易以热汤,取愈也。又方:捣书墨,水和服一钱匕。又云:已死者捣生菖蒲根,绞取汁含之,立愈。(《医心方》卷十四《治客忤方》,华夏出版社,2011 年,第 285 页)

5. 又方:桂心一两,生姜三两,栀子十四枚,豆豉五合,上四味,捣碎,以酒二升微煮之,去滓,顿服之,取吐为度。(《外台秘要方》卷二八《中恶方》,华夏出版社,2009 年,第 550 页)

6.《肘后方》:又卒死……疗方:取葱中央心刺鼻,令入七八寸,无苦,使目中血出乃佳。一云耳中血出佳。此扁鹊法同。后云吹耳中,葛氏吹鼻,别为一法。(《外台秘要方》卷二八《卒死方》,华夏出版社,2009 年,第 551 页)

7. 又方:以葱刺耳,耳中、鼻中血出者勿怪,无血,难疗之,有血者,是活候也。其欲苏时,当捧两手,莫放之,须臾,死人自当举手捞人,言痛乃止。男刺左鼻,女刺右鼻孔,令入七寸余,无苦,大良,立效。亦疗自缢死。此扁鹊法。(《外台秘要方》卷二八《卒死方》,华夏出版社,2009 年,第 552 页)

8. 又疗客忤,心腹绞痛,胀满,气冲心胸,烦躁壮热,或气闷,绞刺,此妖魅之气未散也,方:麝香一钱,茯神、人参、天门冬(去心)、鬼臼、菖蒲等分,上六味,蜜丸如桐子,服十丸,日三。(《外台秘要方》卷二八《客忤方》,华夏出版社,2009 年,第 553 页)

9. 又方:熟艾如鸭子大三枚,以水五升,煮取二升,顿服之。(《外台秘要方》卷二八《鬼击方》,华夏出版社,2009 年,第 555 页)

10.《僧深方》:治卒死中恶。雷氏千金丸方:大黄五分,巴豆六十枚,桂心二分,朴消三分,干姜二分。凡五物,冶下筛,和白蜜冶三千杵,服如大豆二丸,老小以意量之。(《医心方》卷十四《治卒死方》,华夏出版社,2011 年,第 283 页)

11.《僧深方》:治鬼击方:盐一升,水二升和之,搅令释作汁,饮之令得吐则愈,良。(《医心方》卷十四《治鬼击病方》,华夏出版社,2011 年,第 285 页)

12.《集验方》:治卒死方:取牛马屎汁饮之,无新者,水和干者取汁。又方:取灶突中墨如弹丸,浆水和饮之,须臾三四服之。又方:取梁上尘如大豆粒,着竹筒中吹鼻中,与俱一时吹之。(《医心方》卷十四《治卒死方》,华夏出版社,2011 年,第 283 页)

13.《集验方》:治中恶方:大豆二七枚,以鸡子中黄、白酒半升合和,顿服之。(《医心方》卷十四《治中恶方》,华夏出版社,2011 年,第 284 页)

14.《集验》:疗中恶遁尸,心腹及身体有痛处,甚者短气不语,手摸按之,得其痛处,则病色动,恶人近,则是痛处方:取艾小菜,令碎,著痛上,厚寸余,铛中煮汤,和灰作强泥令热,薄艾上,冷辄易之,不过再著,则愈。(《外台秘要方》卷二八《中恶方》,华夏出版社,2009 年,第550~551页)

15. 又疗中恶心痛,胸胁疗痛,喘急汤方:桃东行枝白皮一虎口,真珠一两(研),栀子仁十四枚,生姜二两,当归、桂心各三两,附子一两(炮),香豉五合,吴茱萸五合。上九味,切,以水八升,煮取二升,去滓,纳真珠,分二服。忌猪肉、生葱、生血物。[1](《外台秘要方》卷二八《中恶方》,华夏出版社,2009 年,第 551 页)

16. 又方:捣皂荚、细辛屑,取如胡豆大,吹两鼻孔中。单用皂荚末亦佳。(《外台秘要方》卷二八《中恶方》,华夏出版社,2009 年,第 551 页)

17.《集验》:疗卒死,无脉,无他形候,阴阳俱竭故也方:又方:疗卒死而有脉、形候,阴气先尽,阳气后竭故也方:嚼薤,哺灌之。(《外台秘要方》卷二八《卒死方》,华夏出版社,2009 年,第 553 页)

18.《新录方》:治卒死方:韭根捣取汁,服六七合。又方:桃白皮,切,一升,水二升,煮取八合,一服之十里,久不瘥,更服之。(《医心方》卷十四《治卒死方》,华夏出版社,2011 年,第 283 页)

19.《新录方》:治卒中恶方:豉一升,盐七合,水四升,煮取一升二合,分再服。又方:生菖蒲根,切,三升,捣绞取汁,服四五合。又方:酒服桃仁末方寸匕。李仁末亦佳。又方:伏龙肝末,水服二方寸匕。(《医心方》卷十四《治中恶方》,华夏出版社,2011 年,第284~285页)

20.《新录方》:治鬼击病方:捣薤汁灌鼻中如杏仁许,须臾瘥好。(《医心方》卷十四《治鬼击病方》,华夏出版社,2011 年,第 285 页)

21.《新录方》:治客忤方:捣生艾心,取汁,灌口中五合。又方:水浣甑带服之。(《医心方》卷十四《治客忤方》,华夏出版社,2011 年,第 286 页)

22.《龙门方》:疗卒死方:又方:粪汁灌鼻。又方:捣韭汁灌鼻即活。又方:桂屑着舌下即活。(《医心方》卷十四《治卒死方》,华夏出版社,2011 年,第

---

① 又《千金方》谓一方无当归、桂心、豆豉、吴茱萸四味。

283～284页)

23.《范汪方》:治卒死及心痛腹满,魇忤中恶三物备急丸方:巴豆一分(去心皮),大黄二分,干姜二分。凡三物,共捣巴豆,冶和丸,以蜜丸如大豆,有急取二三丸,以水和服之。口噤者绞开令药得入咽中。(《医心方》卷十四《治中恶方》,华夏出版社,2011年,第284页)

24.《范汪方》:治客忤方:捣牛子矢半杯,以酒三升煮服之。(《医心方》卷十四《治客忤方》,华夏出版社,2011年,第286页)

25.《集略方》:备急散,治卒中恶,心痛腹满,欲吐短气方:大黄二两(金色者),桂心四分,巴豆一百枚。凡三物,冶和下筛,取一钱,以水七合服之。(《医心方》卷十四《治中恶方》,华夏出版社,2011年,第284页)

26.《广利方》:疗中恶客忤垂死方:麝香钱重,研,和醋二合服之,即瘥。(《医心方》卷十四《治中恶方》,华夏出版社,2011年,第284页)

27.《广济》:疗卒中恶,心腹刺痛,去恶气,麝香散方:麝香一分(研),生犀角二分(屑),青木香二分。上三味,捣筛为散,空肚以熟水服方寸匕,立愈。未止更服之,不利。忌五辛。(《外台秘要方》卷七《中恶心痛方》,华夏出版社,2009年,第151页)

28.《删繁》:疗中恶,痛欲绝方:釜底墨五合,盐一撮,上二味,和研,以水一升搅调,一服。又方:牛屎,新故并得,一物。若新,绞取五合汁,为一服。口不开,扣齿纳药也。若无新者,干者即以水和取汁。(《外台秘要方》卷二八《中恶方》,华夏出版社,2009年,第551页)

29.《删繁》:仓公散方:特生礜石(烧半日,研),皂荚(炙,去皮子),雄黄(研),藜芦(熬)。上四味,等分,捣为末,主疗卒鬼击、鬼排、鬼刺,心腹痛,下血便死不知人,及卧魇,啮脚踵不觉者,诸恶毒气病,取前散如大豆许,以管吹入鼻中,得嚏则气通,便活。若未嚏,复更吹之,得嚏为度。此药起死人方。汉文帝太仓令淳于意方,此以疗如前源,胜余方。所用诸疾别源,不若玉壶等方。(《外台秘要方》卷二八《鬼击方》,华夏出版社,2009年,第556页)

30.《文仲》:半夏末如大豆许,吹鼻中。又方:猪膏如鸡子大,苦酒一升,煮沸灌喉中。(《外台秘要方》卷二八《卒死方》,华夏出版社,2009年,第552页)

31.《文仲》:卒死而壮热者方:矾石半斤,煮消,以渍脚,令没踝。(《外台秘要方》卷二八《卒死方》,华夏出版社,2009年,第552页)

32.《文仲》:扁鹊疗客忤,有救卒死符,并服盐汤法,恐非庸世所能用,故不载,而此病即今人所谓中恶者,与卒死、鬼击亦相类焉,疗皆参取而用之。(《外台秘要方》卷二八《客忤方》,华夏出版社,2009 年,第 554 页)

33. 又疗卒忤停尸,不能言者方:烧桔梗二枚,末,饮服之。(《外台秘要方》卷二八《客忤方》,华夏出版社,2009 年,第 554 页)

34. 又方:细辛、桂心各等分,上二味,纳口中。(《外台秘要方》卷二八《客忤方》,华夏出版社,2009 年,第 554 页)

35. 又卒忤,口噤不开者方:生附子末,置管中,吹纳舌下。(《外台秘要方》卷二八《客忤方》,华夏出版社,2009 年,第 537 页)

36.《文仲》:疗鬼击方:盐一升,以水二升和搅,饮之,并以冷水潠之,须臾吐,即瘥。……又方:粉一撮,于水中搅,饮之。(《外台秘要方》卷二八《鬼击方》,华夏出版社,2009 年,第 555 页)

37.《备急》:疗卒死而目闭者方:骑牛临其面,捣薤汁灌耳中,末皂荚吹鼻中。……疗卒死而四肢不收,失便者方:马屎一升,水三斗,煮取二斗,以洗足。又取牛粪一升,温酒和,灌口中。(《外台秘要方》卷二八《卒死方》,华夏出版社,2009 年,第 552 页)

38.《备急》:疗卒死而张目反折者方:灸手足两爪甲后各十四壮,饮以五毒诸膏散,有巴豆者良。(《外台秘要方》卷二八《卒死方》,华夏出版社,2009 年,第 552 页)

39.《备急》:疗鬼击方:烧鼠屎,末如黍米许,水和服。不能饮,以水和少许,纳喉中。(《外台秘要方》卷二八《鬼击方》,华夏出版社,2009 年,第 556 页)

40. 又方:升麻、独活、桂心各等分,上三味,为末,酒服方寸匕,立愈。(《外台秘要方》卷二八《鬼击方》,华夏出版社,2009 年,第 556 页)

41.《古今录验方》:司空三物备急散,疗卒死及感忤,口噤不开者方:巴豆去心皮(熬),干姜、大黄各等分,上药捣筛为散,服如大豆许二枚,以水三合和之。腹胀烦热,复饮水,能多益佳。又疗心腹病,活死人,令得小利便佳。如腹常满痛,当令得下,瘥。一方服如一刀圭,以酒下之;不能如刀圭者,便丸如大豆许四枚,须臾不知,复加一豆许,不瘥又加一豆许。若病者口噤,不能自饮,搅口含之。药不预合,预合气力竭。卒病者,便合之。无臼,木杯中捣耳。不过三服,取痢。无不瘥者。蜜丸尤良。(《外台秘要方》卷二八《卒死方》,华夏出版社,2009 年,

第553页)

42. 凡中客忤之为病,类皆吐下青黄白色,水谷解离,腹痛夭纠,面色变易,其候似痫,但眼不上插耳,其脉急数者是也,宜与龙胆汤下之,加人参、当归,各如龙胆称分等多少也。(《备急千金要方校释》卷五《客忤》,人民卫生出版社,1998年,第99页)

43. 治中恶并蛊毒方:又方:温二升猪肪,顿服之。又方:车缸脂如鸡子大,酒服之。(《备急千金要方校释》卷二五《卒死》,人民卫生出版社,1998年,第533页)

44. 治卒忤方:若小便不通,笔头七枚,烧作灰末,水和服之即通。又方:腊月野狐肠烧末,以水服方寸匕。死鼠灰亦佳。(《备急千金要方校释》卷二五《卒死》,人民卫生出版社,1998年,第534页)

45. 还魂汤,治卒感忤、鬼击、飞尸诸奄忽气绝无复觉,或已死,绞口,噤不开,去齿下汤,汤入口不下者,分病人发左右捉踏肩引之,药下复增,取尽一升,须臾立苏,方:麻黄三两,桂心二两,甘草一两,杏仁七十粒,上四味,㕮咀,以水八升,煮取三升,分三服。(《肘后方》云:张仲景方无桂心,用三味。)(《备急千金要方校释》卷二五《卒死》,人民卫生出版社,1998年,第534页)

46. 卒中鬼击及刀兵所伤,血漏腹中不出,烦满欲绝,方:雄黄粉酒服一刀圭,日三,血化为水。(《备急千金要方校释》卷二五《卒死》,人民卫生出版社,1998年,第534页)

47. 鬼击之病,得之无渐,卒着人如刀刺状,胸胁腹内绞急切痛,不可抑按,或即吐血,或鼻口血出,或下血,一名鬼排。治之方:鸡屎白(如枣大),青花麻一把,上二味,以酒七升,煮取三升,热服。须臾发汗。若不汗,熨斗盛火,炙两胁下使热,汗出愈。(《备急千金要方校释》卷二五《卒死》,人民卫生出版社,1998年,第534页)

48. 夫五绝者,一曰自缢,二曰墙壁压笮,三曰溺水,四曰魇寐,五曰产乳绝,悉治之,方:取半夏一两,细下筛,吹一大豆许内鼻中即活。心下温者,一日亦可治。(《备急千金要方校释》卷二五《卒死》,人民卫生出版社,1998年,第534页)

(二)灸疗法(外治法)

49.《葛氏方》:治卒死,或先有病痛,或居常倒仆奄忽而绝,皆是中恶。治之方:令二人以衣壅口,吹其两耳,极则易人,亦可以竹筒吹之,并侧身远之,莫临死人上。又方:灸脐中百壮。又方:灸其颐下宛宛中名承浆十壮。又方:灸心下一寸。(《医心方》卷十四《治卒死方》,华夏出版社,2011 年,第 283 页)

50.《葛氏方》:又方:灸足两拇指上甲后丛毛中各十四壮即愈。(《医心方》卷十四《治中恶方》,华夏出版社,2011 年,第 284 页)

51.《葛氏方》:治鬼击病方:又方:灸鼻下人中一壮,立愈。不愈可加壮数也。又方:灸鼻。(《医心方》卷十四《治鬼击病方》,华夏出版社,2011 年,第 285 页)

52.《葛氏方》:客忤死者,中恶之类也,喜于道间门外得之,令人心腹绞痛,胀满,气冲心胸,不即治亦杀人。治之方:以绳横度其人口,以度度脐,去四面各一处,灸各三壮,令四火俱起。又方:灸鼻下人中三十壮,令切鼻柱下。又方:横度口中,折之,令上头着心下,灸下头五壮。(《医心方》卷十四《治客忤方》,华夏出版社,2011 年,第285 ~286页)

53. 又方:视其上唇里弦有青息肉如黍米大,以针决去之,瘥。(《外台秘要方》卷二八《卒死方》,华夏出版社,2009 年,第 552 页)

54. 又方:先以衣三重藉腹上,以铜器著衣上,稍稍少许茅于器中烧之,茅尽益之,勿顿多也,取愈乃止。(《外台秘要方》卷二八《客忤方》,华夏出版社,2009 年,第 553 页)

55.《肘后方》:鬼击之病,得之无渐,卒著如人以刀矛刺状,胸胁腹内绞急切痛,不可抑按,或即吐血,或鼻中出血,或下血,一名鬼排,治之方:灸脐上一寸七壮,及两踵白肉际,取瘥。(《外台秘要方》卷二八《鬼击方》,华夏出版社,2009 年,第 555 页)

56.《集验方》:治卒死方:灸膻中穴。又方:取竹筒吹其两耳,不过三。(《医心方》卷十四《治卒死方》,华夏出版社,2011 年,第 283 页)

57.《集验方》:治中恶方:以度度其两乳中央,屈之从乳头向后肋间,灸度头,随年壮。又方:灸胃管五十壮。(《医心方》卷十四《治中恶方》,华夏出版社,2011 年,第 284 页)

58. 又方:仰卧,以物塞两耳,以两个竹筒纳死人鼻中,使两人痛吹之,塞口傍勿令气得出,半日所,死人即噫噫,勿复吹也。(《外台秘要方》卷二八《中恶方》,华夏出版社,2009 年,第 551 页)

59.《集验》:疗卒死,无脉,无他形候,阴阳俱竭故也方:又灸熨斗以熨两胁下,针两间使,各百余息。灸人中。(《外台秘要方》卷二八《卒死方》,华夏出版

社,2009年,第553页)

60.《范汪方》:治卒死,及心痛腹满,魇忤中恶:取杯水,以刀三七刺中,饮之良。(《医心方》卷十四《治中恶方》,华夏出版社,2011年,第284页)

61.《崔氏》:疗卒中恶,气绝方:又方:灸右肩高骨上随年壮,良。(《外台秘要方》卷二八《中恶方》,华夏出版社,2009年,第551页)

62.《文仲》:以细绳围其人肘腕中,男左女右,伸绳,从背上大椎度,以下行脊上,灸绳头(一云五十壮),又从此灸横行各半绳,此凡三灸,各灸三即起。又方:令人痛爪其人人中,取醒。不起者,卷其手,灸下文头随年壮。又方:灸鼻下人中三壮。(《外台秘要方》卷二八《卒死方》,华夏出版社,2009年,第552页)

63.《备急》:疗卒死而张目反折者方:灸心下一寸,脐上三寸、脐下四寸各百壮,良。《肘后》同。卒死而口噤不开者方:缚两手大拇指,灸两白肉中二十壮。(《外台秘要方》卷二八《卒死方》,华夏出版社,2009年,第552页)

64.卒死无脉,无他形候,阴阳俱竭故也。治之方:牵牛临鼻上二百息,牛舐必瘥。牛不肯舐,著盐汁涂面上,即牛肯舐。(《备急千金要方校释》卷二五《卒死》,人民卫生出版社,1998年,第533页)

65.卒忤死,灸手十指爪下各三壮。(《备急方》云:治卒死而张目反折者。)又灸肩井百壮,又灸间使七壮,又灸巨阙百壮。(《备急千金要方校释》卷二五《卒死》,人民卫生出版社,1998年,第534页)

66.鬼击,灸人中一壮,立愈。不瘥更灸。又,灸脐下一寸三壮。(《备急千金要方校释》卷二五《卒死》,人民卫生出版社,1998年,第534页)

67.卒中恶:百会、玉枕,主卒起僵仆,恶见风寒。通天、络却,主暂起僵仆。大杼,主僵仆,不能久立,烦满里急,身不安席。(《备急千金要方校释》卷三十《针灸下》,人民卫生出版社,1998年,第664页)

68.飞尸遁注:天府,主卒中恶风邪气,飞尸恶注,鬼语遁尸。丰隆,主厥逆,足卒青痛如刺,腹若刀切之状,大便难,烦心狂见鬼好笑,卒面四肢肿。旁廷,在腋下四肋间,高下正与乳相当,乳后二寸陷中,俗名注市,举腋取之,刺入五分,灸五十壮。主卒中恶,飞尸遁注,胸胁满。九曲中府,在旁廷注市下三寸,刺入五分,灸三十壮。主恶风邪气遁尸,内有瘀血。(《备急千金要方校释》卷三十《针灸下》,人民卫生出版社,1998年,第664页)

（三）咒禁疗法

69.《枕中方》：治卒忤恶鬼魍魉欲死者，书额上作“鬼”字，即愈。（《医心方》卷十四《治卒死方》，华夏出版社，2011 年，第 283 页）

70.《崔氏》：疗卒中恶，气绝方：取真珠，书舌作“鬼”字，额上亦书之，大良。（《外台秘要方》卷二八《中恶方》，华夏出版社，2009 年，第 551 页）

71. 禁鬼客忤气：咒曰：吾上太山府谒拜皇老君，交吾却鬼，语我神方，上呼玉女，收摄不祥，登天左契，佩戴印章；头戴华盖，足蹑魁刚；左呼六甲，右呼六丁；前皇神，后越章。神师诛罚，不避豪强；先斩小鬼，后杀游光，何神敢住，何鬼敢当！一鬼不出，斩付魁刚，急急如律令（一云：吾上太山，道逢东王父，教吾杀鬼，语我有神禁，上帝王子，捕收飞祥，登天左契，佩戴印章，头戴华盖，足蹈天罡，先杀小鬼，后杀游光，何神敢住，何神敢当？缚汝正身，煮汝护汤，三日一治，五日一量，门丞收缚，皂君上章，吾含天地之气，读咒杀鬼之方，唾天自裂，唾地自缺，唾山自崩，唾水自竭，唾痈自溃，唾火自灭，唾邪自走，唾鬼自杀。急急如律令）。（《千金翼方校释》卷二九《禁经上・禁鬼客忤气》，人民卫生出版社，1998 年，第 447 页）

72. 又，吾为天师祭酒，为天地所使，身佩干灵之兵百千万亿，在吾前后，罗列左右，何神敢住，何鬼敢当？正神当住，邪鬼速去。急急如律令。（《千金翼方校释》卷二九《禁经上・禁鬼客忤气》，人民卫生出版社，1998 年，第 447 页）

73. 又，六甲六乙，邪鬼自出；六丙六丁，邪鬼入冥；六戊六己，邪鬼自止；六庚六辛，邪鬼自分；六壬六癸，邪鬼自死。急急如律令。（《千金翼方校释》卷二九《禁经上・禁鬼客忤气》，人民卫生出版社，1998 年，第 447 页）

74. 又，神师所唾，严如雪霜。唾杀百鬼，不避豪强，当从十指自出，前出封候，后出斩头。急急如律令。七遍咒之，先咒水喷病患，然后咒之欲东鬼，然后下刀。不瘥，更咒看之手十指头毛出。若咒病患时，当单被笼病患头，更遣两人捉被单两头以遮前，病患洗手莫拭，合手胡跪，然后咒之。（《千金翼方校释》卷二九《禁经上・禁鬼客忤气》，人民卫生出版社，1998 年，第 447 页）

二、尸病、鬼疰

（一）药物疗法（内治法）

1.《葛氏方》：疰病即是五尸中之尸疰，又挟诸鬼邪为害也。大略令人寒热淋沥，沉沉嘿嘿，不的知所苦，而无处不恶，累年积月，渐以至死。死后复注易旁人，乃致灭门。觉似此疾者，便宜急治之方：桃核仁五十枚，研之。以水一斗，煮取四升,一服尽当吐病,病不尽,二三日更作,若不吐者非注。(《医心方》卷十四《治疰病方》,华夏出版社,2011 年,第 292 页)

2.《葛氏方》:凡五尸,即是身中尸鬼接引外邪,共为病害。经术其有消灭之方,而非世徒能用,今复撰诸经要,以救其弊方:雄黄一两,大蒜一两,捣令相和如弹丸者,纳二合热酒中,服之须臾瘥。未瘥更一服便止。有尸疹者常宜蓄此药也。(《医心方》卷十四《治诸尸方》,华夏出版社,2011 年,第 293 页)

3. 又方:桂、干姜分等,末之。盐三指撮,熬令青,末合,水服二方寸匕。(《医心方》卷十四《治诸尸方》,华夏出版社,2011 年,第 293 页)

4.《肘后》:疗卒中五尸。五尸者,飞尸、遁尸、风尸、沉尸、尸疰也。其状皆腹痛胀急,不得气息,上冲心胸,傍攻两胁,或磥块踊起,或挛引腰脊,今取一方而兼疗之:捣蒺藜子,蜜丸如胡豆,服二丸,日三。又方:捣商陆根熬,以囊盛之,更番熨之,冷复易。又方:粳米二升,水六升,煎二沸服之。又方:掘土作小坎,以水满坎中,熟搅取汁饮之。(《外台秘要方》卷十三《五尸方》,华夏出版社,2009 年,第 267 页)

5.《僧深方》:西王母玉壶赤丸,备急治尸注卒恶水陆毒螫万病方:武都雄黄一两(赤如鸡冠),八角大附子一两(炮,称),藜芦一两,上丹沙一两(不使有石者),白礜石一两(练之,一日一夕),巴豆一两(去皮,熬令紫色,称之。一方有真朱一两)。凡六物,悉令精好。先冶巴豆三千杵;次纳礜石,冶三千杵;次纳藜芦,冶三千杵;次纳雄黄,冶三千杵;次纳白蜜,冶三千杵。亦可从此更冶方杵最佳。有加真朱一两者。若不用丹沙而纳真朱二两,无在也。生礜石、黑礜石皆可用,不必白色者。巴豆勿用两人者。又方:别捣藜芦、附子下筛,乃更称之。又一方:每纳药辄冶五百杵,辄纳少蜜,恐药飞。捣都毕乃更冶万杵。合药得童子冶之大佳。无童子,但凡人三日斋戒,乃使之合药。用建除日天清无云雾日向月建,药成密之,勿令泄,着清洁处。大人服之皆如小豆,但丸数亦无常。此药治万病,无所不主。方上虽不能具载,故略说耳。若本病将服者,禁食生鱼、生菜、猪肉。……疰病百种,病不可名,将服二丸,日再。……卒中恶欲死,不知人,以酒若汤水和二丸,强开口灌喉中,捧坐令下。……若独宿止林泽之中,若冢墓间,烧一丸,百鬼走去,不敢近人。……着绛囊中以系臂,男左女右。山精鬼魅皆畏之。(《医心方》卷十四《治疰病方》,华夏出版社,2011 年,第290 ~ 291页)

6.《集验》:疗飞尸,瓜蒂散方:瓜蒂、赤小豆各一分,雄黄二分(研)。上三味，捣下细筛，一服五分匕，稍增至半钱匕，以酪服药。《广济》同。《广济》疗卒中恶，心腹绞刺，气急胀，奄奄欲绝。(《外台秘要方》卷十三《飞尸方》，华夏出版社，2009年，第266页)

7.《集验》：疗遁尸，心腹刺痛不可忍方：桂心一尺(准一两)，干姜三分，巴豆二枚(去皮心，熬)。上三味，合捣下筛，以好苦酒和之如泥，以涂痛处，燥即易之。忌野猪肉、芦笋。《千金》同。用干姜一两。(《外台秘要方》卷十三《遁尸方》，华夏出版社，2009年，第267页)

8.《集验》：疗江南疰病，凡有九十九种，寒热尸疰，此病随月盛衰，人有三百六十脉，走入皮中，或左或右，或里或表，如刀锥所刺，乍寒乍热，喉咽如鲠，食如噎，胸中痛，绕脐苦痛，食不知味，腰中难以俯仰，两膝屈伸，面或黄或青，或白或黑，至死更相注易方：取桑根白皮切三升，曝燥作汤，淋取汁，浸小豆二升，如此取汁尽，蒸豆熟，作羊鹿肉羹，啖此豆。(《外台秘要方》卷十三《江南九十九疰方》，华夏出版社，2009年，第269页)

9.《拯要方》：疗恶疰，入心欲死，无问远近年月皆愈方：安息香半两为末，酒服即愈。(《医心方》卷十四《治疰病方》，华夏出版社，2011年，第292页)

10.《龙门方》：疗恶疰入心欲死方：独头蒜一枚，书墨如枣大，并捣以酱汁一小合，顿服，立瘥。又方：取盐如鸡子，布裹烧赤末，酒服吐即验。又方：取椒，布裹，薄布疰上，以熨斗盛火熨之，令汗出验。(《医心方》卷十四《治疰病方》，华夏出版社，2011年，第293页)

11.《新录方》：恶疰方：盐五合，灶突墨三合，水三升，煮盐消去滓，顿服，吐瘥。(《医心方》卷十四《治疰病方》，华夏出版社，2011年，第293页)

12. 又方：桃枝切三升，水四升，煮取一升六合，二服。(《医心方》卷十四《治疰病方》，华夏出版社，2011年，第293页)

13. 又治遁尸方：牛蹄下土三指撮，酒一盏下。亦治风尸。又方：盐墨汤顿服。(《医心方》卷十四《治诸尸方》，华夏出版社，2011年，第293页)

14. 又方：炒艾熨之。又方：熬艾以青布裹，更熨。又方：熬大豆裹，更熨。(《医心方》卷十四《治诸尸方》，华夏出版社，2011年，第293页)

15.《范汪方》治尸注毒痛往来方：烧发灰，杏子中仁熬令紫色，凡二物，分等，膏和，酒服梧子三丸，日三。(《医心方》卷十四《治疰病方》，华夏出版社，2011年，第293页)

16.《救急单验方》疗恶疰方:阿魏药服二分,和酒立瘥。又方:桂心三两,酒三升煮取一升,分再服瘥。(《医心方》卷十四《治疰病方》,华夏出版社,2011 年,第 293 页)

17.《备急》:疗卒中五尸,遁尸、风尸、飞尸、尸疰、沉尸,其状皆腹痛胀急,冲心攻胁,或磥块踊起,或牵腰脊方:破鸡子一枚,取白生吞之,困者摇头令下。(《外台秘要方》卷十三《五尸方》,华夏出版社,2009 年,第 267 页)

18. 又方:干姜、附子各一两,桂心二分,巴豆三十枚(去皮心,生用),上四味,捣筛蜜和,又纳臼中捣万杵,服如小豆二丸。此药无所不疗。忌野猪肉、芦笋、生葱。(《外台秘要方》卷十三《五尸方》,华夏出版社,2009 年,第 267 页)

19.《古今录验》:附著散,疗飞尸在人皮中,又名恶脉,又名贼风,发时急头痛,不在一处,针灸则移,发时一日半日乃微瘥,须臾复发,皆疗之方:细辛、天雄(炮)、莽草各一分[①],桂心三分,附子四分(炮),雄黄二分(研),乌头四分(炮),干姜四分,真珠二分(研)。上九味,捣下筛,服五分匕,不知稍增,当以好酒服之。忌猪肉、冷水、生葱、生菜。[②](《外台秘要方》卷十三《飞尸方》,华夏出版社,2009 年,第 266 页)

20.《古今录验》:八毒赤丸,疗五尸癥积及恶心痛、蛊疰、鬼气,无所不疗,即是李子豫赤丸方(出胡录):雄黄(研)、真珠(研)、礜石(泥裹烧半日)、牡丹皮、巴豆(去皮心,熬)、附子(炮)、藜芦(炙)各一两,蜈蚣一枚(炙,去足),上八味,捣筛,蜜和丸,服如小豆二丸,日一,极得吐下。欲长将服者,可减一丸。忌猪肉、狸肉、芦笋、生血物等。(《外台秘要方》卷十三《五尸方》,华夏出版社,2009 年,第 267 页)

21. 又五尸丸,疗诸尸疰方:芍药、桂心各八分,吴茱萸一合,丹砂(研)、芎䓖、乌头(炮)、干姜各四分,蜀椒一两(去目,汗),栀子仁五分,巴豆四十枚(去心皮,熬),上十味,捣下筛,蜜和丸如大豆,一服三丸,日三。忌猪肉、生葱、芦笋、生血物。胡洽有芫花四分,野葛皮二分,为十二味。(《外台秘要方》卷十三《五尸方》,华夏出版社,2009 年,第 267 页)

22.《古今录验》:五疰丸,一名神仙丸,一名千金丸,一名转疰丸,一名司命丸,一名杀鬼丸。疗万病,邪鬼疰忤,心痛上气,厌梦蛊毒,伤寒时疾疫疠方:丹砂

① 《千金方》作"甘草"。
② 《千金方》云:"《胡洽》有蜀椒四分,不用桂心、附子。"

(研)、礜石(泥裹烧半日)、雄黄(研)、巴豆(去心皮,熬)、藜芦(熬)、附子(炮)各二分,蜈蚣一枚(炙去足)。上七味,捣筛,蜜和丸如小豆,服一丸,日一,即瘥。不解,夜半更服一丸,定止。带一丸辟恶。忌猪肉、冷水、生血物、狸肉。(《外台秘要方》卷十三《五疰方》,华夏出版社,2009 年,第 268 页)

23.《古今录验》:神秘丸,疗鬼疰邪忤,飞尸疰击,犬马啮,蜂蛇毒螫,尽皆消除方:大黄四两,消石三两(熬),巴豆(去心皮,熬)、雄黄(研)各二两。上四味,捣筛,蜜和丸如小豆,先食服二丸,日一服。忌野猪肉、芦笋。(《外台秘要方》卷十三《鬼疰方》,华夏出版社,2009 年,第 270 页)

24.《古今录验》:还命千金丸,疗万病,心腹积聚坚结,胸胁逆满咳吐,宿食不消,中风鬼疰入腹,面目青黑,不知人方:雄黄(研)、鬼臼、徐长卿、礜石(泥裹,烧半日)、瓜丁、雌黄(研)、干姜各四分,野葛七分(炙),斑猫二十枚(去足翅,熬),蜀椒四分(去目,汗),地胆十五枚(去翅,熬),射罔二分,丹参四分。上十三味,捣筛,蜜和捣三千杵,丸如小豆,先食服一丸,日三,不知渐增,以知为度。若百毒所螫,牛抵践,马所蹋啮,痈肿瘰疬,以一丸于掌中,唾和涂痛上,立愈。正月旦以椒酒率家中大小各服一丸,终岁无病。神良有验,秘不传。(《外台秘要方》卷十三《鬼疰心腹痛方》,华夏出版社,2009 年,第 270 页)

25.《古今录验》:黄帝护命千金丸,疗羸瘦历年,胸满结疹,饮食变吐,宿食不下,中风鬼疰疾瘦方:野葛七寸(炙)、斑猫二十枚(去足翅,熬)、雄黄(研)、雌黄、鬼臼、瓜丁、丹砂(研)、礜石(泥裹,烧半日)、沙参、莽草(炙)、椒(去目,汗)各一两,地胆十五枚(去足翅,熬)。上十二味,捣下筛,蜜和捣三千杵,丸如梧子,服五丸,日二。卒中恶气绝不知人,服如小豆二丸,老小半之。牛马所抵践痈肿,若虫毒所啮,取一丸着掌中,唾和涂疮中毒上,立愈。正月旦以酒率家中大小各服一丸,一岁不病。若伤寒身热,服一丸。若欲视病,服一丸,病者共卧不恐。忌生血物。(《外台秘要方》卷十三《鬼疰羸瘦方》,华夏出版社,2009 年,第 271 页)

26. 又犀角丸,疗百病鬼疰,恶风入人皮肤,淫淫液液流无常处,四肢不仁,牵引腰背,腹胀满心痛,逆气填胸,不得饮食,噏噏短气,寒热羸瘦,喜恶梦与鬼神交通,热咳唾脓血,皆疗之方:犀角(屑)、桂心各三分,羚羊角(屑)、牛黄、鬼臼、附子(炮)、獭肝(炙)各二分,巴豆三十枚(去心皮,熬),蜈蚣四枚(去足,炙),麝香(研)、真珠、雄黄(研)、丹砂(研)各四分,射罔一分,贝齿十个(烧)。上十五味,捣筛,蜜和捣五千杵,平旦服如胡豆二丸,日三。慎生葱、猪肉、冷水、芦笋、生血

物等。(《外台秘要方》卷十三《鬼疰羸瘦方》,华夏出版社,2009 年,第 271 页)

27.《广济》:疗初得遁尸及五尸,经年不瘥,心腹短气。方:鹳骨三寸(炙),羚羊鼻二枚(炙令焦),干姜一两,麝香二分(研),蜥蜴一枚(炙),斑猫十四枚(去翅足,熬),鸡屎白三两(熬),巴豆五枚(去心皮,熬令黑),芫青二十枚(去翅足,熬),藜芦一两(去芦头,熬令黄)。上十味,捣筛,蜜和丸,空腹以饮服如小豆三丸,日二服,稍加至六、七丸,以知为度,至吐利。忌生冷、油腻、猪肉、蒜、粘食、陈臭、芦笋。一方无斑猫、鸡屎白、巴豆、芫青、藜芦。(《外台秘要方》卷十三《遁尸方》,华夏出版社,2009 年,第 266 页)

28. 又初得遁尸鬼疰,心腹中刺痛不可忍。方:青木香六分,丁香六分,鬼箭羽、桔梗、紫苏、橘皮、当归各八分,生姜十二分,槟榔十四分(合子碎),桃枭十四枚。上十味,切,以水九升,煮取三升,绞去滓,分为三服,日晚再,以快利为度。忌如药法。一方无橘皮、桃枭。(《外台秘要方》卷十三《遁尸方》,华夏出版社,2009 年,第 267 页)

29.《删繁》:疗五尸蛊疰,中恶客忤,心腹刺痛。丹砂丸方:丹砂(研)、干姜、芎䓖、芫花(熬)、乌头(炮)各四分,芍药、桂心各八分,野葛皮三分(炙),吴茱萸一合。上九味,捣筛,蜜和为丸如大豆,服三丸,日三。清饮进之。忌生血物、猪肉、生葱。一方无巴豆、栀子。(《外台秘要方》卷十三《五尸方》,华夏出版社,2009 年,第 267 页)

30.《删繁》:疗尸疰损鼻,或闻哭声,或见尸常发,死人席汤方:取死人眠席,斩棺内余弃路者,一虎口,长三寸,止一物,以水三升,煮取一升,为一服,立效。(《外台秘要方》卷十三《尸疰方》,华夏出版社,2009 年,第 268 页)

31.《删繁》:《华佗录帙》五疰丸,疗中恶、五疰、五尸入腹,胸胁急痛,鬼击客忤,停尸垂死者,入喉即愈。若已噤,将物强发开;若不可发,扣齿折以灌下药汤,酒随进之,即效方:丹砂(研)、雄黄(研)、附子(炮)各一两,甘遂半两(熬),豉六十枚(熬),巴豆六十枚(去心皮,熬令变色),上六味,捣下筛,巴豆别研令如脂,乃更合捣取调,白蜜和之,藏以密器。若有急症,服胡豆二丸,不觉更益,以饮投之。此药多有所疗,杀鬼解毒,破积去水,良验。忌生血物、猪肉、芦笋。(《外台秘要方》卷十三《五疰方》,华夏出版社,2009 年,第 268 页)

32.《文仲》:疗卒中五尸方:取屋四角茅,纳铜器中,以三尺布覆腹,著气布上,烧茅令热,随痛追逐,跖下痒便瘥。若瓦屋削四角柱烧,用之神验。(《外台秘

要方》卷十三《五尸方》,华夏出版社,2009 年,第 267 页)

33.《文仲》:疗尸疰方:取新布裹椒薄疰上,以熨斗火熨焦令汗出,立验。(《外台秘要方》卷十三《尸疰方》,华夏出版社,2009 年,第 268 页)

34. 又鹳骨丸,疗尸疰恶气,兼疗百病。方:鹳骨三寸(炙),桂心三寸,虻虫十四枚(去翅足,熬),巴豆三十枚(去心皮,熬),斑猫十四枚(去翅足,熬),上五味,捣筛,蜜和为丸如小豆,一服二丸,日三服,清饮进之。忌野猪肉、芦笋、生葱。(《外台秘要方》卷十三《尸疰方》,华夏出版社,2009 年,第 268 页)

35.《小品》:五疰汤,主卒中贼风、遁尸、鬼邪,心腹刺痛大胀急方:大黄三两(别渍),甘草二两(炙),乌头十枚(炮,削皮),生姜半斤,桂心四两,芍药、当归各二两,蜜一斤,上八味,切,以水九升,煮取三升,乌头别纳蜜中煎,令得一升,投著汤中,去滓,分服三合,如人行三十里又一服,日三,不知可至四合。王尹威数用之。忌海藻、菘菜、猪肉、生葱。(《外台秘要方》卷十三《五疰方》,华夏出版社,2009 年,第 268 页)

36.《崔氏》:金牙散,主邪魅心腹刺痛,病状与前同:金牙(别研)、雄黄(研)、丹砂(研)、礜石(泥裹,烧半日)、寒水石、芫青(熬)、巴豆(去心皮,熬)、朴消、桔梗、茯苓、人参、贯众、附子(炮)、蜀椒(去目,汗)、露蜂房(炙)、龙骨、干姜、牧桂、乌头(炮)、石膏(研)、莽草(炙)、苁蓉、大戟、芫花(熬)、防风、狸骨(炙)、商陆根、大黄、细辛、蛇蜕(炙)、玉支、贝母(一作牙子),上三十二味,分等下筛,酒服五分匕,日三。忌猪肉、冷水、生菜、生血肉、大醋、芦笋。(《外台秘要方》卷十三《江南九十九疰方》,华夏出版社,2009 年,第 269 页)

37.《崔氏》:金牙散,疗江南三十六疰,人病经年,羸瘦垂死,服之皆瘥。并带之能杀鬼气,逐尸疰,诸恶疠不祥悉主之。方(出《胡洽》):金牙(研)、曾青(研)、消石(研)、礜石(泥裹,烧半日)、石膏(研)、莽草、玉支、雄黄(研)、朱砂(研)、寒水石、龙骨、蛇蜕皮(炙)、芫青(熬)、当归、龙胆、大黄、细辛、防风、大戟、芫花(熬)、冶葛(炙)、苁蓉、天雄(炮)、茯苓、附子(炮)、乌啄(炮)、干姜、人参、桔梗、桂心、椒(去目,汗)、贯众、巴豆(去心皮,熬)、狸骨(炙)、蜂房(炙)、鹳骨(炙)各一两。上三十六味,捣筛为散,以酒服一钱匕,渐增五分匕,日三。并以三角绛囊贮散方寸匕,以系头及心上,大良。一方加蜈蚣、蜥蜴、雌黄、鉴鼻、麝香、毒公,合四十二味。忌猪肉、生血物、生菜、冷水、大醋、芦笋。(《外台秘要方》卷十三《江南三十六疰方》,华夏出版社,2009 年,第 269 页)

38.《崔氏》:蜀金牙散,疗鬼疰风邪,鬼语尸疰,或在脊胁,流无常处,不喜见人,意志不定,面目脱色,目赤鼻张,唇焦爪甲黄方:金牙一分(研),蜈蚣(炙)、蜥蜴(石上者,炙)、附子(炮)各一枚,人参四分,蜣螂七枚(炙),徐长卿、芫青(炙)、斑蝥(去翅足,熬)各十四枚,雄黄一分(研),桂心四分,鬼臼二分,野葛一分(炙),毒公三分[①],芎䓖二分,石长生、椒(去目,汗)、大黄、甘草(炙)、蛇蜕皮(炙)、露蜂房(炙)、曾青(无,蓝青代,别研)、真珠(别研)、丹砂各二分,鬼督邮(徐长卿、鬼督邮均在)、乌头(炮)、狼毒各二分,石膏五分(研),蔄茹一分,芜荑、鬼箭、藜芦(炙)、鹳骨(炙)、雷丸、干漆(熬)、龟甲(炙)各二分,狼牙四分,亭长七枚(炙),贝母二枚,凝水石五分,牛黄(别研)、胡燕屎各四分,桔梗三分,铁精一分(研),消石二分(研)。上四十五味,捣筛为散,先食酒服一刀圭,日再,不知稍增之,有蛊随大小便出也。忌猪肉、冷水、生葱、海藻、菘菜、生血物、狸肉。(《外台秘要方》卷十三《鬼疰方》,华夏出版社,2009年,第270页)

39.蜈蚣汤,治恶疰邪气往来,心痛彻背,或走入皮肤,移动不定,苦热,四肢烦疼,羸乏短气。方:蜈蚣一枚,牛黄一分,大黄二两,丹砂、人参各三分,细辛、鬼臼、当归、桂心、干姜各一两,黄芩、麝香各半两,附子四枚,上十三味,㕮咀,以水一斗,煮取三升,去滓,下牛黄、麝香末,分三服。(《备急千金要方校释》卷十七《飞尸鬼疰》,人民卫生出版社,1998年,第382页)

40.治卒中恶,贼风寒冷,入腹便绞痛,或飞尸、遁尸,发作无时,抢心胸满,胁痛如刀刺,口噤者。方:甘草、干姜、干地黄、茯苓、羊脂、当归、细辛各一两,芍药、吴茱萸、桂心各二两,栀子仁十五枚,上十一味,㕮咀,以水八升,煮取三升,去滓,纳脂烊尽,分三服。欲利者,加大黄二两。(《备急千金要方校释》卷十七《飞尸鬼疰》,人民卫生出版社,1998年,第382页)

41.治卒中恶风,角弓反张,或飞尸、遁尸,心腹绞痛者。方:茯苓、芎䓖、当归、干地黄、甘草各一两,桂心、吴茱萸、干姜、芍药各二两,栀子仁十四枚,上十味,㕮咀,以水八升,煮取三升,分三服。痛甚者,加羊脂三两,当归、人参、芍药各一两;心腹坚急,加大黄三两。(《备急千金要方校释》卷十七《飞尸鬼疰》,人民卫生出版社,1998年,第382页)

42.桃奴汤,治中恶毒气(诸尸)蛊疰,心腹卒绞痛,方:桃奴、当归、人参、干姜

---

① 毒公、乌头、鬼臼皆有,此毒公不知为何。

各二两,芎䓖、甘草各三两,丹砂、麝香、茯苓、犀角、鬼箭羽、桂心各一两,上十二味,㕮咀,以水九升,煮取二升半,去滓。分三服,未食服。大便不通,腹满者,加大黄三两,芒硝二两。(《胡洽》有雄黄一两,无丹砂、芎䓖。)(《备急千金要方校释》卷十七《飞尸鬼疰》,人民卫生出版社,1998 年,第 382 页)

43. 治诸杂疰相连续死,亦治三十年众疰,方:桃根白皮一斤,㕮咀,以水二斗,煮取一斗,去滓。分八九服,二日服之令尽。(《崔氏》用桃根白皮,治疰在心腹,痛不可忍者。)又方:捣桃仁二七枚,研,酒服之。又方:小芥子,末之,鸡子白和敷。(《备急千金要方校释》卷十七《飞尸鬼疰》,人民卫生出版社,1998 年,第 383 页)

44. 尸疰、鬼疰者,即五尸之中尸疰,又挟鬼邪为害者也。其变动乃有三十六种至九十九种,大略令人寒热淋沥,沉沉默默,不的知其所苦,而无处不恶,累年积月,渐就顿滞,以至于死,死后复注易旁人,乃至灭门。觉如此候者,宜急疗之,方:獭肝一具,阴干,治下筛。水服一方寸匕,日三。如一具不瘥,更作。(《备急千金要方校释》卷十七《飞尸鬼疰》,人民卫生出版社,1998 年,第 383 页)

45. 大附着散,治五尸疰忤,与前状同,方:黄芩、由跋各一两,金牙、犀角、麝香、牛黄各一分,天雄、桂心各半两,椒目、细辛、雄黄、干姜、黄连各一两,真朱三分,蜈蚣一枚,上十五味,治下筛。酒服一钱匕,日三,以知为度。(《备急千金要方校释》卷十七《飞尸鬼疰》,人民卫生出版社,1998 年,第 383 页)

46. 白术散,治风入脏腑,闷绝,常自躁痛,或风疰入身,冷疰鬼疰,飞尸恶气,肿起,或左或右,或前或后,或内或外,针灸流移,无有常处,惊悸,腹胀气满,叉心头痛,或恍惚悲惧,不能饮食,或进或退,阴下湿痒,或大便有血,小便赤黄,房中劳极,方:白术十四枚,附子、秦艽、人参、牡蛎、蜀椒、细辛、黄芩、芎䓖、牛膝各三分,干姜、桂心、防风各五分,茯苓、桔梗、当归、独活、柴胡各四分,乌头、甘草、麻黄、石楠、莽草、栝楼根、天雄、杜仲各二分,上二十六味,治下筛。平旦酒服五分匕,讫,如人行七里久,势欲解,更饮酒五合为佳。(《备急千金要方校释》卷十七《飞尸鬼疰》,人民卫生出版社,1998 年,第 384 页)

47. 太乙备急散,治卒中恶客忤,五尸入腹,鬼刺鬼痱,及中蛊疰,吐血下血及心腹卒痛,腹满,伤寒热毒病六七日,方:雄黄、桂心、芫花各二两,丹砂、蜀椒各一两,藜芦、巴豆各一分,野葛三分,附子五分,上九味,巴豆别治如脂,余合治下筛,以巴豆合和,更捣合和调,置铜器中密贮之,勿泄。有急疾,水服钱五匕,可加至半钱匕,老少半之。病在头当鼻衄,在膈上吐,在膈下利,在四肢当汗出。此之所为如汤沃雪,手下皆愈。方宜秘之,非贤不传。(《备急千金要方校释》卷十七《飞尸鬼疰》,人民卫生出版社,1998年,第384页)

48.龙牙散,治百疰邪气,飞尸万病,方:龙牙、茯苓各二两半,雄黄、枣膏、芍药各五分,干地黄、石斛、胡燕屎各三分,铜镜鼻、甘草、橘皮、芎䓖、鬼督邮、远志、鳖甲各半两,狸阴二具,蜈蚣一枚,鬼箭羽、乌头、羌活、露蜂房、曾青、真珠、桂心、杏仁、防风、桃奴、鬼臼、鹳骨各一两,人参、大黄各一两半,苏子四合,白术二两,上三十三味,治下筛。酒服一刀圭,以知为度,当有虫从大便出。(《备急千金要方校释》卷十七《飞尸鬼疰》,人民卫生出版社,1998年,第384页)

49.治鬼疰蛊疰,毒气变化无常,方:鲛鱼皮、犀角、麝香、丹砂、雄黄、蜈蚣、丁香、蘘荷根、鹿角、龙骨、蜀椒、干姜各一分,贝子一枚,上十三味,治下筛,酒服方寸匕,加至二匕,日三。(《备急千金要方校释》卷十七《飞尸鬼疰》,人民卫生出版社,2009年,第384页)

50.治暴心痛,面无颜色,欲死者,方:以布裹盐,如弹丸大,烧令赤,置酒中消,服之,痢即愈。(《备急千金要方校释》卷十七《飞尸鬼疰》,人民卫生出版社,2009年,第384页)

51.治蛊疰方:烧猫儿屎灰,水服之。用雄猫儿。(《备急千金要方校释》卷十七《飞尸鬼疰》,人民卫生出版社,1998年,第384页)

52.鹳骨丸,主遁尸,飞尸,积聚,胸痛连背,走无常处,或在脏,或肿在腹,或奄奄然而痛,方:鹳骨三寸,雄黄、莽草、丹砂(一作丹参)、牡蛎(一作牡丹)各四分,藜芦、桂心、野葛各二分,斑蝥十四枚,巴豆四十枚,蜈蚣一枚,芫青十四枚,上十二味,末之,蜜丸。服如小豆大二丸,日三,以知为度。(《备急千金要方校释》卷十七《飞尸鬼疰》,人民卫生出版社,1998年,第385页)

53.蜥蜴丸,主癥坚水肿,飞尸,遁尸,寒尸,丧尸,尸注,骨血相注,恶气鬼忤,蛊毒邪气往来,梦寤存亡,流饮结积,虎狼所啮,猘犬所啮,鸩毒入人五脏。服药以杀其毒,毒即消。妇人邪气鬼忤亦能遣之,方:蜥蜴二枚,地胆五十枚,䗪虫四十枚,杏仁三十枚,蜣螂十四枚,虻虫三十枚,朴硝七分,泽漆二分,芍药五分,虎骨六分,甘草一两,桃奴二分,犀角二分,巴豆七分,鬼督邮二分,干姜四分,桑赤鸡二分,款冬花三分,甘遂五分,蜈蚣二枚,上二十味,别治巴豆、杏仁如膏,纳诸药末,研调,下蜜,捣二万杵,丸如麻子大。食前服三丸,日一,不下加之。不取吐下者，一丸，旦服。有人风冷注，癖坚二十年，得愈。(《备急千金要方校释》卷十七《飞尸鬼疰》，人民卫生出版社，1998 年，第 385 页)

54. 治诸疰病，毒疰、鬼疰、食疰、冷疰，痰饮宿食不消，酒癖，桔梗丸：桔梗、藜芦、皂荚、巴豆、附子各二两，上五味，末之，蜜和，捣万杵。宿不食，旦起饮服二丸如梧子大，仰卧，服勿眠。至食时，膈上吐，膈下下，去恶物如蝌蚪虾蟆子，或长一二尺。下后当大虚，口干，可作鸡羹，饮五合，大极饮一升，食粥三四日。病未尽，更服。忌如药法。(《备急千金要方校释》卷十七《飞尸鬼疰》，人民卫生出版社，1998 年，第 385 页)

55. 十疰丸，主十种疰：气疰、劳疰、鬼疰、冷疰、生人疰、死人疰、尸疰、食疰、水疰、土疰等，方：雄黄、巴豆各二两，人参、甘草、细辛(一作藁本)、桔梗、附子、皂荚、蜀椒、麦门冬各一两，上十味，末之，蜜丸。空腹服如梧子大五丸，日二，稍加，以知为度。(《备急千金要方校释》卷十七《飞尸鬼疰》，人民卫生出版社，1998 年，第 385 页)

56. 太一神明陷冰丸，主诸病，破积聚，心下支满，寒热鬼疰，长病咳逆唾噫，辟除众恶，鬼逐邪气，鬼击客忤，中恶，胸中结气，咽中闭塞，有进有退，绕脐绞痛恻恻，随上下按之挑手，心中愠愠如有虫状，毒注相染灭门，方：雄黄二两，芫青五枚，桂心二两，真珠一两半，麝香、人参、犀角、鬼臼各一两，附子一两半，蜈蚣一枚，乌头八枚，杏仁三十枚，射罔一两，丹砂二两，蜥蜴一枚，斑蝥七枚，藜芦、矾石(一作礜石)各二两，樗鸡七枚，地胆七枚，牛黄一两，当归三两，巴豆一分，大黄二两，上二十四味，末之，以蜜和，捣三万杵，丸如小豆大。先食服二丸，日再，不知稍增。以药二丸著门上，令众邪不近。伤寒服之，无不愈。若至病家及视病人，夜行独宿，服二丸，众鬼不能近也。(《胡洽》无芫青、桂心、真珠、麝香、人参、犀角、乌头、射罔、蜥蜴、樗鸡、牛黄、当归，只十二味。与积聚篇重。)(《备急千金要方校释》卷十七《飞尸鬼疰》，人民卫生出版社，1998 年，第 386 页)

57. 江南度世丸，主万病，癥结积聚，伏尸，长病寒热，疰气流行皮中，久病著床，肌肉消尽，四肢烦热，呕逆不食，伤寒，时气恶疰，汗出，口噤不开，心痛，方：蜀椒三两，人参、细辛、甘草各二两，茯苓、真珠、大黄、干姜、丹砂、野葛、桂心、雄黄、鬼臼、麝香各一两，乌头、牛黄各二分，附子、紫菀各六分，巴豆六十枚，蜈蚣二枚，上二十味，末之，蜜丸。饮服小豆大二丸，加至四丸，日一。加獭肝一具，尤良。(《备急千金要方校释》卷十七《飞尸鬼疰》，人民卫生出版社，1998 年，第 386 页)

58. 大度世丸,主万病,与前状同,方:牛黄、大黄、雄黄、细辛、附子、真珠、甘草、人参、射罔、丹砂、鬼臼、莽草各一两,蜀椒、麝香、鬼箭羽、茯苓、桂心、紫菀各二两,干姜三两,野葛一尺,蜥蜴、蜈蚣各一枚,巴豆仁八十枚,地胆五十枚,芫青二十枚,樗鸡三十枚,上二十六味,末之,蜜丸。以饮服如小豆二丸,日二,先食服之。(《备急千金要方校释》卷十七《飞尸鬼疰》,人民卫生出版社,1998 年,第 386 页)

59. 治疰病相染易及霍乱中恶,小儿客忤长病,方:獭肝一具,雄黄、莽草、丹砂、鬼臼、犀角、巴豆各一两,麝香一分,大黄、牛黄各一两,蜈蚣一枚,上十一味,末之,蜜丸。空腹服如麻子大二丸,加至三丸,以知为度。(《备急千金要方校释》卷十七《飞尸鬼疰》,人民卫生出版社,1998 年,第 386 页)

60. 雷氏千金丸,主行诸气,宿食不消,饮食中恶,心腹痛如刺及疟,方:大黄五分,巴豆仁六十枚,桂心、干姜各二两,硝石三分,上五味,末之,蜜丸,捣三千杵。服如大豆二丸,神验无比。已死者,折齿灌之。(《备急千金要方校释》卷十七《飞尸鬼疰》,人民卫生出版社,1998 年,第 386 页)

61. 治遁尸,尸疰,心腹刺痛不可忍者,方:桂心、干姜各一两,巴豆仁二两,上三味,治下筛,以上醋和如泥。敷病上,干即易之。(《备急千金要方校释》卷十七《飞尸鬼疰》,人民卫生出版社,1998 年,第 387 页)

62. 芥子薄,主遁尸、飞尸,又主暴风毒肿流入四肢、头面,方:白芥子一升,蒸熟,捣,以黄丹二两搅之,分作两分,疏布袋盛之,更蒸使热,以薄痛上,当更迭蒸袋,常使热薄之,如此三五度即定。(《备急千金要方校释》卷十七《飞尸鬼疰》,人民卫生出版社,1998 年,第 387 页)

(二)灸疗法(外治法)

63.《新录方》:治飞尸方:灸脊中及两旁相去三寸,各五十炷。(《医心方》卷十四《治诸尸方》,华夏出版社,2011 年,第 293 页)

64. 又治沉尸方:灸太仓(中管也)七壮。又灸乳下一寸,七壮。(《医心方》卷十四《治诸尸方》,华夏出版社,2011 年,第 293 页)

65. 凡五尸者,飞尸、遁尸、风尸、沉尸、尸疰也,今皆取一方兼治之。其状腹痛胀急不得气息,上冲心胸,旁攻两胁,或磥块踊起,或挛引腰背。治之法,灸乳后三寸,男左女右,可二七壮。不止者,多其壮,取愈止。又,灸两手大拇指头各七壮。又,灸心下三寸十壮。又,以细绳量患人两乳头内,即裁断,中屈之,又从乳头向外量,使当肋罅于绳头,灸三壮或七壮,男左女右。卒疰忤攻心胸,灸第七椎随年壮。又,灸心下一寸三壮。又,灸手肘纹随年壮。(《备急千金要方校释》卷十七《飞尸鬼疰》,人民卫生出版社,1998 年,第 387 页)

66. 一切疰,无新久,先仰卧,灸两乳边斜下三寸,第三肋间,随年壮,可至三百壮。又治诸气,神良。一名注市。(《备急千金要方校释》卷十七《飞尸鬼疰》,人民卫生出版社,1998 年,第 387 页)

67. 灸一切注,无新久者,先仰卧,灸两乳两边斜下三寸,名注市,随年壮。第二肋间名期门,灸随年壮。又,两手大指头各灸七壮。乳下一寸,逐病所在,灸之,病瘥止。(《千金翼方校释》卷二七《针灸中 · 肺病》,人民卫生出版社,1998 年,第 426 页)

68. 一切恶疰,气急不得息,欲绝者及积年不瘥者,男左手虎口纹,于左乳头并四指当小指节下间灸之,妇人以右手也。(《千金翼方校释》卷二七《针灸中 · 肺病》,人民卫生出版社,1998 年,第 427 页)

(三)咒禁疗法

69. 禁注法:吾从天南来至北,食盐三斛,饮水万千,经江量海,手捉丘山,口含百毒,心怀蚰蜒。唾天须转,唾地陷穿,唾石碎裂,唾火灭烟,唾鬼即死,唾水竭渊。东方之注自名医,入人体中注心根,神师咒注注灭门,南方之注自名青,入人体中注百脉,神师咒注注即易。西方之注自名摇,入人体中注脊腰,神师咒注注即消。北方之注自名雌,入人体中注心脾。神师咒注注即移。中央之注自名雌,入人体中注十指,神师咒注注即死。四方之注尽已亡,惟我五脏永安强。急急如律令。(《千金翼方校释》卷三十《禁经下 · 禁遁疰》,人民卫生出版社,1998 年,第 455 页)

70. 禁注出血法:(三七遍急之)东方之注自名羊,入人体中主腹肠,神师咒注注即亡。南方之注自名狗,入人体中主心口,神师咒注注即走。西方之注自名鸡,入人体中主心脐,神师咒注注即迷。北方之注自名鱼,入人体中主六腑,神师咒注注即无。中央之注自名雉,入人体中主心里,神师咒注注自死。谨告病患身中诸注,殃若在心腹及胸肠,或在四肢并中央。(《千金翼方校释》卷三十《禁经下 · 禁遁疰》,人民卫生出版社,1998 年,第 455 页)

71. 谨告四方诸关节,急送血殃,三焦关元,下部膀胱,若有若无,不出者亡。速去百年毒,神符欲居汝处。急急如律令。(《千金翼方校释》卷三十《禁经

下·禁遁疰》,人民卫生出版社,1998 年,第 456 页)

72. 又法:注父张,注母杨,注兄靖,注弟强,注姊姖,注妹姜。知汝姓字,得汝宫商,何不远去,住何所望?前出封侯,后出斫头;前出与赏,后出与杖。汝今不去,住何所望,急急如律令。(《千金翼方校释》卷三十《禁经下·禁遁疰》,人民卫生出版社,1998 年,第 456 页)

73. 又禁注法:东方青帝食青急之注,南方赤帝食赤色之注,西方白帝食白色之注,北方黑帝食黑色之注,中央黄帝食黄色之注,五帝之神食十二注,北斗七星食一百二十注。或食土公注,或食土母注,或食土子注,或食土妇注,或食土孙注,或食土孙妇注,或食生人注,或食死人注,或食飞尸遁注。大注消、小注灭。急急如律令。(《千金翼方校释》卷三十《禁经下·禁遁疰》,人民卫生出版社,1998 年,第 456 页)

74. 又禁注法:(三七遍)东方青注,南方赤注,西方白注,北方黑注,中央黄注。五方五注,何不速去?雷公霹雳,欲居汝处。吾唾山山崩,唾石石裂,唾火火灭,唾水水竭。吾唾五毒,逐口消灭。急急如律令。(《千金翼方校释》卷三十《禁经下·禁遁疰》,人民卫生出版社,1998 年,第 456 页)

75. 咒注文:吾是太山之子,今为太山所使,口如天门,不可柱张。唾如毒药,气如秋霜,当吾者死,值吾者亡。五注之鬼,速出速去,不得留藏。急急如律令。此咒当晨朝日初出时,遣病患净洗手面,向东方至心礼太山讫,更以水洗手至心合掌正西立,师当在东,正当病患,面向南立,以此咒之七遍便愈。若不愈者,明晨更如是咒之。不过三朝,无不愈者。(《千金翼方校释》卷三十《禁经下·禁遁疰》,人民卫生出版社,1998 年,第 456 页)

76. 禁唾飞尸入腹急切痛法:请天上飞龙穷奇白虎,眼如明星,腹如建鼓,齐功叩齿,主食恶鬼,入食飞尸,出食殃魅。人生于天,吞气受道,身形之中,非汝所处。形中五部,各有所主。肝为青龙,肺为白虎,心为朱雀,肾为玄武,脾为中府,主御四方。上有真人,赤城童子;下有咸池,青腰玉女,各守部界,不得留住。方名道人,教来治汝,头则法天,身法北斗,手为魁刚,口为金斧,主授六甲,直神辅汝,何鬼不出,何尸不走。急急如律令。(《千金翼方校释》卷三十《禁经下·禁遁疰》,人民卫生出版社,1998 年,第 456 页)

77. 按摩卒中注忤魍魉法:配阴脉十三,阳脉十五,二十八脉随手上下。一脉一通,知汝有苦。男祥妇祥,客死不葬。骸骨消散,流离道旁。惊恐驰走,责人酒浆。南山有一人名穷奇，不食五谷，但食鬼皮。朝食鬼父，暮食鬼母。食正欲壮，复索鬼子。急急如律令。（《千金翼方校释》卷三十《禁经下·禁遁疰》，人民卫生出版社，1998 年，第 456 页）

（四）养生导引疗法

78. 养生方导引法云：叩齿二七过，辄咽气二七过，如此三百通乃止。为之二十日，邪气悉去；六十日，小病愈；百日，大病除，伏尸皆去，面体光泽。（《诸病源候论校注》卷二三《伏尸候》，人民卫生出版社，1992 年，第 687 页）

三、鬼气染易

（一）药物疗法（内治法）

1.《葛氏方》云：老君神明白散避温疫方：白术二两，桔梗二两半，乌头一两，附子一两，细辛二两，凡五物，捣筛，岁旦以温酒服五分匕。一家有药，则一里无病。带是药散以行，所经过病气皆消，若他人有得病者，便温酒服一方寸匕。（《医心方》卷十四《避伤寒病方》，华夏出版社，2011 年，第 301 页）

2. 又云：断温病令不相染著法：密以艾灸病患床四角各一丸，勿令病患知之。又方：以鲫鱼密置病患卧席下，勿令知之。又方：以附子三枚，小豆七枚，令女人投井中。（《医心方》卷十四《避伤寒病方》，华夏出版社，2011 年，第 301 页）

3.《玄感传尸方》：传尸、骨蒸、伏练、殗殜相染灭门神秘方：柴胡三两，桑根白皮五两，甘草二两（炙），桔梗三两，续断三两，紫菀四两，赤小豆一升（小），青竹茹三两，五味子三两，干地黄五两（无者以生十两代之），若热更加石膏三两（末），若不下食更加生麦冬二两（去心）。凡十物，切，以水九升煮取二升五合，绞去滓，分温三服，服去如人行七八里，重者服五六剂，轻者两三剂，隔五六日一服，忌如药法。（《医心方》卷十三《治传尸病方》，华夏出版社，2011 年，第 277 页）

4. 又云：主传尸、骨蒸、例多盗汗粉身方：麻黄根三分，牡蛎粉三分，蒺藜子二两，熟米沙半两（末），白术粉六分，胡燕脂一两。凡六物，捣筛，绢袋子盛之，夜卧汗出敷之。（《医心方》卷十三《治传尸病方》，华夏出版社，2011 年，第 277 页）

5. 又云：主传尸、骨蒸、鬼气，恶寒壮热，诸风虚疥癣瘙痒方：直用桃、柳、槐、蒴藋四种枝叶，各锉一大升，以水九大斗煮取五大斗，去滓，加盐二大升浸没之。（《医心方》卷十三《治传尸病方》，华夏出版社，2011 年，第 277 页）

6.《集验方》：治鬼注病相染易尽门方：獭肝一具，干之，下筛，水服方寸匕，日

三,神方。(《医心方》卷十四《治疰病方》,华夏出版社,2011 年,第 292 页)

7.《广济方》:疗瘦病、伏练、诸鬼气恶注,朱砂丸方:光明朱砂一大两(碎),桃仁七十枚(去皮),麝香三分(碎)。上,研朱砂、麝香令细末,后用桃仁、香砂为丸。如其和不敛,以蜜少许合成讫,清饮服一七丸,日二服夜一服,不痢,忌杂肉及辛。(《医心方》卷十三《治传尸病方》,华夏出版社,2011 年,第 278 页)

8. 又云:疗传尸、骨蒸、殗殜、肺痿、疰、忤、鬼气、卒心痛、霍乱、吐痢、时气、鬼魅、瘴疟、赤白暴痢、瘀血、月闭、癖、疔肿、惊痫、鬼忤中人、吐乳、狐狸,吃力伽丸方:吃力伽(白术是)、光明砂(研)、麝香(当门子)、诃黎勒皮、香附子、沉香(重者)、青木香、丁子香、安息香、檀香、荜拨(波斯者)、犀角(以上各一两),薰陆香、苏合香、龙脑香(以上各半两)。上,研捣筛极细,白蜜煎去沫,和为丸,每朝取井花水服如梧子四丸。于净器中研破服之,老少每研一丸服之。仍取一丸如弹丸,蜡纸裹,绯袋盛,当心带之,一切邪鬼不敢近,千金不传。冷水暖水临时斟量,忌五辛,腊月合之,有神藏于密器中,勿令泄气,神效。(《医心方》卷十四《治传尸病方》,华夏出版社,2011 年,第 278 页)

9.《广济》:疗瘦病、伏连、传尸、鬼气、疰忤、恶气方:斑猫(去头足,熬)、射干根各四分,石胆七分(别研),桂心、牛黄各二分(别研),犀角三分(生者,屑),人参二分,石蜥蜴一枚(炙),紫石七分(别研),蜈蚣四寸(炙),麝香少许(别研)。上十一味,捣筛为散,研相和,每日空腹服一寸匕,日三服,用井华水二合,温即顿服。勿临嗅,与白米粥吃好,觉小便涩好。如合药,勿使妇人、小儿、鸡狗见,忌热面、果子、五辛、酒肉、生肉、生葱。(《外台秘要方》卷十三《伏连方》,华夏出版社,2009 年,第 265 页)

10.《范汪方》:平旦发者,市死鬼,恒山主之,服药讫持刀;食时发者,缢死鬼,蜀木主之,服药讫持索;日中发者,溺死鬼,大黄主之,服药讫持盆水;晡时发者,舍长鬼,麻黄主之,服药讫持磨衡;黄昏发者,妇人鬼,细辛主之,服药讫持明镜;夜半发者,厌死鬼,黄芩主之,服药讫持车软;鸡鸣发者,小儿鬼,附子主之,服药讫持小儿墓上折草木。凡七物,各一分,冶下筛,发时加所主病药一分,当发日从旦至发时,温酒服方寸匕,三服服讫,必持所主病物,甚良,有效。(《医心方》卷十四《治鬼疟方》,华夏出版社,2011 年,第 295 页)

11.《通玄》云:鬼疟者,或间日,或频日发作无时者,此为鬼疟,任避之,及用饮食送遣,如三日不止,用:恒山三两,豉一升,秫米百粒,蒜七斤。研,清酒二升,

渍之一宿，早旦服之。得大吐则止。（《医心方》卷十四《治鬼疟方》，华夏出版社，2011 年，第 296 页）

12.《灵奇方》避时气疫病法：正月旦吞麻子、小豆各二七枚，辟却温鬼。又法：庚辰日，取鸡犬毛于门外微烧烟之，避温疫。又法：五月十五日日中取井花水沐浴，避邪鬼。又法：五月戊己日沐浴避病。（《医心方》卷十四《避伤寒病方》，华夏出版社，2011 年，第 300 页）

13.《医门方》避温疫法：赤小豆五合，以新布五寸裹，纳井中不至底，少许，三日渍之。平晨东向，男吞二七，女吞一七，病者同床不相染。（《医心方》卷十四《避伤寒病方》，华夏出版社，2011 年，第 300 页）

14. 又云：疗温病转相注易，乃至灭门，旁至外人，无有看服此药，必不相易方：鬼箭羽二两，鬼臼二两，赤小豆二两，丹参二两①，雄黄二两（研，鸡冠色者），捣筛丸蜜，丸如梧子，服一丸，日二三。与病患同床传衣不相染，神验。（《医心方》卷十四《避伤寒病方》，华夏出版社，2011 年，第 300 页）

15.《集验方》断温方：二月旦取东行桑根大如指，悬门户上，又人人带之。（《医心方》卷十四《避伤寒病方》，华夏出版社，2011 年，第 300 页）

16.《玉葙方》云：屠苏酒治恶气温疫方：白术、桔梗、蜀椒、桂心、大黄、乌头、菝、防风（各二分）凡八物，细切，绯袋盛，以十二月晦日日中悬沉井中，勿令至泥。正月朔旦，出药置三升温酒中屠苏之，向东户饮之，各三合。先从小儿起，一人服之，一家无病；一家饮之，一里无恙；饮药三朝，还置井中，仍岁饮之，累代无患。（《医心方》卷十四《避伤寒病方》，华夏出版社，2011 年，第300～301页）

17.《崔氏》：疗江南三十六疰丸，疗转疰灭门绝族，族尽转逐，中外灭尽，复易亲友方：雄黄（研）二分，麦门冬（去心）三分（一方用天门冬），皂荚（去皮子，炙）、莽草（炙）各二分，鬼臼三分，巴豆（去心皮，熬）二分。上六味，捣筛，蜜和为丸如小豆，服二丸，日一服。忌鲤鱼、野猪肉、芦笋。（《外台秘要方》卷十三《疰病相染易方》，华夏出版社，2009 年，第 270 页）

18. 又赤丸，疗人久疰，室家相传，乃至灭族方：雄黄二两（研），马目毒公（鬼臼也）、丹砂（研）、莽草（炙）、藜芦（熬）各二两，巴豆八十枚（去心皮，熬），皂荚一两（去皮子，炙），真珠一两（研）。上八味，捣筛，蜜和丸如小豆，一服二丸，吐下

① 《千金方》作“丹砂”。

恶虫数十枚。忌野猪肉、芦笋、生血物。(《外台秘要方》卷十三《疰病相染易方》,华夏出版社,2009年,第270页)

19.《崔氏》:疗鬼气,辟邪恶,阿魏药安息香方:阿魏药,即《涅盘经》云央匮是也。服法:旦取枣许大,研之为末,又取牛乳一大升,煎之五六沸,停令热定,取鸭子许大和搅服之,更以余乳荡盏饮之取尽;至暮又取安息香亦如枣许大,分如梧子,还以熟牛乳服之令尽。每日旦暮常然。若无乳者,即以煮肉汁服之。患久者不过十日,近者不过五日,如过三十日不愈便停,只得食脯肉之属。但是一切菜不得近口,特忌特忌。礼部孙侍郎家中有此病,所在访问,有人从梁汉来云,官人百姓服此得效者十余家,孙侍郎即令依方进服,七八日即效,便以此法传授亲知,得验者非一。余时任度支郎中,欲广其效,故录之。(《外台秘要方》卷十三《鬼气方》,华夏出版社,2009年,第271页)

20.《文仲》疗伏连,病本缘极热气相易,相连不断,遂名伏连,亦名骨蒸传尸,比用此方甚验:人屎五大升(湿者),人小便一升,新炊粟饭五大升,六月六日曲半饼(熬碎)。上四味,取一瓷瓶盛,密封置一室中,二七日并消,一无恶气,每旦服一大合,昼二服无不瘥者。合药时洁净烧香,勿令妇人、小儿、女子、鸡犬、孝子见之。(《外台秘要方》卷十三《伏连方》,华夏出版社,2009年,第266页)

21.《延年》:桃奴汤,主伏连鬼气,发即四肢无力,日渐黄瘦,乍好乍恶,不能食方:桃奴、茯苓各三两,鬼箭羽、芍药、人参、橘皮各二两,生姜四两,槟榔七枚,麝香一分(别研)。上九味,切,以水九升,煮取二升七合,去滓,纳麝香,温分为三服,如行八九里久。忌大醋、生冷、五辛。(《外台秘要方》卷十三《伏连方》,华夏出版社,2009年,第266页)

22.《延年》:疗鬼气、骨蒸气,日渐羸方:獭肝十六分(炙),人参、沙参、丹参各三分,鬼臼、苦参各二分。上六味,捣筛,蜜和丸如梧子大,一服十丸,饮汁下,日三服,加至十丸。禁生冷、猪鱼肉、生血物等。(《外台秘要方》卷十三《鬼气方》,华夏出版社,2009年,第271页)

23.又五香丸,主天行瘟疫,恶气热毒,心肋气满胀急及疰鬼气等方:青木香、犀角(屑)、升麻、羚羊角(屑)、黄芩、栀子仁各六分,沉香、丁香、薰陸香各四分,麝香、鬼臼各二分,大黄、芒硝各八分。上十三味,捣筛,蜜和丸如梧子,一服三丸,饮下,日三服,加至七丸,以差止。禁蒜、面、猪、鱼。(《外台秘要方》卷十三《鬼气方》,华夏出版社,2009年,第271页)

24.《深师》:疗鬼物前亡,转相染,梦寤纷纭,羸瘦,往来寒热,嘿嘿烦闷,欲寝复不能,手足热,不能食,或欲向壁悲涕,或喜笑无常,牛黄散方:牛黄(研)、鬼箭羽、王不留行、徐长卿(一名鬼督邮)、远志(去心)、干姜、附子(炮)、五味子、石苇(刮去黄皮)、黄芩、茯苓各二分,桂心一分,代赭三分,菖蒲四分,麦门冬六分(去心)。上十五味,捣下筛,以蜜生地黄汁相拌合,复令相得,以酒服方寸匕,日三。忌猪肉、冷水、生葱、羊肉、饧、醋物。(《外台秘要方》卷十三《疰病相染易方》,华夏出版社,2009年,第270页)

25.辟温气,太一流金散方:雄黄三两,雌黄二两,矾石一两半,鬼箭羽一两半,羖(羚)羊角二两(烧),上五味,治下筛,三角绛袋盛一两,带心前,并挂门户上。若逢大疫之年,以月旦青布裹一刀圭,中庭烧之。温病人亦烧熏之。(《备急千金要方校释》卷九《避温》,人民卫生出版社,1998年,第210页)

26.辟温气,雄黄散方:雄黄五两,朱砂(一作赤术)、菖蒲、鬼臼各二两,上四味,治下筛,以涂五心、额上、鼻人中及耳门。(《备急千金要方校释》卷九《避温》,人民卫生出版社,1998年,第210页)

27.辟温气,杀鬼,烧药方:雄黄、丹砂、雌黄各一斤,羚羊角(羖羊角亦得)、芜荑、虎骨、鬼臼、鬼箭羽、野丈人、石长生、猳猪屎、马悬蹄各三两,青羊脂、菖蒲、白术各八两,蜜蜡八斤,上十六味,末之,以蜜蜡和为丸,如弹许大。朝暮及夜中,户前微火烧之。(《备急千金要方校释》卷九《避温》,人民卫生出版社,1998年,第210页)

28.辟温,虎头杀鬼丸方:虎头五两,朱砂、雄黄、雌黄各一两半,鬼臼、皂荚、芜荑各一两,上七味,末之,以蜜蜡和为丸,如弹子大,绛袋盛,系臂,男左女右,及悬屋四角,晦望夜半,中庭烧一丸。(《备急千金要方校释》卷九《避温》,人民卫生出版社,1998年,第210页)

29.辟温杀鬼丸,熏百鬼恶气方:雄黄、雌黄各二两,羖羊角、虎骨各七两,龙骨、龟甲、鲮鲤甲、猬皮各三两,樗鸡十五枚,空青一两,芎䓖、真朱各五两,东门上鸡头一枚,上十三味,末之,烊蜡二十两,并手丸如梧子。正旦,门户前烧一丸,带一丸,男左女右。辟百恶,独宿、吊丧、问病,各吞一丸小豆大;天阴、大雾日,烧一丸于户牖前,佳。(《备急千金要方校释》卷九《避温》,人民卫生出版社,1998年,第211页)

30.雄黄丸方:雄黄、雌黄、曾青、鬼臼、真珠、丹砂、虎头骨、桔梗、白术、女青、芎䓖、白芷、鬼督邮、芜荑、鬼箭羽、藜芦、菖蒲、皂荚各一两,上十八味,末之,蜜丸如弹子大。绢袋盛,男左女右带之。卒中恶病及时疫,吞如梧子一丸,烧一弹丸户内。(《备急千金要方校释》卷九《避温》,人民卫生出版社,1998 年,第 211 页)

31. 治温,令不相染方:以桃树蠹屎末之,水服方寸匕。又方:术、豉等分,酒渍,服之妙。又方:新布袋盛大豆一升,纳井中,一宿出,服七枚。又方:松叶末之,酒服方寸匕,日三服。又方:常以七月七日合家吞赤小豆,向日吞二七枚。又方:常以七月七日,男吞大豆七枚,女吞小豆二七枚。又方:神仙教人立春后有庚子日,温芜菁菹汁,合家大小并服,不限多少。(《备急千金要方校释》卷九《避温》,人民卫生出版社,1998 年,第 211 页)

32. 治疫病方:药子二枚,末,水服之。又方:白蜜和上色朱砂粉一两,常以太岁日平旦,大小勿食,向东方立,吞服三七丸,如麻子大,勿令齿近之,并吞赤小豆七枚,投井泉中,终身勿忘此法。又方:凡时行疫疠,常以月望日细剉东引桃枝,煮汤浴之。(《备急千金要方校释》卷九《避温》,人民卫生出版社,1998 年,第 212 页)

(二)灸疗法(外治法)

33.《玄感传尸方》:又云:主传尸、伏练、殗殜、骨蒸、癖、鬼气、恶寒、悒悒,或如疟等,灸之方:大椎上穴。又两旁才下少许对椎节间各相去一寸半二穴(名大杼)。又两肋下名章门二穴。又当心脊骨上两旁各相去一寸二穴。合七穴,日别取,正午各灸七壮,满一百五十壮,即觉渐瘥。又云:主传尸、殗殜、喜厌梦者,灸商丘二穴。(在足内踝下微前陷者中,灸七壮,瘥止。)(《医心方》卷十四《治传尸病方》,华夏出版社,2011 年,第277～278页)

(三)咒禁疗法

34.《范汪方》治鬼疟方:丹书额言:“戴九天”;书臂言:“抱九地”;书足言:“履九江”;书背言:“南有高山,上有大树,下有不流之水,中有神虫,三头九尾,不食五谷,但食疟鬼,朝食三千,暮食三百,急急如律令”;书胸言:“上高山,望海水,天门亭长捕疟鬼,得便斩,勿问罪,急急如律令”。(《医心方》卷十四《治鬼疟方》,华夏出版社,2011 年,第 295 页)

35. 又云:平旦作者,客民鬼也,先作时,令病者持衣如辞去,言欲远出,立愈;食时作者,客死鬼也,先作时,令病者辞,言欲归之,大道上桥梁下逃之;禺中作者,市死鬼也,先作时,令病者因结械,北向坐,营以坛。日中作者,溺死鬼也,先作时,令病者取盆水著中庭,南向坐,营以坛;日昳作者,亡死鬼也,先作时,令病者人言吏捕汝庭中;晡时作者,自经死鬼也,先作时,令病患当栋下卧以绳索羂病者头;日入作者,人奴舍长死鬼也,先作时,令病者磨碓间逃之;黄昏作者,盗死鬼也,先作时,令病者逾去远亡,无令人知其家;人定作者,小儿鬼也,先作时,病者取小儿墓上折草木,立愈;夜过半作者,囚死鬼也,先作时,取司空械管,令病者持之,因徒出可榜笞汝者;夜半作者,寒死鬼也,先作时,令病者温衣,营以坛,持桃枝饮食,逃内中,无人知见,此次上;鸡鸣作者,乳死鬼也,先作时,令病者把槁席之菰目,应令持桃枝,营以坛。(《医心方》卷十四《治鬼疟方》,华夏出版社,2011年,第295～296页)

36.《如意方》:治鬼疟方:发日早旦,取井花水丹书额作"天狱"字;书胸作"胸狱"字;书背作"背狱"字;左手作"左狱"字;右手作"右狱"字;两足心各作"地狱"字。毕,向东咒云:"日出东方,隐似没。昼骂日,夜骂月,疟鬼不死,当复杀,清冷之鬼饮汝血,北斗七星何不截,急急如律令。"三过咒便愈。(《医心方》卷十四《治鬼疟方》,华夏出版社,2011 年,第 296 页)

37. 又方:计发日,今夕可食,鸡鸣起,着衣履屟屐屩,随意出户,脱之途,出勿顾,入幽闲隐室,坚闭户,勿令人知脱。人来呼,勿应。过时勿饮食,饥极但卧忍之,至夕乃还,必断也。(《医心方》卷十四《治鬼疟方》,华夏出版社,2011 年,第 296 页)

38.《灵奇方》避时气疫病法:正月未日夜以芦炬火照井及厕臼中,百鬼走不入。又法:正月朔日寅时,用黄土涂门扉,方二寸。又法:用牛屎涂门户,方圆二寸。又法:正月旦若十五日,投麻子、小豆各二七枚入于井中,避一年温病。(《医心方》卷十四《避伤寒病方》,华夏出版社,2011 年,第 300 页)

39.《得富贵方》云:欲至病患家,手中作"鬼"字。(《医心方》卷十四《避伤寒病方》,华夏出版社,2011 年,第 300 页)

40.《崔氏》:断伏连解法:先觅一不开口葫芦,埋入地,取上离日开之,煮取三匙脂粥纳其中。又藭纸钱财将向新冢上,使病儿面向还道,背冢坐,以纸钱及新综围冢及病人使匝,别将少许纸钱围外,与五道将军,使人一手捉葫芦,一手于坐傍以一刀穿地,即以葫芦坐所穿地,及坐葫芦了,使一不病人捉两个锁拍病人背,咒曰:伏连伏连解,伏连伏连不解,刀锁解。又咒曰:生人持地上,死鬼持地下,生人死鬼即各异路。咒讫,令不病人即掷两锁于病人后,必取二锁相背,不背更取掷,取相背止,乃并还勿反顾。又取离日,令病人骑城外车辙,面向城门,以水三升、灰三重围病人。又作七个不翻饼,与五道将军,咒曰:天门开,地户闭,生人死鬼各异路,今五离之日,放舍即归。咒讫乃还,莫回头。此法大良。(《外台秘要方》卷十三《伏连方》,华夏出版社,2009 年,第 266 页)

41. 断温病,令不相染著方:汲水瓶绠长七寸,盗著病人卧席下,良。(《备急千金要方校释》卷九《避温》,人民卫生出版社,1998 年,第 211 页)

42. 又方:以绳度所住户中壁,屈绳即断之。(《备急千金要方校释》卷九《避温》,人民卫生出版社,1998 年,第 211 页)

43. 禳疟法:未发前,抱大雄鸡一头著怀中,时时惊动,令鸡作大声,立瘥。(《备急千金要方校释》卷十《温疟》,人民卫生出版社,1998 年,第 247 页)

44. 治疟符,凡用二符:疟小儿父字石拔,母字石锤,某甲(著患人姓名)患疟,人窃读之曰:一切天地山水城隍,日月五星皆敬灶君,今有一疟鬼小儿骂灶君作黑面奴,若当不信,看文书急急如律令。上件符必须真书,前后各留白纸一行,拟著灶君额上,瓦石压之,不得压字上,勿令人近符,若得专遣一人看符大好,亦勿令灰土敷符上,致使字不分明出见,著符次第如后。若明日日出后发,须令人夜扫灶君前及额上令净,至发日旦,令患人整衣帽,立灶前读符,使人自读,必须分明,读符勿错一字。每一遍,若别人读一遍,患人跪一拜,又以手捉患人一度;若患人自读,自捉衣振云人姓某甲。如此是凡三遍读,三拜了,以净瓦石压两角,字句上,著灶额上,勿令压字上。若疟日西发,具如上法三遍读符,至午时更三遍读如上法。如夜发,日暮更三遍读并如上法。其灶作食亦得,勿使动此符。若有两灶,大灶上著符;若有露地灶,屋里灶上著;止有露灶,依法著,仍须手捉符,其符法如后。若有客患,会须客经停过三度,发三度,委曲著符如上法,符亦云客姓名患疟,乞拘录疟鬼小儿如左。凡治久患者,一著符,一渐瘥,亦可五度著符如始,可全瘥,又须手把符如左。(《备急千金要方校释》卷十《温疟》,人民卫生出版社,1998 年,第 247 页)

45. 王良符,张季伯书之,急急如律令。上王良符,依法长卷,两手握,念佛端坐,如须行动,检校插著胸前,字头向上。上二符,各依法一时用,不得阙一符。万一不瘥,但得一发轻,后发日更读即瘥。一一仔细依法,若字参差即不瘥。(《备急千金要方校释》卷十《温疟》,人民卫生出版社,1998 年,第 247 页)

46. 禁时气法(亦禁水沐浴身体令净,法温疫恶鬼):九真行道,邪气敢当;元气洞达,百邪消亡;伏羲女娲,五疸地主,流入四肢。主作千病万病,上气虚寒,皆以风邪鬼所为。急按急按,灭绝手下。急急如律令。便以左手书背后地,因去勿反顾。(《千金翼方校释》卷二九《禁经上·禁温疫时行》,人民卫生出版社,1998年,第447页)

47. 禁疫鬼文:吾上知天文,下知地理。天地夫人教吾禁名能禁疫鬼,汝从东来名曰狗,入人身中倚于心口,神师咒汝汝自走。汝从南来名曰羊,入人身中倚于肝肠,神师咒汝汝自亡。汝从西来名曰鸡,入人身中倚于皮,神师咒汝汝自衰。汝从北来名曰蛇,入人身中倚于百脉,神师咒汝汝自厄。科斗七枚在吾目前,口是天门不得枉开,若唾东方甲乙木,木折;若唾南方丙丁火,火灭;若唾西方庚辛金,金缺;若唾北方壬癸水,水竭;若唾中央戊己土,土裂。六甲六乙疫鬼自出,六丙六丁知鬼姓名,六戊六己疫鬼自死,六庚六辛知鬼东西,六壬六癸疫鬼自死,六亥六戌百鬼速出。急急如律令。(《千金翼方校释》卷二九《禁经上·禁温疫时行》,人民卫生出版社,1998年,第448页)

48. 度恶世禁法:东方青帝甲乙君,南方赤帝丙丁君,西方白帝庚辛君,北方黑帝壬癸君,中央黄帝戊己君。千乘万骑护卫吾身,前有万石桃汤,后有万队将军,主斩黄奴之鬼。欲行我者吾祭酒,父长甲母奇仲,语我吾万厄之中不近我,急急如律令。(一日十念,度恶世也。)(《千金翼方校释》卷二九《禁经上·禁温疫时行》,人民卫生出版社,1998年,第448页)

49. 禁时气却疫法(一日十念,万恶不近人也):吾是天师祭酒,当为天师驱使,头戴日月北斗七星,吾有干灵之兵十万人,从吾左右前后。吾有太上老君、天地父母在吾身中,左手持节,右手持幢,何鬼不役,何神不走,何邪不去,何鬼敢往?急急如律令。(《千金翼方校释》卷二九《禁经上·禁温疫时行》,人民卫生出版社,1998年,第448页)

50. 禁时气温疫法:吾头戴朱雀,足履玄武;左挟青龙,右挟白虎;前有万石镬汤。后有虎贲猛士;天驱甲卒在吾前后,黄奴之鬼去我万里。急急如律令。(《千金翼方校释》卷二九《禁经上·禁温疫时行》,人民卫生出版社,1998年,第448页)

51. 又禁温疫法(存青龙、白虎、朱雀、玄武,逐后禁之):咄汝黄奴老古知吾否,吾初学道出于东方千城万仞上紫宫,灵钢百炼之剑,利如锋芒,斩杀凶咎,枭截不祥。叱汝黄奴老古,先出有礼,后出斩你。叱叱急急如律令。(《千金翼方校

释》卷二九《禁经上·禁温疫时行》,人民卫生出版社,1998 年,第 448 页)

52. 唾时行头痛法:南越太公还故乡,壬申之唾自有方。神师所唾,上白太一皇天使者,督察不祥,威若山海。唾若雪霜,当吾者死,值吾者亡。妖精魍魉,自受其殃。急急如律令。(《千金翼方校释》卷二九《禁经上·禁温疫时行》,人民卫生出版社,1998 年,第 448 页)

53. 敕水逐鬼法:习习详详便生水光,直符使者,住立水傍,真正补虚,邪气消亡。吾左手捉鬼,右手持钺斧。斩鬼死。急急如律令。(《千金翼方校释》卷二九《禁经上·禁温疫时行》,人民卫生出版社,1998 年,第 448 页)

54. 禁唾恶鬼法(禁住亦得):吾从野狼毒山中来,饥食真珠,渴饮武都,戎盐一把,冷水一盂,口含五毒,常与唾居。但老君之唾,唾杀飞鸟,唾河则竭,唾木则折,唾左彻右,唾表彻里,铜牙铁齿,嚼鬼两耳,速去千里,不得留止。急急如律令。(《千金翼方校释》卷二九《禁经上·禁温疫时行》,人民卫生出版社,1998 年,第 448 页)

55. 禁病敕粉大法(禁住亦得):粉在纸中为神粉,举手以摩体,百鬼走出,精魅魍魉,应声散走出。天皇老教我唾粉,腹中跳踉,五脏安稳,录保三气,道保精神。急急如律令。(《千金翼方校释》卷二九《禁经上·禁温疫时行》,人民卫生出版社,1998 年,第 448 页)

56. 禁温鬼法:天门亭长外都使,欲得九乡缚鬼士非子法住,左手持刀,右手持斧,斫黄奴温度之鬼,何不走去?前出封侯,后出斫头。急急如律令。(《千金翼方校释》卷二九《禁经上·禁温疫时行》,人民卫生出版社,1998 年,第 448 页)

57. 咒疟鬼法:登高山望海水,水中有一龙,三头九尾,不食诸物,惟食疟鬼。朝食三千,暮食八百。食之不足,差使来索。符药入五脏,疟鬼须屏迹。不伏去者,缚送与河伯。急急如律令(一云:登高山望海水,天公下捕疟鬼,咄汝不疾去,吾家有贵客,子各破头如东山,躯如东泽不食五谷,但食百鬼。朝食三千,暮食八百,一食未足,摧捉来索。急急如律令)。(《千金翼方校释》卷二九《禁经上·禁疟病》,人民卫生出版社,1998 年,第 449 页)

58. 禁疟病法,连年不瘥,治之即愈。若治之,须在净处平地,以手小指画地作"鬼"字口中阴道,病患生时年月日姓名,以砖覆之,勿令知之。至三七日不开,永瘥。如三七日内开,其病还复发。若治,必须知发时,逆前预治,勿使患人知之,大良。若丈夫,左手画之;女人,右手画之。阴为之,勿使人知,静作大验。

(《千金翼方校释》卷二九《禁经上·禁疟病》,人民卫生出版社,1998 年,第 449 页)

59. 禁疟病法:唾疟鬼翁字园(一作周)母字欲,大儿羸长矣,小儿如石;大女甄甑炊,小女鲁子因玉道将军取。疟鬼不得留停,速出速去不得停住。急急如律令。(《千金翼方校释》卷二九《禁经上·禁疟病》,人民卫生出版社,1998 年,第 449 页)

60. 禁疟鬼法:南山一神字铜柱,出门入户口有语,捉得疟鬼大镬煮。南山一神字长丘,早起至门绕家游,捉得疟鬼斩却头。南山一神字辟邪,铜作髑髅铁颔车,斧凿作齿,金钢作牙,生吞疟鬼三万车,北斗七星知汝姓字,不得住家。急急如律令。(《千金翼方校释》卷二九《禁经上·禁疟病》,人民卫生出版社,1998 年,第 449 页)

61. 禁疟鬼法:登高山望海水,使螳螂捕疟鬼,朝时来暮时死,暮时来朝时死。捕之不得与同罪。急急如律令。(《千金翼方校释》卷二九《禁经上·禁疟病》,人民卫生出版社,1998 年,第 449 页)

62. 禁疟鬼法:将狗上山下使入海中有一虫,不食五谷,只食疟鬼,朝食三千,暮食八百。一食不足,下符更索。速出速去,可得无殃。急急如律令。(《千金翼方校释》卷二九《禁经上·禁疟病》,人民卫生出版社,1998 年,第 449 页)

63. 禁疟鬼法:日正中时正南立,取西北桃枝结项,两手脚灰绕三匝,中心立刀曰:头上戴九天,两手把九弓,两脚履九江,腹安四神皆出自然。吾生食天,育养四神。上得精禁,能转人身。蜈蚣蟒蛇,只杀汝身,并鬼子孙。急急如律令。(《千金翼方校释》卷二九《禁经上·禁疟病》,人民卫生出版社,1998 年,第 449 页)

64. 禁疟鬼法:先取一平砖,令病患在无人处,不得见人。大从月建向月破,以砖磨地令平,以手按砖四角使不动,还以手发砖立,在前可砖下书北斗,傍置三台,外尽孤虚,直取旬孤虚。其北斗中画作小鬼患人姓名年几,置下在斗柄中。咒曰:小鬼字某甲,年若干,你从台入斗,疟鬼断后,若患人时,头上先下,若非患人时,头下先下。若无逆顺,平下砖讫,若患人日一发,以手二七下打砖。若隔日发,三七下打砖。三日一发以上,四七下打砖讫,取砖傍土拥砖,即复左手取一把土散砖上而上,慎勿反顾,大验。(《千金翼方校释》卷二九《禁经上·禁疟病》,人民卫生出版社,1998 年,第 449 页)

65. 又,以故笔画六尺方中,画作北斗,形皆以北斗,相应其魁衡,必令开门,以身左行向斗魁,闭气并足俱前而立,咒曰:小鬼吾令出天门,入地户,不得从我去住,遂出建上之门,急去不得反顾,即瘥。三七日不发,与人治患还得此患,必用此治。欲令患人还发,二七日内发之法。(《千金翼方校释》卷二九《禁经上·禁疟病》,人民卫生出版社,1998年,第449页)

66. 还取患人发,以足蹴砖,咒曰:小鬼尔从斗入台,疟疾还回,即发。(《千金翼方校释》卷二九《禁经上·禁疟病》,人民卫生出版社,1998年,第449页)

67. 敕禁疟鬼法:书桃枝一尺,欲发即用。病患面、诵咒文二七遍,系着头底,天姓张,地姓皇,星月字长,日字紫光,南山有地,地中有虫,赤头黄尾,不食五谷,只食疟鬼。朝食三千。暮食八百,少一不足,下符请索,语你速去,即得无殃。汝若不去,缚送魁刚,急急如律令。(《千金翼方校释》卷二九《禁经上·禁疟病》,人民卫生出版社,1998年,第450页)

四、鬼魅魇蛊

(一)药物疗法(内治法)

1.《葛氏方》云:卧魇不寤,勿以火照之,照之杀人。治之方:末皂荚,以管吹纳两鼻孔中,即起。已三四日犹可吹之。又方:末灶中黄土,吹纳两鼻孔中。又方:取韭菜捣,以汁吹其鼻孔中,冬月掘根可绞。又方:以笔毛刺鼻孔,男左女右,可展转进之。又方:末菖蒲吹鼻中,末桂纳舌下。(《医心方》卷十四《治魇不寤方》,华夏出版社,2011年,第286页)

2. 又喜魇及恶梦者方:又方:带雄黄,男左女右。又方:作犀角枕佳。又方:以虎头为枕。又方:以青木香纳枕中,并带之。(《医心方》卷十四《治魇不寤方》,华夏出版社,2011年,第286页)

3.《肘后》:以芦管吹两耳,并取其人发二七茎作绳,内鼻孔中,割雄鸡冠取血,以管吹喉咽中,大良。并出第一卷中。(《外台秘要方》卷二八《卒魇方》,华夏出版社,2009年,第554页)

4.《集验方》:治卒魇欲死方:捣生韭汁灌鼻孔中,剧者并灌两耳。(《医心方》卷十四《治魇不寤方》,华夏出版社,2011年,第286页)

5.《集验》:疗卒魇方:以盐汤饮之,多少任意,并啮其足大趾爪际,痛啮之即起也。(《外台秘要方》卷二八《卒魇方》,华夏出版社,2009年,第554页)

6. 又方:雄黄,细筛,管吹两鼻孔中,佳。(《外台秘要方》卷二八《卒魇方》,华夏出版社,2009年,第554页)

7.《集验》:疗男子得鬼魅欲死,所见惊怖欲走,时有休止,皆邪气所为,不能自绝,九物牛黄丸方:荆实(人精也)、曾青(苍龙精也,研)、玉屑(白虎精也,研)、牛黄(土精也,研)、雄黄(地精也,研)、空青(天精也,研)、赤石脂(朱雀精也)、玄参(真武精也)、龙骨(水精也)各一两。凡九物,名曰九精,上通九天,下通九地。右捣下筛,蜜和丸如小豆,先食吞一丸,日三,稍加,以知为度。《文仲》《千金》并《翼》同。忌羊血。(《外台秘要方》卷十三《鬼魅精魅方》,华夏出版社,2009 年,第 272 页)

8.《徐伯方》:治魇唤不寤方:取葱叶刺鼻中,慎勿火照。(《医心方》卷十四《治魇不寤方》,华夏出版社,2011 年,第 286 页)

9.《新录方》:若魇不悟者方:酒服发灰一撮许。又方:捣蒴藋根茎,取汁一升服之。(《医心方》卷十四《治魇不寤方》,华夏出版社,2011 年,第 287 页)

10.《文仲》:又人喜魇及恶梦者方(以下并辟魇方):取火死灰着履中,令枕之。又方:枕麝香一分于头边,佳。又灌香少许。又方:取雄黄如枣核,系左腋下,令人终身不魇也。(《外台秘要方》卷二八《卒魇方》,华夏出版社,2009 年,第 555 页)

11.《广济》:又疗精魅病方:水银一两。上取水银纳浆水一升,炭火上煎三分减二,即去火取水银如熟豆大,取当日神符裹水银空服吞之,晚又吞一服,三日止,无所忌。(《外台秘要方》卷十三《鬼魅精魅方》,华夏出版社,2009 年,第 272 页)

12.《深师》:五邪丸,疗邪狂鬼魅,妄言狂走,恍惚不识人,此为鬼痫(魅),当得杀鬼丸方:丹砂(研)、雄黄(研)、龙骨、马目毒公①、鬼箭各五两,鬼臼二两,赤小豆三两,芫青一枚,桃仁百枚(去皮尖,熬,别研)。上九味,捣下筛,别研雄黄、丹砂,细绢筛,合诸药,拌令和调后,纳蜡和之,大如弹丸,绛囊盛之,系臂,男左女右,小儿系头。合药勿令妇人、鸡犬见之。所服蜜和丸如梧子,一服三丸,日三。忌五辛、生血物。(《外台秘要方》卷十三《鬼魅精魅方》,华夏出版社,2009 年,第 272 页)

13.《小品》:疗鬼魅,四物鸢头散方:东海鸢头(是由跋)、黄牙(又名金牙)、莨菪、防葵各一分。上药捣下筛,以酒服方寸匕,欲令病人见鬼,增防葵一分,欲令知鬼主者,复增一分,立有验。防葵、莨菪并令人迷惑,恍惚如狂,不可多服。

① 同一药方之中,马目毒公和鬼臼同时出现,疑此"马目毒公"实为"毒公",即乌头。

(《外台秘要方》卷十三《鬼魅精魅方》,华夏出版社,2009 年,第 272 页)

14.《必效》:辟鬼魅方:虎爪、赤朱、雄黄、蟹爪。上四味,捣令碎,以松脂融,及暖和为丸,不然硬。正朝旦及有狐鬼处焚之,甚效。以熏巫人,即神去。王三师云奇效。忌生血物。(《外台秘要方》卷十三《鬼魅精魅方》,华夏出版社,2009 年,第 272 页)

15.《近效》:大麝香丸,疗积年心痛,尸疰蛊毒,症癖气承心,两肋下有块,温瘴精魅邪气,或悲或哭,蛇蝎蜂等所螫,并疗之方:麝香、牛黄、藜芦(炙)、朱砂、蜀当归、茯苓、桔梗、鬼箭羽、金牙、乌头(炮)、桂心、吴茱萸、贯众、丹参各一分,蜈蚣(去足,炙)、干姜、人参、虎骨各二分,鬼臼半分,芍药、雄黄各一分半,巴豆二十枚(去心皮,熬),蜥蜴半枚(炙)。上二十三味,捣筛,蜜和丸如梧子,以饮下三丸,至辰时下利。若不利,热饮投之,即利三两行,后冷醋饮止之,即定。然后煮葱食之,勿食冷水,明日依前服之,永瘥。忌热面、生菜、柿子、梨等。蛇蝎蜂螫,取一丸研破,和醋涂之,便瘥。精鬼狐狸之属抛砖瓦,或如兵马行,夜发者是鬼魅,无早晚每日服前药两丸,只三两日服即瘥。仍每日烧一丸熏身体及衣裳,宅中烧之亦好。无患人以三五丸绯绢袋盛系左臂上,辟虎毒蛇诸精鬼魅等。忌狸肉、生血物、猪肉、生葱、芦笋。(《外台秘要方》卷十三《鬼魅精魅方》,华夏出版社,2009 年,第 272 页)

16. 治魇死不自觉者方:慎灯火,勿令人手动,牵牛临其上即觉。若卒不能语,取东门上鸡头末之,以酒服。(《备急千金要方校释》卷二五《卒死》,人民卫生出版社,1998 年,第 533 页)

17. 治鬼魇不寤方:末伏龙肝吹鼻中。(《备急千金要方校释》卷二五《卒死》,人民卫生出版社,1998 年,第 533 页)

(二)灸疗法(外治法)

18.《葛氏方》云:卧魇不寤,勿以火照之,照之杀人。但痛啮其踵及足拇指甲际,而多唾其面。又方:以牛若马临魇人上二百息,青牛尤佳。(《医心方》卷十四《治魇不寤方》,华夏出版社,2011 年,第 286 页)

19. 又方:令一人坐头首,一人于户外呼病者姓名,坐人应曰人诺,在便即得苏也。(《医心方》卷十四《治魇不寤方》,华夏出版社,2011 年,第 286 页)

20.《养性志》:人魇勿燃火唤之,魇死不疑。暗唤之,吉,但得远唤之,不得近而急唤,喜失魂魄。(《医心方》卷十四《治魇不寤方》,华夏出版社,2011 年,第

287页）

21.《崔氏》主卒魇方：以甑带左索缚其肘后，男左女右用，余犹急绞之。又缚床脚，乃诘问其故。（《外台秘要方》卷二八《卒魇方》，华夏出版社，2011年，第554页）

22.辟魇方：又方：魇，灸两足大趾丛毛中各二七壮。（《肘后方》云华陀法，又救卒死中恶。）（《备急千金要方校释》卷二五《卒死》，人民卫生出版社，1998年，第533页）

23.治卒中邪魅恍惚振噤法：鼻下人中及两手足大指爪甲，令艾炷半在爪上，半在肉上，七炷不止，十四壮，炷如雀矢大作之。狂，鬼语，针其足大拇指爪甲下，入少许即止。（《千金翼方校释》卷二七《针灸中·小肠病》，人民卫生出版社，1998年，第422页）

24.卒发狂言鬼语法：以甑带急合缚两手大指，便灸左右胁，当对屈肘头两处火，俱下各七壮，须臾鬼语自道姓名乞去。徐徐语问，乃解其手。（《千金翼方校释》卷二七《针灸中·小肠病》，人民卫生出版社，1998年，第422页）

25.狂邪鬼语，灸天窗九壮。又，灸口吻十五壮。（《千金翼方校释》卷二七《针灸中·小肠病》，人民卫生出版社，1998年，第422页）

26.狂癫惊走风恍惚，喜骂笑歌哭，鬼语吐舌，悉灸上星、脑户、风池，手太阳、阳明、太阴，足太阳、阳明、阳跷、少阳、太阳、阴跷、足跟，悉随年壮。（《千金翼方校释》卷二七《针灸中·小肠病》，人民卫生出版社，1998年，第422页）

27.邪鬼妄语，灸悬命一十四壮，在口唇里中央者是。一名鬼禄，一法以钢刀决断，乃佳。（《千金翼方校释》卷二七《针灸中·小肠病》，人民卫生出版社，1998年，第422页）

28.悲泣鬼语，灸天府五十壮。（《千金翼方校释》卷二七《针灸中·小肠病》，人民卫生出版社，1998年，第422页）

29.狂走刺人，或欲自死，骂詈不息，称鬼神语，灸口吻头赤白际一壮。又，灸两肘内屈中，五壮。又，灸背胛中间三壮，报之。（《千金翼方校释》卷二七《针灸中·小肠病》，人民卫生出版社，1998年，第422页）

30.邪病，四肢重痛，诸杂候，尺泽主之。一名鬼堂。（《千金翼方校释》卷二七《针灸中·小肠病》，人民卫生出版社，1998年，第423页）

31.邪病卧，冥冥不自知，风府主之。一名鬼穴。（《千金翼方校释》卷二七

《针灸中·小肠病》,人民卫生出版社,1998年,第423页)

32. 邪病大唤骂詈走,十指端去爪一分主之。一名鬼城。(《千金翼方校释》卷二七《针灸中·小肠病》,人民卫生出版社,1998年,第423页)

33. 邪病鬼癫,胸上主之。一名鬼门。并主四肢重。(《千金翼方校释》卷二七《针灸中·小肠病》,人民卫生出版社,1998年,第423页)

34. 邪病大唤骂走,三里主之。一名鬼邪。(《千金翼方校释》卷二七《针灸中·小肠病》,人民卫生出版社,1998年,第423页)

35. 针邪鬼病图诀法:扁鹊曰:百邪所病者,针有十三穴。凡针之体,先从鬼宫起。次针鬼信,便至鬼垒,又至鬼心,未必须并针,止五六穴即可知矣。若是邪虫之精,便自言说,论其由来,往验有实,立得精灵,未必须尽其命,求去与之。男从左起针,女从右起针,若数处不言,便遍针也。依诀而行,针灸等处并备主之。第一初下针,从人中名鬼宫,在鼻下人中左边下针,出右边。第二次下针,手大指爪甲下三分,名鬼信。入肉三分。第三次下针,足大指爪甲下,入肉二分,名鬼垒,五指皆针。第四次下针,在掌后横纹入半解,名鬼心。第五次下针,在外踝下白肉际,火针七,三下名鬼路。第六次下针,入发际一寸,大椎以上火针七,三下名鬼枕。第七次下针,去耳垂下五分,火针七,三下名鬼床。第八次下针,承浆从左刺出右,名鬼市。第九次下针,从手横纹三寸两筋间针度之,名鬼路,此名间使。第十次下针,入发际直鼻上一寸,火针七,三下名鬼堂。第十一次下针,阴下缝灸三壮,女人玉门头三壮,名鬼藏。第十二次下针,尺泽横纹中内外两纹头接白肉际七,三下名鬼臣,此名曲池。第十三次下针,去舌头一寸,当舌中下缝,刺贯出舌上。仍以一板横口吻,安针头令舌不得动,名鬼封。上以前若是手足皆相对,针两穴。若是孤穴,即单针之。(《千金翼方校释》卷二七《针灸中·小肠病》,人民卫生出版社,1998年,第423页)

36. 治鬼魅:灸入发际一寸百壮。灸间使、手心各五十壮。(《千金翼方校释》卷二七《针灸中·小肠病》,人民卫生出版社,1998年,第423页)

37. 野狐魅:合手大指,急缚大指,灸合间二七壮,当狐鸣而愈。(《千金翼方校释》卷二七《针灸中·小肠病》,人民卫生出版社,1998年,第423页)

(三)咒禁疗法

38.《集验》:疗卒魇方:以其人置地,取利刀画,从肩起,男左女右,画地令周遍讫,以刀锋刺病人鼻下人中,令入一分,急持勿动,其人当鬼语求去,乃具问阿谁,以何故来,自当乞去,乃以指灭向所画地当肩头数寸,令得去,不可具诘问之矣。(《外台秘要方》卷二八《卒魇方》,华夏出版社,2009 年,第 554 页)

39.《范汪方》:治魇死符法,魇死未久故可活方:书此符烧令黑,以少水和之,置死人口,悬镜死者耳前,击镜呼死人,不过半日即生。(《医心方》卷十四《治魇不寤方》,华夏出版社,2011 年,第 287 页)

40. 咒魇蛊及解法:天无梁,地无柱,魇蛊我者,还着本主,一更魇蛊不能行,一午魇蛊不能语。太山昂昂,逐杀魅光。魅翁死,魅母亡。魇蛊大小,驱将入镬汤。急急如律令。(《千金翼方校释》卷三十《禁经下·禁蛊毒》,人民卫生出版社,1998 年,第 455 页)

41. 又咒曰:食鬼将军,摩牙利齿,不食余味,只食魅鬼;魅鬼九千九万户,少一不足,下符来取。魅鬼速还本主,不归本主,反缚送与。急急如律令。(《千金翼方校释》卷三十《禁经下·禁蛊毒》,人民卫生出版社,1998 年,第 455 页)

42. 又有将军字屈丘,牙形俞持兜,出门入户远地游,捉得魅鬼便斫头。又有一神字穷奇,头如破筐发强相,口如罗披恶神祇,不食五谷食魅皮,朝食一千,暮食九百,一口不足,使来便索,急急如律令。(《千金翼方校释》卷三十《禁经下·禁蛊毒》,人民卫生出版社,1998 年,第 455 页)

43. 禁五蛊(时气悉用此):九真斗光,道气并行,大寒小热,当从内出,最巨,夷忧除烈,水火之光,宅中凶殃,大神丈人,入某身形,恍惚无常,大道正教,真道常行,邪气急灭手下。急急如律令。(《千金翼方校释》卷三十《禁经下·禁蛊毒》,人民卫生出版社,1998 年,第 455 页)

44. 又法咒曰:东方青帝魇人鬼,南方赤帝魇人鬼,西方白帝魇人鬼,北方黑帝魇人鬼,中央黄帝魇人鬼。魇公字阿强,魇母字阿防。有人魇我者还令着本乡,诵魇二七鬼走出,诵魇三九魇鬼还向本主走。若当不走,吾语北斗,急急如律令。(《千金翼方校释》卷三十《禁经下·禁蛊毒》,人民卫生出版社,1998 年,第 455 页)

45. 禁邪病:凡鬼邪著人,或啼或哭,或嗔或笑,或歌或咏,称先亡姓字,令人癫狂。有此状者,名曰鬼邪。唯须伏鬼,遣之乃瘥。治之法,正发时使两人捻左手鬼门鬼市,两人捻右手如左手法。鬼门者,掌中心是;鬼市者,腕后厌处是,伸五指努手力则厌处是。腕后者,大指根两筋中间是。一捻之后,不得暂动,动鬼出去,不得伏鬼,又不得太急。若太急则捻人力尽,力尽即手动,手动即鬼出。亦不得太缓,若太缓复不能制鬼,惟须以意消息令缓急得所,复使两人投棕子刺两肩井中,缓急如鬼门鬼市法,以鬼伏为限。若不伏,稍稍急刺。若鬼伏即稍轻刺之。若病患是丈夫肥壮者,则急刺之。量人之强弱消息以意。若棕尖利以布物裹之,勿令人伤。亦须诵咒,必臣伏如状貌,中有似伏状,不复相骂,不情求道叩头求去,遣一人捉,咒师自问鬼之姓名,住何州县乡里,年几贯属,伴侣几人。又问来意有所,须为何事来,一依病患口笔写之。若其臣伏,叩头求去,不敢更住者,且停刺肩井等。依其所须备觅发遣之,须食与食,须金银车马,即采画人马像,金银彩帛,随其形貌悉尽作之。绢帛以白纸作,金以栀子染之。若是远来之鬼,须给过所者,亦即给之。即日早发遣,或待后发遣亦得。送鬼之时,须桃符一板,长七寸阔三指,综线一条长七寸,以朱书板,上着年号,月朔日子,鬼之乡里姓名年几,从人头数,告五道大神,河伯将军,上件鬼某甲等,在我家中作如此罪过,捉获正身,所索之物,并已具给发,遣速出去,不得久停,不得久住。急急如律令。(《千金翼方校释》卷三十《禁经下·禁邪病》,人民卫生出版社,1998 年,第 456 页)

46. 炬火禁邪法(去百鬼,断万邪):敕粉火治邪,亦可以按摩病患。若欲断邪鬼,以敕粉火,以一炬火,着户外,令病患住外。又,师捉一炬火,作禹步烧粉,令病患越火,入户还床,以向者一炬送大门外道上,去门百步弃之,勿反顾。师取一盆水,着病患户限内,以大刀横上。亦可燃灯置病患屋内。令昼夜不灭,至病瘥,师捉火炬燎病患身上,随多少治病。咒曰:粉良天火赫赫,天火奕奕,千邪万恶,见火者避。急急如律令。(《千金翼方校释》卷三十《禁经下·禁邪病》,人民卫生出版社,1998 年,第 457 页)

47. 咒水喷病患法:先取净水一器,咒三吸气闭目,存鬼神怒五气击之。咒曰:持清持浊,持正持水,所为物,无不消化,怒石石裂,怒木木折,邪不干正,危不入身,大道流行,摄录邪精,神祇所怒,玉石皆化,何病不愈,何灾不断?速出速出。急急如律令。(《千金翼方校释》卷三十《禁经下·禁邪病》,人民卫生出版社,1998 年,第 457 页)

48. 咒水治百病法:先取净水,以器盛之。十咒曰:太一之水祖且良,举水向口续神光,大肠通膀胱,荡涤五脏入胞囊。脾肾太仓,耳目皆明,百病除瘥,邪精消亡。急急如律令。(兴之遍身,然后用之。)(《千金翼方校释》卷三十《禁经下·禁邪病》,人民卫生出版社,1998 年,第 457 页)

49. 自防身禁咒法:咄,某甲左青龙盖章甲寅,右白虎监兵甲申。头上朱雀陵光甲午,足下玄武执明甲子,脾为贵子中央甲辰甲戌。急急如律令。上此一法,凡是学人,常以旦夕暗诵令熟,莫使声出。若有县官口舌,军阵危险厄难之处,四方兴功起土殃祸之气,或入他邦未习水土,及时行疫疠。但以晨夜数数存念,诵之勿忘。若吊丧问病临尸凶祸之家,入门一步诵一遍,出门三步诵二遍,皆先叩齿三通,并捻鬼目。(《千金翼方校释》卷三十《禁经下·护身禁法》,人民卫生出版社,1998 年,第 460 页)

50. 又法:凡行山泽,晨夜恐怖之处,使人鬼恶总不相忤。咒曰:人皆浊,我独清。人皆去,我独停。人皆极,我独丁。人皆枯,我独荣。人皆破,我独成。天长地久我与并,依文昌,游心星;登太玄,星紫庭;饮甘露,食阳精;佩日月,体安宁;乘三凤,驾羽英;坚藏择,九天仙公以赴刑。急急如律令。(《千金翼方校释》卷三十《禁经下·护身禁法》,人民卫生出版社,1998 年,第 460 页)

51. 又,凡人行处不安稳,疑有恐怖之事,即以气之。便以拒禁咒之曰:急令辟恶鬼除制不祥,众邪消尽,魍魉逃亡,神符宣流,以知天恶。当我者死,值我者亡。急急如律令。(《千金翼方校释》卷三十《禁经下·护身禁法》,人民卫生出版社,1998 年,第 461 页)

52. 又法:唾三十六鬼,大鬼打头,破作七分,如阿梨树枝沙呵。(《千金翼方校释》卷三十《禁经下·护身禁法》,人民卫生出版社,1998 年,第 461 页)

(四)养生导引疗法

53. 养生方云:《上清真人诀》曰:夜行常琢齿,杀鬼邪。(《诸病源候论校注》卷二《鬼邪候》,人民卫生出版社,1991 年,第 66 页)

54. 又云:封君达常乘青牛;鲁女生常乘驳牛;孟子绰常乘驳马;尹公度常乘青骡。时人莫知其名字为谁,故曰:欲得不死,当问青牛道士。欲得此色,驳牛为上,青牛次之,驳马又次之。三色者,顺生之气也。故云青牛者,乃柏木之精;驳牛者,古之神祇之先;驳马者,乃神龙之祖也。云道士乘此以行于路,百物之恶精、疫气之疠鬼,长摄之焉。(《诸病源候论校注》卷二《鬼邪候》,人民卫生出版社,1991 年,第66~67页)

55. 养生方导引法云:仙经治百病之道,叩齿二七过,辄咽气二七过。如此三百通乃止。为之二十日,邪气悉去;六十日,小病愈;百日,大病除,三蛊伏尸皆去;面体光泽。(《诸病源候论校注》卷二《鬼邪候》,人民卫生出版社,1991 年,第

67 页)

56. 又,《无生经》曰:治百病、邪鬼、蛊毒,当正偃卧,闭目闭气,内视丹田,以鼻徐徐内气,令腹极满,徐徐以口吐之,勿令有声,令入多出少,以微为之。故存视五脏,各如其形色;又存(注)胃中,令鲜明洁白如素。为之倦极,汗出乃止,以粉粉身,摩捋形体。汗不出而倦者,亦可止。明日复为之。(《诸病源候论校注》卷二《鬼邪候》,人民卫生出版社,1991 年,第 67 页)

57. 又当存(注)作大雷电,隆隆鬼鬼,走入腹中;为之不止,病自除矣。(《诸病源候论校注》卷二《鬼邪候》,人民卫生出版社,1991 年,第 67 页)

58. 养生方导引法云:拘魂门,制魄户,名曰握固法。屈大拇指,著四小指内抱之,积习不止,眠时亦不复开,令人不魇魅。(《诸病源候论校注》卷二三《卒魇候》,人民卫生出版社,1991 年,第676~677页)

五、妇孺类

(一)药物疗法(内治法)

1.《崔氏》:疗梦与鬼神交通,及狐狸精魅等方:野狐鼻(炙)、豹鼻(炙)各七枚,狐头骨一具(炙),雄黄、腽肭脐、鬼箭羽、露蜂房(炙)、白术、虎头骨(炙)各一两,阿魏药二两(炙),驴、马、狗、驼、牛等毛各四分(烧作灰),若骨蒸加死人脑骨一两(炙)。上十五味,并大秤两,捣筛为散,搅使调匀,又先以水煮松脂候烊,接取以和散。和散之时勿以手搅,将虎爪搅,和为丸,如弹丸,以熏患者。欲熏之时,盖覆衣被,勿令药烟泄外。别捣雄黄为末,以藉药烧,药节度一如熏香法。其药欲分于床下烧熏弥善。忌桃李、雀肉等。(《外台秘要方》卷十三《鬼神交通》,华夏出版社,2009 年,第 273 页)

2.《备急》:陶氏疗女人与鬼物交通,独言笑或悲思恍惚方:松脂三两,烊;纳雄黄末一两。右二味,用虎爪搅令调,丸如弹丸,夜纳笼中烧之,令女裸坐笼上,被急自蒙,唯出头耳,过三熏即断。(《外台秘要方》卷十三《鬼神交通》,华夏出版社,2009 年,第 273 页)

3. 又方:雄黄、人参、防风各一两,五味子一升。上四味为散,早以井华水服方寸匕,日三服。(《外台秘要方》卷十三《鬼神交通》,华夏出版社,2009 年,第 273 页)

4. 又若男女喜梦鬼通,致恍惚者方:鹿角屑酒服三撮,日三。(《外台秘要方》卷十三《鬼神交通》,华夏出版社,2009 年,第 273 页)

5. 少小中客之为病，吐下青黄赤白汁，腹中痛，及反倒偃侧，喘似痫状，但目不上插，少睡耳，面变五色，其脉弦急。若失时不治，小久则难治矣。欲疗之方：用豉数合，水拌令湿，捣熟，丸如鸡子大。以摩儿囟上、手足心各五六遍毕，以丸摩儿心及脐，上下行转摩之。食顷，破视其中，当有细毛，即掷丸道中，痛即止。（《备急千金要方校释》卷二《客忤》，人民卫生出版社，1998 年，第 99 页）

6. 治少小中客忤，强项欲死方：取衣中白鱼十枚，为末，以敷母乳头上，令儿饮之，入咽立愈。一方二枚，著儿母手，掩儿脐中，儿吐下愈。亦以摩儿项及脊强处。（《备急千金要方校释》卷二《客忤》，人民卫生出版社，1998 年，第 99 页）

7. 治少小客忤，二物黄土涂头方：灶中黄土、蚯蚓屎等分，捣，合水和如鸡子黄大，涂儿头上及五心，良。一方云鸡子清和如泥。（《备急千金要方校释》卷二《客忤》，人民卫生出版社，1998 年，第 99 页）

8. 又方：吞麝香如大豆许，立愈。（《备急千金要方校释》卷二《客忤》，人民卫生出版社，1998 年，第 99 页）

9. 治少小犯客忤，发作有时者方：以母月衣覆儿上，大良。（《备急千金要方校释》卷二《客忤》，人民卫生出版社，1998 年，第 99 页）

10. 治小儿卒中忤方：剪取驴前膊胛上旋毛，大如弹子，以乳汁煎之，令毛消，药成，著乳头饮之，下喉即愈。（《备急千金要方校释》卷五《客忤》，人民卫生出版社，1998 年，第 99 页）

11. 又方：烧母衣带三寸并发，合乳汁服之。（《备急千金要方校释》卷五《客忤》，人民卫生出版社，1998 年，第 99 页）

12. 又方：取牛鼻津服之。又方：取牛口沫敷乳头，饮之。（《备急千金要方校释》卷五《客忤》，人民卫生出版社，1998 年，第 99 页）

13. 治小儿寒热及赤气中人，一物猪蹄散方：猪后脚悬蹄烧末，捣筛，以饮乳汁一撮，立效。（《备急千金要方校释》卷五《客忤》，人民卫生出版社，1998 年，第 99 页）

14. 治少小卒中客忤，不知人者方：取热马屎一丸，绞取汁饮儿，下便愈。亦治中客忤而偃啼，面青腹强者。（《备急千金要方校释》卷五《客忤》，人民卫生出版社，1998 年，第 99 页）

15. 治少小见人来，卒不佳，腹中作声者，二物烧发散方：用向来者人囟上发十茎，断儿衣带少许，合烧灰，细末，和乳饮儿，即愈。（《备急千金要方校释》卷五

《客忤》,人民卫生出版社,1998 年,第 99 页)

16. 治小儿卒客忤方:铜镜鼻烧令红,著少许酒中,大儿饮之。小儿不能饮者,含与之,即愈。(《备急千金要方校释》卷五《客忤》,人民卫生出版社,1998 年,第 100 页)

17. 治少小中忤,一物马通浴汤方:马通三升,烧令烟绝,以酒一斗煮三沸,去滓,浴儿即愈。(《备急千金要方校释》卷五《客忤》,人民卫生出版社,1998 年,第 100 页)

18. 治小儿中人忤,偃啼,面青腹强者,一物猪通浴方:猳猪通二升,以热汤灌之,适寒温浴儿。(《备急千金要方校释》卷五《客忤》,人民卫生出版社,1998 年,第 100 页)

19. 治魃方:炙伏翼,熟嚼哺之。(《备急千金要方校释》卷五《客忤》,人民卫生出版社,1998 年,第 100 页)

20. 又方:烧伏翼,末,饮服之。(《备急千金要方校释》卷五《客忤》,人民卫生出版社,1998 年,第 100 页)

21. 以水二升,煮萹蓄、冬瓜各四两,取浴之。(《备急千金要方校释》卷五《客忤》,人民卫生出版社,1998 年,第 100 页)

22. 治少小客魃挟实,白藓皮汤方:白鲜皮、大黄、甘草各一两,芍药、茯苓、细辛、桂心各十八铢,上七味,㕮咀,以水二升,煮取九合,分三服。(《备急千金要方校释》卷五《客忤》,人民卫生出版社,1998 年,第 100 页)

23. 千金汤,治小儿暴惊啼绝死,或有人从外来,邪气所逐,令儿得疾,众医不治,方:蜀椒、左顾牡蛎各六铢(碎),上二味,以醋浆水一升,煮取五合,一服一合。(《备急千金要方校释》卷五《客忤》,人民卫生出版社,1998 年,第 100 页)

24.《备急》:疗小儿无辜疳痢方:龙骨、当归、黄连、人参、墨食子(注:即"没食子")、甘草(炙)各一两,上六味,捣散,蜜丸服三丸,日再,以瘥为度,大小增减量之。(《外台秘要方》卷三六《小儿无辜疳痢方》,华夏出版社,2009 年,第 738 页)

25.《救急》:疗小儿瘦,头干无辜兼痢方:马齿苋,上一味,捣绞汁,服三合,以瘥止。(《外台秘要方》卷三六《小儿无辜疳痢方》,华夏出版社,2009 年,第 738 页)

26.《刘氏》:疗孩子头干,肚中有无辜者,益脑散方:地榆六分,蜗牛十二分(熬),青黛三合,麝香、人粪(烧灰)、兰香根(烧灰)、蚺蛇胆各一分,龙脑香两豆许。上八味,捣散,以饮下半钱匕,量大小与服之。忌如常法。(《外台秘要方》卷三六《小儿无辜疳痢方》,华夏出版社,2009 年,第 738 页)

(二)灸疗法(外治法)

27. 小儿中客,急视其口中悬痈左右,当有青黑肿脉,核如麻豆大,或赤或白或青,如此便宜用针速刺溃去之,亦可爪摘决之,并以绵缠钗头拭去血也。(《备急千金要方校释》卷二《客忤》,人民卫生出版社,1998 年,第 99 页)

28. 小儿中马客忤而吐不止者,灸手心主、间使、大都、隐白、三阴交各三壮。(《备急千金要方校释》卷二《客忤》,人民卫生出版社,1998 年,第 100 页)

(三)咒禁疗法

29. 小儿马客忤而吐不止者,……可用粉丸如豉法,并用唾,唾而咒之,咒法如下:咒客忤法:咒曰:摩家公,摩家母,摩家子儿苦客忤,从我始,扁鹊虽良,不如善唾。良。咒讫,弃丸道中。(《备急千金要方校释》卷二《客忤》,人民卫生出版社,1998 年,第 100 页)

30. 又法:取一刀横着灶上,解儿衣,发其心腹讫,取刀持向儿咒之唾,辄以刀拟向心腹,啡啡(音非,出唾貌)曰:煌煌日,出东方,背阴向阳。葛公葛公,不知何公,子来不视,去不顾,过与生人忤。梁上尘,天之神,户下土,鬼所经,大刀镮犀对灶君。二七唾客愈儿惊。唾啡啡如此。二七啡啡,每唾以刀拟之,咒当三遍乃毕。用豉丸如上法,五六遍讫,取此丸破视其中有毛,弃丸道中,客忤即愈矣。(《备急千金要方校释》卷二《客忤》,人民卫生出版社,1998 年,第 100 页)

附表:中古医籍所载治疗鬼神之病药物总表

编号	品　名	气　味	毒性	主　　治	分部	始见于何书
001	丹砂	味甘,微寒	无毒	杀精魅邪恶鬼(《本经》);除中恶腹痛(《别录》);主尸疰抽风(《药性论》)	玉石	《本经》
002	古镜	辛	无毒	小儿诸恶(《拾遗》);辟一切邪魅,女人鬼交,飞尸蛊毒(《日华子》)(注:见卷五"锡铜镜鼻"条下"古镜"续注)	玉石	《拾遗》
003	霹雳针无毒	作枕,除魇梦,辟不祥(《拾遗》)	玉石	《拾遗》		

续表:

编号	品名	气味	毒性	主治	分部	始见于何书
004	雄黄	苦、甘,平、寒、大温	有毒	杀精物恶鬼邪气(《本经》);中恶腹痛鬼疰(《别录》);能治尸疰,辟百邪鬼魅,杀蛊毒。人佩之,鬼神不能近。(《药性论》)	玉石	《本经》
005	食盐	咸,温	无毒	杀鬼蛊邪疰毒气(《别录》);能杀一切毒气,鬼疰气,主心痛中恶…… 主鬼疰,尸疰(《药性论》)	玉石	《别录》
006	石硫磺	酸,温、大热	有毒	杀腹藏虫,邪魅等(《日华子》)	玉石	《本经》
007	雌黄	辛、甘,平、大寒	有毒	杀毒虫…… 邪气,诸毒(《本经》);恍惚邪气(《别录》)	玉石	《本经》
008	石膏	辛、甘,微寒、大寒	无毒	除邪鬼(《本经》)	玉石	《本经》
009	银屑	辛,平	有毒	定心神,止惊悸,除邪气(《别录》)	玉石	《别录》
010	生银	辛,寒	无毒	邪气鬼祟(《开宝》);小儿中恶(《日华子》);朱砂银:辟邪,治中恶蛊毒(《日华子》)	玉石	《别录》
011	灵砂	甘,温	无毒	杀精魅恶鬼气(《证类》)	玉石	《证类》
012	铁精	辛、甘,平	无毒	小儿客忤(《日华子》);主鬼打鬼疰邪气(《拾遗》)	玉石	《本经》
013	砺石	甘	无毒	伏鬼物恶气(《拾遗》)	玉石	《别录》
014	铸钟黄土		无毒	卒心痛,疰忤恶气(《拾遗》)	玉石	《拾遗》
015	蚡鼠壤堆上土			鬼疰气痛(《拾遗》)	玉石	《拾遗》
016	瓦甑			主魇寐不寤(《拾遗》)	玉石	《拾遗》
017	铛墨(釜脐墨)		无毒	铛墨:主蛊毒中恶(《开宝》)	玉石	《四声》
018	铅	甘	无毒	鬼气疰忤(《拾遗》)	玉石	《拾遗》
019	粉锡	辛,寒	无毒	主伏尸毒螫,杀三虫(《本经》)	玉石	《本经》
020	锡铜镜鼻	酸,平	无毒	伏尸邪气(《别录》)	玉石	《本经》
021	代赭	苦、甘,寒	无毒	主鬼疰,贼风蛊毒,杀精物恶鬼,腹中毒邪气(《本经》);辟鬼魅(《药性论》)	玉石	《本经》
022	半天河	甘,微寒	无毒	主鬼疰,狂,邪气,恶毒(《别录》);能杀鬼精,恍惚妄语(《药性论》)	玉石	《别录》

续表：

编号	品　名	气　味	毒性	主　　治	分部	始见于何书
023	热汤无毒	主忤死（《嘉祐》）	玉石	《嘉祐》		
024	金牙	咸	无毒	主鬼疰，毒蛊，诸疰（《别录》）	玉石	《别录》
025	梁上尘	平、微寒	无毒	主中恶（《唐本草》）	玉石	《唐本草》
026	蛇黄	冷	无毒	主心痛，疰忤（《唐本草》）	玉石	《唐本草》
027	醴泉	甘，平	无毒	主心腹痛，疰忤鬼气邪秽之属（《拾遗》）	玉石	《拾遗》
028	粮罂中水	辛，平	小毒	主鬼气，中恶，疰忤，心腹痛，恶梦鬼神（《拾遗》）	玉石	《拾遗》
029	菖蒲	辛，温、平	无毒	治鬼气，杀诸虫（《药性论》）	草	《本经》
030	人参	甘，微寒、微温	无毒	安精神，定魂魄，止惊悸，除邪气（《本经》）	草	《本经》
031	天门冬	苦、甘，平、大寒	无毒	杀三虫，去伏尸（《本经》）	草	《本经》
032	防葵	辛、甘，苦、寒	无毒	治鬼虐，主百邪鬼魅精怪（《药性论》）	草	《本经》
033	升麻	甘、苦，平、微寒	无毒	主解百毒，杀百精老物殃鬼，辟温疫瘴气，邪气蛊毒……中恶腹痛（《别录》）；安魂定魄并鬼附啼泣（《日华子》）；主百邪鬼魅（《证类》）	草	《别录》
034	木香	辛，温	无毒	主邪气，辟毒疫温鬼（《本经》）；杀鬼精物（《别录》）	草	《本经》
035	远志	苦，温	无毒	主梦邪（《药性》）；小儿客忤（《日华子》）	草	《本经》
036	龙胆	苦，寒、大寒	无毒	主惊痫，邪气……杀蛊毒（《本经》）；治客忤疳气（《日华子》）	草	《本经》
037	赤箭（鬼督邮、鬼箭）	辛，温	无毒	主杀鬼精物，蛊毒恶气（《本经》）	草	《本经》
038	卷柏	辛、甘，温、平、微寒	无毒	治尸疰鬼疰腹痛，百邪鬼魅啼泣（《药性论》）	草	《本经》
039	兜木香			烧去恶气，除病疫（《拾遗》）	草	《拾遗》
040	草犀根	辛，平	无毒	主飞尸……中恶，注忤（《拾遗》）	草	《拾遗》
041	蓝实	苦，寒	无毒	主解诸毒，杀虫蚑（小儿鬼也）疰鬼（《本经》）	草	《本经》

续表:

编号	品　名	气　味	毒性	主　　治	分部	始见于何书
042	芎䓖	辛,温	无毒	主中恶,卒急肿痛(《别录》)	草	《本经》
043	蘼芜	辛,温	无毒	主辟邪恶,除蛊毒,鬼疰,去三虫(《本经》)	草	《本经》
044	丹参	苦,微寒	无毒	主中恶,治百邪鬼魅,腹痛(《药性论》)	草	《本经》
045	兰草	辛,平	无毒	主杀蛊毒,辟不祥(《本经》);主恶气(《拾遗》)	草	《本经》
046	白兔藿	苦,平	无毒	主蛊毒,鬼疰(《本经》)	草	《本经》
047	徐长卿(石下长卿、鬼督邮)	辛,温;咸,平(石下长卿)	无毒;有毒(石下长卿)	主鬼物百精,蛊毒疫疾,邪恶气(《本经》);石下长卿:主鬼疰,精物,邪恶气,杀百精,蛊毒,老魅注易,亡走,啼哭,悲伤,恍惚(《别录》)	草	《本经》
048	石龙刍	苦,微寒,微温	无毒	主心腹邪气,……鬼疰恶毒(《本经》);杀鬼疰恶毒气(《别录》)	草	《本经》
049	云实	辛、苦,温	无毒	花:主见鬼精物(《本经》);杀精物,下水。烧之致鬼(《别录》)	草	《本经》
050	鬼督邮(独摇草)	辛、苦,平	无毒	主鬼疰、卒忤中恶,心腹邪气,百精毒(《唐本草》)	草	《唐本草》
051	海根	苦,小温	无毒	主霍乱中恶,心腹痛,鬼气注忤,飞尸(《拾遗》)	草	《拾遗》
052	干姜(生姜)	辛,温、大热	无毒	主中恶霍乱(《别录》)	草	《本经》
053	苦参	苦,寒	无毒	中恶腹痛(《药性论》)	草	《本经》
054	当归	甘、辛,温、大温	无毒	主中恶(《别录》)	草	《本经》
055	芍药	苦、酸,平、微寒	小毒	主邪气腹痛(《本经》);主中恶,腹痛(《别录》)	草	《本经》
056	百合	甘,平	无毒	主邪气腹胀(《本经》);主百邪鬼魅(《药性论》)	草	《本经》
057	知母	苦,寒	无毒	治传尸疰病(《日华子》)	草	《本经》
058	紫菀	苦、辛,温	无毒	能治尸疰……治百邪鬼魅(《药性论》)	草	《本经》
059	藁本	辛、苦,温、微温、微寒	无毒	能治鬼疰(《药性论》)	草	《本经》

续表：

编号	品　名	气　味	毒性	主　　治	分部	始见于何书
060	白薇	苦、咸，平、大寒	无毒	主狂惑邪气(《本经》);百邪鬼魅(《药性论》)	草	《本经》
061	兜纳香	甘,温	无毒	去恶气(《拾遗》);烧之能辟远近恶气。带之夜行,壮胆安神(《海药》)	草	《拾遗》
062	耕香	辛,温	无毒	主臭鬼气(《拾遗》)	草	《拾遗》
063	艾叶	苦,微温	无毒	疗一切鬼气(《药性论》)	草	《别录》
064	海藻	苦、咸,寒	无毒	主辟百邪鬼魅(《药性论》)	草	《本经》
065	天麻	辛,平	无毒	主诸毒恶气(《开宝》);鬼疰蛊毒(《日华子》)	草	《开宝》
066	阿魏	辛,平	无毒	主下恶气,除邪鬼蛊毒(《唐本草》);善主于风邪鬼注(《海药》);治传尸(《日华子》)	草	《唐本草》
067	姜黄	辛、苦,大寒	无毒	主疰忤(《唐本草》);蛮人生啖,可以祛邪辟恶(《图经》)	草	《唐本草》
068	马先蒿	苦,平	无毒	主寒热鬼疰(《本经》)	草	《本经》
069	零陵香(薰草)	甘,平	无毒	主恶气疰心腹痛满(《开宝》)	草	《开宝》
070	缩砂蜜	辛,温	无毒	主奔豚鬼疰,惊痫邪气(《拾遗》)	草	《开宝》
071	蓬莪茂	苦、辛,温	无毒	主心腹痛,中恶疰忤鬼气(《开宝》)	草	《开宝》
072	荜澄茄	辛,温	无毒	疗鬼气(《开宝》)	草	《开宝》
073	艾纳香	甘,温	无毒	去恶气,杀虫(《开宝》)	草	《开宝》
074	甘松香	甘,温	无毒	主恶气,卒心腹痛满(《开宝》)	草	《开宝》
075	茅香花及白茅香	苦,温;甘,平(白茅香)	无毒	主中恶,……苗、叶可煮作浴汤,辟邪气(《开宝》);白茅香:主恶气(《拾遗》)	草	《开宝》;《拾遗》
076	迷迭香	辛,温	无毒	主恶气,令人衣香,烧之去鬼(《拾遗》);烧之去鬼气(《海药》)	草	《拾遗》
077	附子	辛、甘，温、大热	大毒	主邪气(《本经》)	草	《本经》
078	乌头(射罔、毒公)	辛、甘,温、大热;苦(射罔)	大毒	射罔:疗尸疰(《别录》)	草	《别录》
079	鸢尾	苦,平	有毒	主蛊毒邪气,鬼疰诸毒(《本经》);杀鬼魅(《别录》)	草	《本经》

续表:

编号	品　名	气　味	毒性	主　治	分部	始见于何书
080	桔梗	辛、苦,微温	小毒	主中恶及小儿惊痫(《药性论》);除邪辟温(《日华子》)	草	《本经》
081	草蒿(青蒿)	苦,寒	无毒	主鬼气尸疰伏连(《拾遗》);止盗汗及邪气鬼毒(《日华子》)	草	《本经》
082	钩吻(野葛)	辛,温	大毒	杀鬼疰蛊毒(《本经》)	草	《本经》
083	常山	苦、辛,寒、微寒	有毒	主温疟鬼毒(《本经》);疗鬼蛊往来(《别录》)	草	《本经》
084	蜀漆	辛,平、微温	有毒	主邪气,蛊毒,鬼疰(《本经》)	草	《本经》
085	白及	苦、辛,平、微寒	无毒	主贼风鬼击(《本经》)	草	《本经》
086	荛花	苦、辛,寒、微寒	有毒	治疰气蛊毒(《药性论》)	草	《本经》
087	羊踯躅	辛,温	大毒	主邪气鬼疰蛊毒(《别录》)	草	《本经》
088	瓶香	寒	无毒	主天行时气,鬼魅邪精等(《拾遗》)	草	《拾遗》
089	藒车香	辛,温	无毒	主鬼气(《拾遗》);辟恶气(《海药》)	草	《拾遗》
090	商陆	辛、酸,平	有毒	杀鬼精物(《本经》)	草	《本经》
091	蓖麻子	甘、辛,平	小毒	主尸疰恶气(《唐本草》)	草	《唐本草》
092	狼毒	辛,平	大毒	主鬼精蛊毒(《本经》)	草	《本经》
093	鬼臼(马目毒公)	辛,温、微温	有毒	主杀蛊毒,鬼疰精物,辟恶气不祥,逐邪,解百毒(《本经》);能主尸疰,殗殜劳疾,传尸瘦疾,主辟邪气,逐鬼(《药性论》)	草	《本经》
094	女青	辛,平	有毒	主蛊毒,逐邪恶气,杀鬼,温疟,辟不祥(《本经》)	草	《本经》
095	续随子	辛,温	有毒	主蛊毒鬼疰(《开宝》)	草	《开宝》
096	甑带灰	辛,温	无毒	主中恶尸疰(《唐本草》)	草	《唐本草》
097	独行根	辛、苦,冷	有毒	主鬼疰(《唐本草》)	草	《唐本草》
098	石长生	咸、苦,微寒	有毒	辟鬼气不祥(《本经》);治百邪鬼魅(《药性论》)	草	《本经》
099	赤车使者	辛、苦,温	有毒	主风冷邪疰(《唐本草》)	草	《唐本草》
100	败芒箔		无毒	去鬼气疰痛癥结(《拾遗》)	草	《拾遗》
101	败天公	平		主鬼疰精魅(《别录》)	草	《别录》

续表：

编号	品　名	气　味	毒性	主　　治	分部	始见于何书
102	柏实	甘,平	无毒	治百邪鬼魅(《药性论》)	木	《本经》
103	茯苓(茯神)	甘,平	无毒	主辟不祥(《别录》)	木	《本经》;《别录》
104	琥珀	甘,平	无毒	定魂魄,杀精魅邪鬼(《别录》);治百邪(《药性论》)	木	《别录》
105	干漆(生漆)	辛,温	无毒	治传(注:大观作傅,此据纲目)尸劳(《日华子》)	木	《本经》
106	丁香	辛,温	无毒	辟恶去邪(《海药》);治鬼疰蛊毒(《日华子》)	木	《开宝》
107	沉香	辛,微温	无毒	去恶气(《别录》);去邪气(《日华子》);主中恶邪鬼疰气(《海药》)	木	《别录》
108	薰陆香	微温	无毒	去恶气伏尸(《别录》)	木	《别录》
109	藿香	辛,微温	无毒	去恶气(《嘉祐》)	木	《嘉祐》
110	詹糖香	微温		去恶气伏尸(《别录》)	木	《别录》
111	檀香	热	无毒	主中恶,鬼气(《拾遗》)	木	《别录》
112	乳香	辛,微温	微毒	治冲恶中邪气,心腹痛,疰气(《日华子》)	木	《别录》
113	苏合香	甘,温	无毒	主辟恶,杀鬼精物,温疟蛊毒……除邪,令人无梦魇(《别录》);除鬼魅(《唐本草》);烧之去鬼气(《拾遗》)	木	《别录》
114	降真香	温,平	无毒	主天行时气,宅舍怪异,并烧悉验。……小儿带之,辟邪恶之气也(《海药》)	木	《证类》
115	蜜香	辛,温	无毒	除鬼气(《拾遗》);主辟恶,去邪鬼,尸疰,心气(《海药》)	木	《拾遗》
116	竹叶	苦,平、大寒	无毒	主鬼疰,恶气(《食疗》)	木	《本经》
117	吴茱萸	辛,温、大热	小毒	主中恶心腹痛(《别录》);杀鬼疰气(《食疗》)	木	《本经》
118	槟榔	辛,温	无毒	主杀三虫、伏尸(《别录》)	木	《别录》
119	栀子	苦,寒、大寒	无毒	主中恶(《药性论》)	木	《本经》
120	墨	辛,温	无毒	止小儿客忤(《开宝》)	木	《开宝》
121	猪苓	甘、苦,平	无毒	解毒蛊疰不祥(《本经》)	木	《本经》
122	乌药	辛,温	无毒	主中恶心腹痛,蛊毒疰忤鬼气(《开宝》)	木	《开宝》

续表:

编号	品名	气味	毒性	主治	分部	始见于何书
123	安息香	辛、苦,平	无毒	主心腹恶气,鬼疰(《唐本草》);烧之通神,辟众恶(《酉阳杂俎》);治邪气魍魉,鬼胎血邪,辟蛊毒(《日华子》);辟恶气(《海药》);烧之去鬼来神(《四声》)	木	《唐本草》
124	郁金香	苦,温	无毒	主蛊野诸毒,心气鬼疰(《开宝》);除心腹间恶气鬼疰(《拾遗》)	木	《开宝》
125	卫矛(鬼箭、鬼箭羽)	苦,寒	无毒	除邪,杀鬼毒蛊疰(《本经》);主中恶腹痛(《别录》);主中恶腰腹痛及百邪鬼魅(《药性论》)	木	《本经》
126	必栗香	辛,温	无毒	主鬼气(《拾遗》);主鬼疰心气,断一切恶气(《海药》)	木	《拾遗》
127	鬼齿(鬼针)		无毒	主中恶注忤,心腹痛(《拾遗》)	木	《拾遗》
128	铁椎柄		无毒	主鬼打及强鬼排突人致恶者(《拾遗》)	木	《拾遗》
129	古棕板		无毒	主鬼气注忤中恶,心腹痛……恶梦悖,常为鬼神所祟挠者(《拾遗》)	木	《拾遗》
130	古厕木及厕筹			主鬼魅,传尸,温疫,魍魉,神等(《拾遗》);厕筹:主中恶鬼气(《拾遗》)	木	《拾遗》
131	桃掘		无毒	主卒心腹痛,鬼疰,破血恶气胀满(《拾遗》)	木	《拾遗》
132	巴豆	辛,温,生温熟寒	大毒	除鬼毒蛊疰邪物(《本经》);变化与鬼神通(《别录》)	木	《本经》
133	蜀椒	辛,温、大热	有毒	主鬼疰蛊毒(《别录》)	木	《本经》
134	皂荚	辛、咸,温	小毒	杀精物(《本经》)	木	《本经》
135	樗白皮	苦,微热	无毒	主鬼疰传尸……根皮去鬼气(《拾遗》)	木	《唐本草》
136	雷丸	苦、咸,寒、微寒	小毒	逐邪气恶风汗出(《别录》)	木	《本经》
137	无患子皮	平	小毒	皮:主飞尸(《拾遗》);子仁:烧令香,辟邪恶气(《拾遗》);昔有神巫……劾百鬼,擒鬼以无患木杀之。世人竞取此木为器,用却鬼,因曰无患(《酉阳杂俎》)	木	《开宝》

续表：

编号	品　名	气　味	毒性	主　治	分部	始见于何书
138	黄环	苦，平	有毒	主蛊毒鬼疰鬼魅，邪气在脏中(《本经》)	木	《本经》
139	紫荆木	苦，平	无毒	主飞尸蛊毒(《拾遗》)	木	《开宝》
140	桦木皮	苦，平	无毒	取脂烧辟鬼(《开宝》)	木	《开宝》
141	榧实	甘	无毒	去三虫蛊毒，鬼疰(《别录》)	木	《别录》
142	芫花	辛、苦，温、微温	小毒	主蛊毒鬼疟(《本经》)	木	《本经》
143	刀鞘		无毒	主鬼打卒得(《拾遗》)	木	《拾遗》
144	乱发	苦，微温(《唐本草》)		疗尸疰	人	《别录》
145	人溺	咸，寒	无毒	去鬼气痓病(《拾遗》)	人	《别录》
146	天灵盖	咸，平	无毒	主传尸，尸疰，鬼气伏连(《开宝》)	人	《开宝》
147	人胆			主鬼气，尸疰，伏连(《拾遗》)	人	《拾遗》
148	死人枕及席			尸疰者，鬼气也，伏而未起，故令人沉滞，得死人枕治之(《拾遗》)	人	《拾遗》
149	龙骨	甘，平、微寒	无毒	主心腹鬼疰，精物老魅(《本经》)	兽	《本经》
150	龙齿	涩，凉	无毒	杀精物(《本经》)；辟鬼魅(《日华子》)	兽	《本经》
151	麝香	辛，温	无毒	主辟恶气，杀鬼精物，温疟蛊毒……久服除邪，不梦寤魇寐(《本经》)；疗诸凶邪鬼气，中恶(《别录》)；带麝非但香，亦辟恶。……置颈间枕之，辟恶梦及尸疰鬼气(《集注》)；除百邪魅鬼，疰心痛，小儿惊痫客忤，镇心安神(《药性论》)；辟邪气，杀鬼毒，蛊气(《日华子》)；除百病，治一切恶气疰病(《食疗》)	兽	《本经》
152	牛黄	苦，平	小毒	除邪逐鬼(《本经》)；能辟邪魅，安魂定魄，小儿夜啼，主卒中恶(《药性论》)	兽	《本经》
153	熊胆	苦，寒	无毒	疗心痛，疰忤(《唐本草》)	兽	《唐本草》

续表:

编号	品　名	气　味	毒性	主　　治	分部	始见于何书
154	底野迦	辛、苦,平	无毒	主百病中恶,客忤邪气(《唐本草》)	兽	《唐本草》
155	白马眼	平		主小儿魃(《唐本草》)	兽	《本经》
156	白马悬蹄	平		辟恶气,鬼毒,蛊疰,不祥(《本经》)	兽	《本经》
157	马屎(马通)	微温		主小儿客忤(《唐本草》)	兽	《别录》
158	鹿茸	甘、酸,温、微温	无毒	杀鬼精物(《别录》);夜梦鬼交(《药性论》);杀鬼精(《日华子》)	兽	《本经》
159	鹿角	咸,温、微温	无毒	逐邪恶气(《本经》);主猫鬼中恶,心腹疰痛(《唐本草》);疗夜梦鬼交(《日华子》)	兽	《本经》
160	牛屎	寒		主恶气。用涂门户,著壁者(《别录》)	兽	《别录》
161	羖羊角	咸、苦,温、微寒	无毒	辟恶鬼、虎狼(《本经》);烧之杀鬼魅,辟虎狼(《别录》);主惊邪,明目,辟鬼(《食疗》)	兽	《本经》
162	羊屎			烧之熏鼻,主中恶,心腹刺痛(《唐本草》)	兽	《别录》
163	羚羊角	咸、苦,寒、微寒	无毒	辟蛊毒恶鬼不祥,安心气,常不魇寐(《本经》);能治中恶毒风,卒死昏乱不识人(《药性论》)	兽	《本经》
164	犀角	苦、酸、咸,寒、微寒	无毒	主百毒蛊疰,邪鬼瘴气……除邪,不迷惑魇寐(《本经》);能辟邪精鬼魅,中恶毒气,镇心神(《药性论》);主卒中恶心痛(《食疗》)	兽	《本经》
165	虎骨及虎屎	辛,微热	无毒	主除邪恶气,杀鬼疰毒(《别录》);主尸疰、腹痛(《药性论》);虎头作枕,辟恶魇;以置户上,辟鬼……骨杂朱画符疗邪(《集注》);骨煮汁浴小儿,去疥疮,鬼疰(《拾遗》);屎:主鬼气(《拾遗》)	兽	《别录》
166	虎睛(目)			眼光主惊邪,辟恶,镇心(《拾遗》);眼睛主疟病,辟恶(《食疗》);睛镇心及小儿惊啼……客忤(《日华子》)	兽	《别录》

续表：

编号	品 名	气 味	毒性	主 治	分部	始见于何书
167	虎爪			辟恶魅(《别录》);爪多以悬小儿臂辟恶鬼(《集注》)	兽	《别录》
168	虎肉	酸,平	无毒	食之入山,虎见有畏,辟三十六种精魅(《食疗》)	兽	《别录》
169	兔头骨及头皮	平	无毒	治鬼疰(《日华子》);头皮:主鬼疰(《唐本草》)	兽	《别录》
170	狸骨及狸肉	甘,温	无毒	主风疰、尸疰、鬼疰(《别录》);肉:疗诸疰(《别录》)	兽	《别录》
171	豹肉	酸,平	无毒	主鬼魅神邪(《拾遗》)	兽	《别录》
172	灵猫阴	辛,温	无毒	主中恶鬼气,飞尸,蛊疰,心腹卒痛,狂邪鬼神(《拾遗》)	兽	《拾遗》
173	豚卵	甘、温	无毒	主鬼疰蛊毒(《本经》);乳头亦主小儿惊痫及鬼毒(《唐本草》)	兽	《本经》
174	狐阴茎、五脏及雄狐屎	甘,微寒	有毒	雄狐屎:烧之辟恶(《别录》);心、肝生服治妖魅。雄狐尾烧辟恶(《日华子》)	兽	《别录》
175	獭肝	甘	有毒	主鬼疰蛊毒(《别录》);能治尸疰,瘦病(《集注》);主疰病(《食疗》);治虚劳并传尸劳疾(《日华子》)	兽	《别录》
176	野猪黄	辛、甘,平	无毒	治鬼疰……小儿痫气,客忤(《日华子》)	兽	《唐本草》
177	腽肭脐	咸,大热	无毒	主鬼气尸疰,梦与鬼交,鬼魅,狐魅,心腹痛,中恶邪气(《开宝》)	兽	《开宝》
178	麂头骨			主飞尸(《开宝》)	兽	《开宝》
179	猕猴头骨			作汤,治小儿则辟惊,鬼魅寒热(《证类》)	兽	《证类》
180	六畜毛蹄甲	咸,平	有毒	主鬼疰蛊毒(《本经》)	兽	《本经》
181	丹雄鸡(包括鸡头、鸡屎白等)	甘,微温、微寒	无毒	通神,杀毒,辟不祥(《别录》);鸡头:主杀鬼。东门上者尤良(《本经》);屎白:雄鸡三年者,能为鬼神所使(《拾遗》)	禽	《本经》
182	黑雌鸡	甘,温		杀鬼物(《拾遗》);安心定志,除邪辟恶气(《日华子》);血:主中恶腹痛(《别录》)	禽	《本经》
183	燕屎	辛,平	有毒	主蛊毒鬼疰,逐不祥邪气(《本经》)	禽	《本经》

续表:

编号	品名	气味	毒性	主治	分部	始见于何书
184	鹰屎白、鹰肉及嘴、爪等	平、微寒	小毒	主中恶(《药性论》);鹰肉,食之主邪魅、野狐魅。嘴及爪主五痔,狐魅(《拾遗》)	禽	《别录》
185	乌鸦	平	无毒	治小儿痫及鬼魅(《嘉祐》)	禽	《嘉祐》
186	鹊巢			多年者,疗癫狂鬼魅及蛊毒等,烧之,仍呼祟物名号(《日华子》)	禽	《别录》
187	鹳骨	甘,大寒	无毒	主鬼蛊诸疰毒,五尸心腹疾(《别录》)	禽	《别录》
188	牡蛎	咸,平、微寒	无毒	杀邪鬼(《本经》)	虫鱼	《本经》
189	露蜂房	苦,咸,平	有毒	主寒热邪气……鬼精蛊毒(《本经》)	虫鱼	《本经》
190	鳖头			烧为灰……主尸疰,心腹痛(《唐本草》)	虫鱼	《本经》
191	鳗鲡鱼	甘,平	有毒	杀传尸疰气(《日华子》)	虫鱼	《别录》
192	鼍甲	辛,微温	有毒	主百邪鬼魅(《药性论》);肉,主湿气,邪气,诸蛊(《拾遗》)	虫鱼	《本经》
193	鲛鱼皮	甘、咸,平	无毒	主心气鬼疰,蛊毒(《别录》)	虫鱼	《唐本》
194	虾蟆	辛,寒	有毒	主邪气(《本经》);主辟百邪鬼魅(《药性论》)	虫鱼	《拾遗》
195	白颈蚯蚓	咸,寒、大寒	无毒	去三虫,伏尸,鬼疰,蛊毒(《本经》);治传尸(《日华子》)	虫鱼	《本经》
196	葛上亭长	辛,微温	有毒	主蛊毒,鬼疰(《别录》)	虫鱼	《别录》
197	蛤蚧	咸,平	小毒	主久肺劳传尸,杀鬼物邪气(《开宝》)	虫鱼	《开宝》
198	蜈蚣	辛,温	有毒	主鬼疰,蛊毒……杀鬼物老精温疟(《本经》);治邪魅(《日华子》)	虫鱼	《本经》
199	斑蝥	辛,寒	有毒	主鬼疰,蛊毒(《本经》)	虫鱼	《本经》
200	贝子	咸,平	有毒	主鬼疰,蛊毒(《本经》);治翳障并鬼毒,蛊气(《日华子》)	虫鱼	《本经》
201	雀瓮	甘,平	无毒	主蛊毒,鬼疰(《本经》)	虫鱼	《本经》
202	鲮鲤甲	微寒	有毒	治小儿惊邪,妇人鬼魅悲泣(《日华子》)	虫鱼	《别录》
203	芫青	辛,微温	有毒	主蛊毒,风疰,鬼疰(《别录》)	虫鱼	《别录》
204	地胆	辛,寒	有毒	主鬼疰,寒热(《本经》)	虫鱼	《本经》

续表：

编号	品　名	气　味	毒性	主　　治	分部	始见于何书
205	萤火	辛，微温	无毒	主蛊毒，鬼疰，通神精（《本经》）	虫鱼	《本经》
206	山姜①	辛，温	无毒	去恶气，温中，中恶霍乱（《拾遗》）	果	《拾遗》
207	大枣	甘，平	无毒	主心腹邪气（《本经》）；主腹痛，邪气（《别录》）；三年陈者核中仁，主恶气，卒疰忤（《食疗》）	果	《本经》
208	桃花	苦，平	无毒	杀疰恶鬼（《本经》）	果	《本经》
209	桃枭（桃奴）及桃符	苦，微温		主杀百鬼精物（《本经》）；疗中恶腹痛，杀精魅，五毒不祥（《别录》）；桃符，主中恶（《药性论》）；桃符及奴，主精魅邪气（《食疗》）	果	《本经》
210	桃毛	辛，平	微毒	主恶鬼邪气（《食疗》）	果	《本经》
211	桃蠹	辛，温	无毒	杀鬼辟邪恶不祥（《本经》）	果	《本经》
212	桃茎白皮	苦、辛	无毒	除邪鬼中恶腹痛（《别录》）	果	《别录》
213	桃叶	苦，平	无毒	主除尸虫（《别录》）；治恶气，小儿寒热客忤（《日华子》）	果	《别录》
214	桃胶	苦，平	无毒	主中恶疰忤（《唐本草》）；主恶鬼邪气（《食疗》）	果	《别录》
215	桃实	酸，热	微毒	树上自干者……除鬼精邪气，破血，治心痛（《日华子》）	果	《别录》
216	生大豆	甘，平	无毒	煮汁饮杀鬼毒（《本经》）	米谷	《本经》
217	酒	苦、甘、辛，大热	有毒	杀百邪恶毒气（《别录》）；杀百邪，去恶气（《拾遗》）；主百邪毒，行百药（《食疗》）	米谷	《别录》
218	粟米	咸，微寒	无毒	解诸毒，主卒得鬼打（《拾遗》）	米谷	《别录》
219	白豆	咸，平	无毒	煞鬼气（《孙真人食忌》）	米谷	《嘉祐》
220	醋	酸，温	无毒	杀邪毒（《别录》）	米谷	《别录》
221	芥	辛，温	无毒	子主射工及疰气（《别录》）；除邪气（《日华子》）	菜	《别录》
222	白芥	辛，温	无毒	子主射工及疰气（《开宝》）；子烧及服，可辟邪魅（《日华子》）	菜	《开宝》
223	苦耽（苗、子）	苦，寒	小毒	主传尸伏连，鬼气疰忤邪气（《嘉祐》）	菜	《嘉祐》

① 《大观本草》将之附入“豆蔻”条。

续表:

编号	品　名	气　味	毒性	主　　治	分部	始见于何书
224	水苏	辛,微温	无毒	去毒,辟恶气《本经》	菜	《本经》
225	葫(大蒜)	辛,温	有毒	伏邪恶……独颗者杀鬼,去痛(《拾遗》);除邪,辟温,去蛊毒(《日华子》)	菜	《别录》
226	堇汁	甘,寒	无毒	杀鬼毒(《食疗》)	菜	《唐本草》

注:本表药物名称及功能主治,是依照《大观本草》的记载整理的。

第五章　中古时期的“中恶”观念：相关故事析论

上一章的讨论大致理清了中古时期的“鬼神之病”及其防治方法，这为此后的论述做了一个铺垫，使得后文继续在“鬼神之病”的框架内讨论与生命、身体有关的疾病问题成为可能。如果说前文都是从医家和医术的角度在讨论鬼神、疾病与生死问题，那么，本章将主要从患者或“非医群体”的角度来讨论“鬼神之病”对于中古时期一般民众的意义所在，换而言之，即这种疾病的隐喻或象征是什么。

第一节　作为疾病的“中恶”：医家的观点

史料记载的中古时期由鬼神所引起的病痛或死亡，常被称作“中恶”，这一名称同时也被中古医家所采用（见本书第二章），因此，为了更好地讨论“中恶”对于一般民众的意义，在此首先要对中古医家的“中恶”论述做一番梳理，从而为探讨“中恶”在中古社会的隐喻提供一个参照系。

根据中古医家的论述，“中恶”是一类突发性疾病的总称，隋巢元方《诸病源候论·中恶病诸候》对此病做了详细的记载。该卷所述病候颇多，以下分类引述《诸病源候论》中关于“中恶”病候的相关记载，以明确“中恶”到底是怎样的疾病。

一、中恶候

“中恶者，是人精神衰弱，为鬼神之气卒中之也。夫人阴阳顺理，荣卫调平，神守则强,邪不干正。若将摄失宜,精神衰弱,便中鬼毒之气。其状,卒然心腹刺痛,闷乱欲死。"[①]这里对"中恶"的病候作了整体的描述。首先指出了"中恶"的病因,人在精神衰弱的情况下,猝然间被"鬼神之气"所侵犯,称之为"中恶"。"恶"在此即指鬼神邪气之类。可见,"鬼神"是导致此类疾病的主要原因,而鬼气中人的前提,是人体处于气血(荣卫)失调,精神衰弱的状态。这使得"鬼神之气"乘虚而入,导致"中恶"。此病的具体症状表现为突发性的心腹刺痛、气闷不通、昏乱不省人事等。

二、中恶死候

"中鬼邪之气,卒然心腹绞痛闷绝,此是客邪暴盛,阴阳为之离绝,上下不通,故气暴厥如死,良久,其真气复则生也。而有乘年之衰,逢月之空,失时之和,谓之三虚,三虚而腑脏衰弱,精神微羸,中之则真气竭绝,则死。"[②]《诸病源候论》对这一病候的描述,除了与上条所述症状相类似的"卒然心腹绞痛闷绝"之外,还进一步解释了"闷绝"的原因,其中,所谓"客邪"即指外来的邪气,在此具体指"鬼邪之气"。由于鬼邪对人的突然侵扰,使体内阴阳之气离绝,气息不通,故而致人突发气厥[③],不省人事。而且,人会随着体内真气的逐渐回复而得到复苏。不过,一旦遇到"三虚"[④]的情况,则会使五脏六腑衰弱,精神血气均处于虚弱的状态,导致病患因真气竭绝而死。

三、卒忤候

"卒忤者,亦名客忤,谓邪客之气卒犯(注:断句),忤人精神也。此是鬼厉之毒气,中恶之类。人有魂魄衰弱者,则为鬼气所犯忤,喜于道间门外得之。其状,心腹绞痛胀满,气冲心胸,或即闷绝,不复识人。"[⑤]此条首先对所谓"卒忤"做了解释,其中,"忤"意为"逆""逆乱",外来邪气突然触犯人体,使人精神气血逆乱,谓之"卒忤"或"客忤"。"卒忤"也被归为"中恶"之类,是由"鬼厉"所致,其症状

---

① 丁光迪等:《诸病源候论校注》卷23《中恶候》,人民卫生出版社,1991年,第669~670页。

② 丁光迪等:《诸病源候论校注》卷23《中恶死候》,人民卫生出版社,1991年,第671页。

③ 厥,指逆。

④ 据《诸病源候论》所述,所谓"三虚"是指年月、气候、身体三者都处于一种虚衰的状态。这种观点体现了传统医学中人体与时空相互感应的观念,即人体会受到时空变化的严重影响,当时间、气候这些因素处于"衰""空"的情况下,受其影响,人的身体和精神也会变得衰弱。

⑤ 丁光迪:《诸病源候论校注》卷23《卒忤候》,人民卫生出版社,1991年,第674页。

亦与“中恶”类似。需要注意的是，这里还指出了此类病候易感“场所”——“道间门外”，即路途中或户外。[①]

四、卒忤死候

“犯卒忤客邪鬼气卒急伤人，入于腑脏，使阴阳离决，气血暴不通流，奄然厥绝如死状也；良久，阴阳之气和，乃苏；若腑脏虚弱者，即死。”[②]此处对症候的描述与前述诸症并无明显不同，“鬼”“邪”仍然是其致病原因，其症状主要表现在“奄然厥绝如死”方面，而和前几条唯一的不同在于其并无心腹疼痛或胀满之类的反应。

五、鬼击候

“鬼击者，谓鬼厉之气击著于人也。得之无渐，卒著如人以刀矛刺状，胸胁腹内绞急切痛，不可抑按，或吐血，或鼻中出血，或下血。一名鬼排，言鬼排触于人也。人有气血虚弱，精魂衰微，忽与鬼神遇相触突，致为其所排击。轻者困而获免，重者多死。”[③]所谓“鬼击”或“鬼排”即鬼厉之气攻击、侵入人体。“击”强调了侵犯的突然性，“排”则是描述此病症状的严重与剧烈。“得之无渐”指出了此病的发作很突然，并且无任何征兆。突然发作时，病人如同受到了刀矛之类利器攻击一般，胸腹骤急剧痛为其主要症状表现，而且其程度比上述诸病都要剧烈、严重得多，甚至伴有吐血、鼻出血或下血等症状。这属于“中恶病”诸候中症状最危重的一种，具有致命性，《肘后方》也认为此病“必应死者，亦不可治”[④]。

六、卒死候

“卒死者，由三虚而遇贼风所为也。三虚，谓乘年之衰一也，逢月之空二也，失时之和三也。人有此三虚，而为贼风所伤，使阴气偏竭于内，阳气阻隔于外，二气壅闭，故暴绝如死；若腑脏气未竭者，良久乃苏。然亦有挟鬼神之气而卒死者，皆有顷邪退乃活也。”[⑤]这里对“卒死”症候的描述，首先强调“贼风”与“三虚”共同作用是其主要病因，其症状表现为气暴绝如死。不过，此处又指出了“鬼神之

---

① 见李建民《祟病与“场所”》一文的讨论，《旅行者的史学——中国医学史的旅行》，允晨文化，2009年，第197～219页。

② 丁光迪：《诸病源候论校注》卷23《卒忤死候》，人民卫生出版社，1991年，第675页。

③ 丁光迪：《诸病源候论校注》卷23《鬼击候》，人民卫生出版社，1991年，第675～676页。

④ 尚志钧：《补辑肘后方》上卷《治卒得鬼击方》，安徽科学技术出版社，1996年，第12页。

⑤ 丁光迪：《诸病源候论校注》卷23《卒死候》，人民卫生出版社，1991年，第673～674页。

气”侵犯人体的可能,认为有些“卒死”也是由“鬼神”触犯人而导致的。而无论是“贼风”还是“鬼神之气”导致的“卒死”,其预后都比较理想,如果体内真气未竭,则人会随着邪气的逐渐消退而苏醒。“卒死”和上述诸病的不同在于,“鬼神”不是其唯一致病因素,而只是可能的致病因素之一,且其症状表现较之其他病候要轻。《肘后方》即认为:“虽涉死境,犹可治而生,缘气都未竭也。”①

七、尸厥候

“尸厥者,阴气逆也。此由阳脉卒下坠,阴脉卒上升,阴阳离居,荣卫不通,真气厥乱,客邪乘之,其状如死,犹微有息而不恒,脉尚动而形无知也。听其耳内,循循有如啸之声,而股间暖是也;耳内虽无啸声,而脉动者,故当以尸厥治之。”②医书对“尸厥候”的描述,强调了经络的变化,古典医学认为,经络乃是人体内气血运行及上下内外沟通的通道,脉的正常循行使得人体能保持相对的协调和平衡。“尸厥”即是由于经络的正常循行突然变得混乱,导致了人体阴阳之气离位,气血不通,进而“客邪”乘虚而入所引起的疾病。患者如同死亡一般,但通过观察与感知,可以确定为尸厥,而并非真正的死亡,即所谓“假死”。尸厥主要由于经络突然混乱而导致外邪入侵所致,这里的“客邪”主要是指“贼风”以及其他害人之气(如风、寒、湿、暑等)。与前述诸候都不同的是,“尸厥”的出现并非是由鬼神直接引起的,而是人本身经脉循行的突发性异常使然,本书第一章所引述的《史记·扁鹊仓公列传》中关于“尸蹶”的记载亦印证了这一点。

除此之外,在《诸病源候论》“中恶诸候”门类之下,还包括其他一些疾病③,总的来说,《诸病源候论》对“中恶”的分类大致有四种:一是包括中恶、中恶死、尸厥、卒死、卒忤、卒忤死、鬼击等等在内的突发性疾病;二是卒魇、魇不寤之类的精神病变;三是自缢死、溺死等意外伤害;四是中热暍、冒热困乏、冻死等极端性气候所导致的疾病。④ 这些疾病病因虽不同,但有一个共同点,即都属于突发性的“气绝”或“暴死”,因此被归入同一类“中恶”病候之中。这说明中古医学语境中的“中恶”有广义和狭义之分。广义来说,“中恶”包括以上所有的突发性气绝症状,是“卒死”“暴中”的代名词;而狭义的“中恶”则是指一种和鬼神有关的突

① 尚志钧:《补辑肘后方》上卷《救卒中恶死方》,安徽科学技术出版社,1996 年,第 1 页。
② 丁光迪:《诸病源候论校注》卷 23《尸厥候》,人民卫生出版社,1991 年,第 672 页。
③ 见丁光迪:《诸病源候论校注》卷 23《中恶诸候》,人民卫生出版社,1991 年,第669 ~681页。
④ 丁光迪:《诸病源候论校注》卷 23《中恶诸候·提要》,人民卫生出版社,1991 年,第 669 页。

发疾病,"恶"在这里有"邪恶"之意,意指某些能侵害人的鬼神邪物,因此,在语义上"中恶"也就是"中邪",即受到邪恶之物的侵害,或是人冲冒邪恶之物。本章所讨论的"中恶"只是就狭义而言,而对后三类病候则不过多牵涉。

对上述病候中的第一类进行分析,我们会发现,除了"尸厥"之外,其他六种病候的病因基本可以概括为"鬼神之气"的侵犯[①],其主要症状也可以归纳为两方面:①心腹疼痛;②闷乱气绝。其发作都具有突然性。这六种病候大致可以视为一类,因此,中古医家统称其为"中恶诸候"。

"中恶"这种以鬼神之气为主要致病因素的疾病,后世医家将之纳入"邪祟病"的范畴[②],亦被现代学者归入"祟病"范围来讨论[③]。现代中医学者认为,该病属于大脑神机障碍范畴,应该称之为"神郁病"。[④] 而根据李建民先生的定义,"祟病"涉及范围要大于本书所讨论的"中恶"病症,其所包含的疾病很多,除了这里提到的"中恶""客忤""鬼击""卒死""尸厥"外,还包括"疰""尸""鬼魅""魇""郁冒""癫邪"等病症。[⑤]

关于"祟病"的症候问题,现代中医学者临床所见多为神志方面的异常症状,经典医籍及医案的记载则将其分为两方面:其一为一般性的症状,如"言语错谬""喜怒悲笑"等精神失常现象,或"心腹胀满,吐利不行"等生理反应,这是与现代中医学者认识的相似之处;其二为依常理无法解释的特殊症状,如预言、未卜先知等特异功能。[⑥] 与后世医家所论不同的是,《诸病源候论》中所记载的"中恶"病是一种由"鬼神"所引起的急症,其症状主要是心痛、气厥之类的生理反应,而并不包括精神方面的异常。因而,在中古医家的论述中,"中恶"病候具有一定的特殊性。

第二节　"见鬼"与"附身":正史与传奇中的相关记载

以上简要介绍了中古医家对于"中恶"问题的一般认识和医学解释,为了进

---

① 关于"鬼神之气",我们在第二章已做讨论,此不赘述。

② [清]沈金鳌:《杂病源流犀烛》卷20《邪祟病源流》,人民卫生出版社,2006年,第634~637页。

③ 见李建民《祟病与"场所"》,《旅行者的史学——中国医学史的旅行》,允晨文化,2009年。

④ 见任继学《邪祟病古代文献概述》,《中医药通报》2006年第2期,第36~39页。

⑤ 其实就是本书所讨论的"鬼神之病"的另一种名称。

⑥ 李建民:《祟病与"场所"》,《旅行者的史学——中国医学史的旅行》,允晨文化,2009年,第199~200页。

一步弄清中古时期“中恶”病候的具体状况,以下将从分析中古时期的若干“中恶”故事入手,讨论“中恶”的种种表现,以见时人对此疾病的认识。这些故事中的一小部分出自正史记载,大部分则出自笔记、传奇等作品。以笔记小说为主要依据来讨论“中恶”,是因为这些散见于中古时期非医学文献中的故事或传说,往往能够突破医家观念与知识的限制,反映当时社会的一般性观念,特别是“中恶”这类关乎“鬼神”的奇疾怪病,常常都是笔记、传奇等文献所关注的对象,所以在这类作品中常能发现更多这样的事例。这些事例或属传闻,或为编造,却都能反映普通民众对于“中恶”病候的认识。

(1)汝南汝阳西门亭有鬼魅,宾客宿止,有死亡,其厉厌者,皆亡发失精,寻问其故,云:先时颇已有怪物,其后,郡待奉掾宜禄郑奇来,去亭六七里,有一端正妇人,乞得寄载,奇初难之,然后上车,入亭,趋至楼下,吏卒檄白:“楼不可上。”奇曰:“我不恶也。”时亦昏冥,遂上楼,与妇人栖宿,未明发去。亭卒上楼扫除,见死妇,大惊,走白亭长。亭长击鼓会诸庐吏,共集诊之,乃亭西北八里吴氏妇新亡,以夜临殡,火灭,火至失之;家即持去。奇发行数里,腹痛,到南顿利阳亭加剧,物故,楼遂无敢复上。①

此条中没有明确提到“中恶”,不过,从故事始末来看,又颇似“中恶”:郑奇路遇美妇人,不顾劝阻,在亭中楼上与之共度良宵,而妇人实为鬼魅,结果,郑奇发病而死。根据叙述,郑奇之死是因为他与鬼魅相处,而死前的症状则是“腹痛”,这两条和《病源》对“中恶”病候的相关叙述很接近,因此,可以认为,郑奇也是突发“中恶”而死。这表明,“腹痛”被认为是鬼魅害人的表现之一。

(2)(孙)权不豫,(潘)夫人使问中书令孙弘吕后专制故事。侍疾疲劳,因以羸疾,诸宫人伺其昏卧,共缢杀之,托言中恶,后事泄,坐死者六七人。权寻薨,合葬蒋陵。②

此条是正史中始见“中恶”。虽然实际上只是宫人将潘夫人缢杀后,假托“中

① 王利器:《风俗通义校注》卷9《怪神》,中华书局,2010年,第425页。
② 《三国志》卷50《吴书五·妃嫔传》,中华书局,1959年,第1199页。

恶”，但我们也能从中了解到时人对“中恶”的一些看法。其一，在潘夫人因病“昏卧”的情况下，将其缢杀，之后声称她因“中恶”而死，妄图掩人耳目，这说明在时人看来，人在身体羸弱的状态下，很容易被鬼气所中，导致“中恶”并致死；其二，这也说明当时人们所认定的“中恶”，在表现上与缢死的情形颇为相似。《诸病源候论》就将“自缢死候”与“中恶”归为一类，因其症状表现有类似之处，都有“气暴厥”的表现。[①] 这两点就是宫人缢杀潘夫人后托言“中恶”的思想背景与解释前提。

(3)(崔赡)过彭城，读道旁碑文未毕而绝倒，从者遥见，以为中恶。此碑乃赡父徐州时所立，故哀感焉。[②]

这里对“中恶”的叙述是出于旁人的误解：崔赡在道旁读到其父所立的碑，悲哀过度而昏厥，随从在远处观望，误以为其“中恶”。这里面也有两点值得注意：其一，随从对崔赡症状的误读，首先是基于对“中恶”病候表现的一种认识，据《病源》描述，我们知道“中恶”的主要病候表现是突发性的心腹疼痛以及气厥，而这种病候表现在患者以外的旁观者看来就是病患的突然仆倒和不省人事；其二，我们注意到他们所处的“场所”——道旁，而据《病源》，“道间门外”正是“中恶”类病候的易感场所。也就是说，从这里已经可以看出，时人的观念常常把“中恶”病候与其所处场所联系起来考虑。[③] 关于“中恶”与场所的进一步讨论，我们将在第六章进行，在此不赘述，只是加以点出。正因为崔赡及随从们处在这样的场所中，同时，又基于对“中恶”的上述认识，所以他们在没有先兆的情况下，遥望见崔赡绝倒，便误以为他“中恶”了。由此可见时人对“中恶”表现的一种认识：在野外道旁突然昏倒。

(4)宇文化及弑逆之际，佽觉变，欲入奏，恐露其事，因与梁公萧钜、千牛宇文皛等穿芳林门侧水窦而入，至玄武门，诡奏曰：“臣卒中恶，命县俄顷，请

① 如“阴阳经络暴壅闭”“气已壅闭”等，见丁光迪等《诸病源候论校注》卷23《卒死候》及《自缢死候》，人民卫生出版社，1991年，第674、678页。

② 《北史》卷24《崔赡传》，中华书局，1974年，第876页。

③ 这一点正是李建民先生所研究的问题。

得面辞,死无所恨。”冀以见帝,为司宫者所遏,竟不得开。俄而难作,为贼所害,时年十六。①

(5)(柳)彧为使所逼,初不知谅反,将入城,而谅反形已露,彧度不得免,遂诈中恶,不食,自称危笃,谅怒囚之。②

这两条记载都发生在隋代,有很大的相似性,都是当事人在形势危急的情况下,假称“中恶”以期自保。值得注意的是,在(4)中,杨倓自称“卒中恶,命县俄顷”;在(5)中,柳彧也是“诈中恶,不食,自称危笃”,两人在迫在眉睫的政治危机事件中,都想到了冒充“中恶”,并强调自己命在旦夕,这就意味着,在他们看来,“中恶”是突发性、危重性的,可以毫无征兆地突然发作,并且很可能危及生命,以此为借口可以避免他人怀疑。他们的看法实际上也代表了时人对“中恶”的一种观念:“中恶”是突然发作的,并且能置人于死地。

(6)桓誓字明期,居豫章时,梅玄龙为太守,先已病矣,誓往看之。语玄龙云:“吾昨夜忽梦见君,着丧衣来迎我。”经数日,复梦如前,云:“二十八日当拜。”二十七日,桓忽中恶,就玄龙索麝香丸。玄龙闻,令作凶具。二十七日桓亡。二十八日龙卒。③

故事中桓誓中恶后从梅玄龙处索取麝香丸,说明了麝香这类药物与治疗中恶密切相关;而玄龙在得知桓誓中恶后,“令作凶具”,把这一病症视作死亡的前兆,由此可见,时人认为“中恶”与死亡密切相关。

(7)张闿,以建武二年,从野还宅。见一人卧道侧,……闿到家,主人(黄闿)出见,鬼以赤摽摽其头,因回手,以小铍刺其心。主人觉,鬼便出,谓闿曰:“君有贵相,某为惜之,故亏法以相济。然神道幽密,不可宣泄。”闿后去,主人暴心痛,夜半便死。闿年六十,位至光禄大夫。④

① 《隋书》卷59《炀三子·燕王倓传》,中华书局,1973年,第1438页。
② 《隋书》卷62《柳彧传》,中华书局,1973年,第1484页。
③ 《太平广记》卷276《桓誓》,中华书局,1961年,第2187页。
④ 《太平广记》卷321《张闿》,中华书局,1961年,第2546~2547页。

这则故事中也没有明确出现“中恶”，其中，鬼侵袭黄阊，此后主人“暴心痛”，这是受鬼侵犯，症状也与“中恶”类似，而鬼“以小铍刺其心”的描写，和《诸病源候论》中“鬼排触于人”“卒著如人以刀矛刺状”的描述很相似，所以，这则故事中的这类描写，很可能就是作者基于时人对“鬼击”的认识而进行的一种想象，是对观念的具象化。除此之外，故事中张阊在向鬼求情时，“以豚酒祀之，鬼相为酹享”的行为表明，时人为应对鬼神侵害，所选择的克制措施是巫术式的，而非医药针灸等医疗手段。

(8)夏侯弘自云见鬼，与其言语。……于江陵，见一大鬼，提矛戟，有小鬼随从数人。弘畏惧，下路避之。大鬼过后，捉得一小鬼。问此何物，曰：“杀人以此矛戟，若中心腹者，无不辄死。”弘曰：“治此病有方否？”鬼曰：“以乌鸡薄之，即差。”弘又曰：“今欲何行也？”鬼曰：“当至荆扬二州。”尔时比日行心腹病，无有不死者，弘乃教人杀乌鸡以薄之，十不失八九。今有中恶，辄用乌鸡薄之，弘之由也。[①]

这里引起我们注意的是，故事中所说“心腹病”用“乌鸡薄之”，后面又说“今有中恶”亦用此法，由此可以断定，这里所说的“心腹病”就是指“中恶”而言，这表明时人观念中的“中恶”，除了前述的突然昏厥以外，心腹疼痛致死也是其重要表现之一。此处对大鬼“以此矛戟，若中心腹者，无不辄死”行为的描述，与例(7)一样，也是基于当时对“中恶”的认识所做的想象。其次，故事中所说的“杀乌鸡以薄之”的克制方法，也是当时医治“中恶”的重要方法。据《证类本草》记载：“乌雄鸡：主心痛，除心腹恶气。”[②]又：“黑雌鸡……血：无毒。主中恶腹痛。”[③]这说明在用乌鸡（雄肉、雌血）克制“中恶”这一点上，中古时期的民众与医家适相契合。

(9)南康县营民区敬之，宋元嘉元年，与息共乘舫，自县溯流。深入小溪，幽荒险绝，人迹所未尝至。夕登岸，停止舍中，敬之中恶猝死，其子燃火

① 《太平广记》卷322《谢尚》，中华书局，1961年，第2550～2551页。
② [宋]唐慎微：《证类本草》卷19《丹雄鸡》，华夏出版社，1993年，第475页。
③ [宋]唐慎微：《证类本草》卷十九《丹雄鸡》，华夏出版社，1993年，第475页。

守尸。①

故事中区敬之父子乘船,深入人迹罕至之处,傍晚上岸,区敬之突发中恶猝死,其子为其守尸。故事的主角区敬之是在人迹罕至的场所“中恶”而猝死,这表明在中古时期的观念中,这类“人迹所未尝至”的场所是中恶的易感多发区。另外,“中恶猝死”更证明,时人对“中恶”能够突发而致死的认识,与前面几则故事对“中恶”危重性的描述相同。

(10)元嘉中,夏侯祖观为兖州刺史,镇瑕丘,卒于官。沈僧荣代之,经年,夏侯来谒僧荣,语如平生,每论幽冥事。……僧荣明年在镇,夜设女乐,忽有一女人在户外,沈问之,答本是杜青州弹筝妓采芝,杜以致夏侯兖州为宠妾。唯愿座上一妓为伴戏。指下坐琵琶。妓啼云:“官何忽以赐鬼。”鬼曰:“汝无多言,必不相放。”入与同房别,饮酌未终,心痛而死。死气方绝,魂神已复人形,在采芝侧。②

兖州刺史夏侯祖观死在任上,其鬼魂常来与继任者沈僧荣谈及幽冥之事,一夜沈僧荣设女乐,有一女鬼名叫采芝,奉夏侯祖观命来求一女妓为伴,僧荣便指派在座的一位琵琶女,须臾琵琶女即被采芝所执,心痛而死,并变为女鬼。故事中,琵琶女为女鬼采芝所捉,心痛而死的描写,与故事(7)中“心腹病”害人的记述,是这类鬼神害人故事中的共同点,这说明“心痛”在时人心中几乎成了鬼神害人的标志和象征了。

(11)元嘉二十年,王怀之丁母忧,葬毕,忽见树上有妪,头戴大发,身披白罗裙,足不践柯,亭然虚立。还家叙述,其女遂得暴疾,面乃变作向树杪鬼状。乃与麝香服之,寻复如常。世云麝香辟恶,此其验也。③

---

① 《太平广记》卷324《区敬之》,中华书局,1961年,第2570~2571页。

② 《太平广记》卷324《夏侯祖观》,中华书局,1961年,第2572页。

③ [南朝宋]刘敬叔:《异苑》卷6,中华书局,1996年,第60页。《太平广记》卷325《王怀之》与此同,中华书局,1961年,第2582页。

故事主角王怀之丁忧，回乡葬母，见树上有鬼，面目可憎，回家向家人讲述，结果女儿暴病，脸也变成树上鬼的模样，于是紧急服用麝香，女儿才痊愈。这里说王怀之的女儿“得暴疾”，并没有说出具体的症状反应，只说“面乃变作向树杪鬼状”，这意味着女儿的病因在于王怀之所见到的树上鬼，女儿受到鬼的侵害而“得暴疾”。故事里提到了服用麝香来辟恶，并且还说“世云麝香辟恶”。《证类本草》也记载：“麝香：味辛，温，无毒。主辟恶气，杀鬼精物，……疗诸凶邪鬼气，中恶，心腹暴痛。”①这些都表明，麝香是时人用于克制鬼物害人的特效药物，这是中古民众与医家的又一契合点。

(12)夏侯文规居京，亡后一年，见形还家，乘犊车，宾从数十人，自云北海太守。家设馔，见所饮食，当时皆尽，去后器满如故。……文规有数岁孙，念之抱来，其左右鬼神抱取以进。此儿不堪鬼气，便绝，不复识人，文规索水噀之，乃醒。②

本故事中，夏侯文规死后一年，其鬼魂现形回家看望家人。由于他想念只有几岁的小孙儿，便叫身边的鬼随从把孙儿抱来，结果，小儿因“不堪鬼气”而气绝，不省人事，文规含水喷之，孙儿才得苏醒。这里的描写正涉及小儿“中恶”的问题。关于小儿“中恶”一事，我们在前文已经进行了讨论。本故事中孙儿“不复识人”也正是医家论述小儿中恶的表现。而夏侯文规以水喷孙儿的急救之法，也与医籍的记载有类似之处，如王焘《外台秘要》载：“疗鬼击方：盐一升，以水二升和搅，饮之，并以冷水噀之，须臾吐，即瘥。”③与之相比，故事中采取了类似于“以冷水噀之”的方法，并没有先用盐水饮灌，不过这也可能是因为患者为小儿，又气绝昏迷，不便采用之故。本故事在一定程度上反映了时人对小儿中恶的认识。在这一点上，中古医家与民众的认识再次达成了一致。

(13)虞部郎中陆绍，元和中，尝看表兄于定水寺，因为院僧具蜜饵时果。邻院僧亦陆所熟也，遂令左右邀之。良久，僧与一李秀才偕至，乃环坐，笑语

① ［宋］唐慎微：《证类本草》卷16《麝香》，华夏出版社，1993年，第438页。
② 《太平广记》卷325《夏侯文规》，中华书局，1961年，第2548页。
③ 高文铸：《外台秘要方校注》卷28《鬼击方》，华夏出版社，1993年，第539页。

颇剧。院僧顾弟子煮新茗,巡将匝,而不及李秀才,陆不平,曰:“茶初未及李秀才,何也?”僧笑曰:“如此秀才亦要知茶味,且以余茶饮之。”邻院僧曰:“秀才乃术士,座主不可轻言。”其僧又言:“不逞之子弟,何所惮?”秀才忽怒曰:“我与上人素未相识,焉知予不逞徒也?”僧复大言:“望酒旗,玩变场者,岂有佳者乎?”李乃白座客:“某不免对贵客作造次矣。”因奉手袖中,据两膝,叱其僧曰:“粗行阿师,争敢辄无礼,柱杖何在,可击之。”其僧房门后有筇杖,子忽跳出,连击其僧,时众亦为蔽护,杖伺人隙捷中,若有物执持也。李复叱曰:“捉此僧向墙。”僧乃负墙拱手,色青气短,唯言:“乞命。”李又曰:“阿师可下阶。”僧又趋下,自投无数,衄鼻败颡不已。众为请之,李徐曰:“缘对衣冠,不能煞此为累。”因揖客而去。僧半日方能言,如中恶状,竟不之测矣。[①]

本则故事讲述了唐定水寺某院僧与友人在院中聚会,席间有一位来自邻院的李秀才,院僧对其有所轻慢,并且出言不逊,将其惹怒,李秀才本是位“术士”,随即以法术控制并惩罚了院僧。故事中,院僧遭法术惩罚时的反应是“色青气短”,事后“半日方能言,如中恶状”。

(14)醴泉尉崔汾仲兄居长安崇贤里,夏月乘凉于庭际。疏旷月色,方午风过,觉有异香。倾间,闻南垣土动簌簌,崔生意其蛇鼠也。忽睹一道士,大言曰:“大好月色。”崔惊惧遽走。道士缓步庭中,年可四十,风仪清古。良久,妓女十余,排大门而入,轻绡翠翘,艳冶绝世。有从者具香茵,列坐月中。崔生疑其狐媚,以枕投门阃警之,道士小顾,怒曰:“我以此差静,复贪月色。初无延伫之意,敢此粗率。”复厉声曰:“此处有地界耶?”欻有二人,长才三尺,巨首儋耳,唯伏其前。道士颐指崔生所止,曰:“此人合有亲属入阴籍,可领来。”二人趋出,一饷间,崔生见其父母及兄悉至,卫者数十,捽曳批之。道士叱曰:“我在此,敢纵子无礼乎?”父母叩头曰:“幽明隔绝,诲责不及。”道士叱遣之。复顾二鬼曰:“捉此痴人来!”二鬼跳及门,以赤物如弹丸遥投崔生口中,乃细赤绠也。遂钓出于庭中,又诟辱之。崔惊失音,不得自理,崔仆妾号泣。其妓罗拜曰:“彼凡人,因讶仙官无故而至,非有大过。”怒解,乃拂

① [唐]段成式:《酉阳杂俎》卷5《怪术》,中华书局,1981年,第55页。

衣由大门而去。崔病如中恶，五六日方差，因迎祭酒醮谢，亦无他。崔生初隔纸隙见亡兄以帛抹唇如损状，仆使共讶之，一婢泣曰："几郎就木之时，面衣忘开口，其时匆匆就剪，误伤下唇，然傍人无见者。不知幽冥中二十余年，犹负此苦。"①

本条讲述长安崔生夏夜在庭中乘凉，突遇一位道士，崔生以为是鬼，以枕投之，惹怒了道士，招来鬼神报复。其中，崔生被鬼侵害时的反应是"惊失音，不得自理"，事后又"病如中恶，五六日方差"。

(15)张镒相公先君齐丘，酷信释氏，每旦更新衣，执经于像前念《金刚经》十五遍，积数十年不懈。永泰初，为朔方节度使，衙内有小将负罪惧事露，乃扇动军人数百，定谋反叛。齐丘因衙退，于小厅闲行，忽有兵数十，露刃走入。齐丘左右唯奴仆，遽奔宅门，过小厅数步，回顾又无人，疑是鬼物。将及门，其妻女奴婢复叫呼出门，云有两甲士，身出厅屋上。时衙队军健闻变，持兵乱入，至小厅前，见十余人仡然庭中，垂手张口，投兵于地，众遂擒缚。五六人喑不能言，余者具首云，欲上厅，忽见二甲士长数丈，嗔目叱之，初如中恶。齐丘闻之，因断酒肉。张凤翔，即予门吏卢迈亲姨夫，迈语予云。②

故事主人公张齐丘，在朔方节度使任内，曾有数百军人图谋反叛，由于齐丘笃信佛教，故受到两位神人甲士的护持，叛乱军人悉被制服。在这里，叛乱士兵在受到二甲士的威吓之后，其反应"初如中恶"，事后"仡然庭中，垂手张口，投兵于地"。

以上(13)、(14)、(15)三则故事似乎都和"中恶"无直接关系，其值得注意之处在于故事中各色人物在受到鬼神侵害时都表现出相似的异常状态——"如中恶"，即这些人有近似于"中恶"的症状。在这几则故事里，作者直接用"中恶"一词来形容人的这种异常状态：或是被鬼神侵害而不省人事，或是被鬼神控制而失去意识。这表明，中古时期"中恶"作为一种和鬼神有关的身体异常现象，其外在

① [唐]段成式：《酉阳杂俎·续集》卷1《支诺皋上》，中华书局，1981年，第205页。
② [唐]段成式：《酉阳杂俎·续集》卷7《金刚经鸠异》，中华书局，1981年，第266页。

表现业已广为人知,并深入人心,以致被用来作为描写身体异常状态的形容词来使用。

(16)刘积中常于京近县庄居。妻病重,于一夕刘未眠,忽有妇人,白首,长才三尺,自灯影中出,谓刘曰:“夫人病,唯我能理,何不祈我?”刘素刚,咄之。姥徐戟手曰:“勿悔勿悔。”遂灭,妻因暴心痛,殆将卒,刘不得已,祝之。言已复出,刘揖之坐。乃索茶一瓯,向口如咒状,顾命灌夫人,茶才入口,痛愈。后时时辄出,家人亦不之惧。经年,复谓刘曰:“我有女子及笄,烦主人求一佳婿。”刘笑曰:“人鬼路殊,固难遂所托。”姥曰:“非求人也,但为刻桐木为形稍工者,则为佳矣。”刘许诺,因为具之。经宿,木人失矣。又谓刘曰:“兼烦主人作铺公铺母,若可,某夕我自具车轮奉迎。”刘心计无奈何,亦许。至一日,过酉。有仆马车乘至门,姥亦至曰:“主人可往。”刘与妻各登其车马,天黑至一处,朱门崇墉,笼烛列迎,宾客供帐之盛,如王公家。引刘至一厅,朱紫数十,有与相识者,有已殁者,各相视无言。妻至一堂,蜡炬如臂,锦翠争焕,亦有妇人数十,存殁相识各半,但相视而已。及五更,刘与妻恍惚间,却还至家。如醉醒,十不记其一二矣。经数月,姥复来拜谢曰:“小女成长,今复托主人。”刘不耐,以枕抵之,曰:“老魅敢如此扰人。”姥随枕而灭,妻遂疾发,刘与男女酹地祷之,不复出矣。妻竟以心痛卒,刘妹复病心痛,刘欲徙居,一切物胶着其处,轻若履屣亦不可举,迎道流上章、梵僧持咒,悉不禁。①

故事主人公刘积中因得罪一女鬼,结果因女鬼作祟使其妻子暴得心痛病,命在旦夕,他只得祈求女鬼,女鬼因而治好了刘妻的心痛病,遂求刘积中刻木人为自己的女儿招婿,并请他们夫妇做“铺公铺母”,积中一一做到,后女鬼又来请托,积中不胜其烦,大骂女鬼,又将其得罪,于是刘妻心痛病再次复发而致死,进而刘妹也患上了心痛病,刘积中请来道士及僧人禳谢,都无作用。这则故事中,女鬼逼刘积中就范之法就是使其亲人患病,而这种病的明显症状就是“暴心痛”,这又再次证明“心痛”是时人所认为的鬼神害人的典型症状。另外,刘家为了避祸,想

① [唐]段成式:《酉阳杂俎》卷15《诺皋记下》,中华书局,1981年,第142页。

要徙居，失败后又“迎道流上章、梵僧持咒”，这些做法都是当时应对鬼神侵害所采取的措施，即一要离开鬼神作祟的场所；二要请僧、道、巫等宗教人士以上章、咒禁等方式驱攘邪祟。然而，在这些应对措施中却并没有医家及医学疗法的身影。

(17)唐郎中白行简，太和初，因大醉，梦二人引出春明门，至一新冢间，天将晓而回。至城门，店有鬻饼饤饦者，行简馁甚，方告二使者次，忽见店妇抱婴儿，使者便持一小土块与行简，令击小儿。行简如其言掷之，小儿便惊啼闷绝，店妇曰：“孩儿中恶！”令人召得一女巫至，焚香，弹琵琶召请曰：“无他故，小魍魉为患耳。都三人，一是生魂，求酒食耳，不为祟，可速作饤饦，取酒。”逡巡陈设，巫者拜谒，二人与行简就坐，食饱而起，小儿复如故。行简既寤，甚恶之，后逾旬而卒。①

故事主角白行简一日大醉后，其魂魄被二鬼引出，至一饼店，行简饥饿欲食，二鬼便作祟，令店家小儿“中恶”，店家请来女巫，女巫知道这鬼魂的来历，令店家备酒食，三人饱餐后离去，小儿便病愈。故事中从小儿“中恶”到请女巫治病的过程，正是唐代民间应对“中恶”措施的一个缩影。店家小儿“中恶”，“惊啼闷绝”，店妇发现后第一反应就是“孩儿中恶”，可见气绝作为“中恶”的表现之一，在当时已被人们普遍了解；而请来女巫“焚香，弹琵琶召请”，也是当时巫觋降神仪式的特质之一。② 我们看到，面对鬼神的侵害，中古民众再次选择了巫觋而不是医家来应对。

(18)薛矜者，开元中为长安尉，主知宫市，迭日于东西二市。一日于东市市前，见一坐车，车中妇人，手如白雪。矜慕之，使左右持银镂小合，立于车侧。妇人使侍婢问价，云：“此是长安薛少府物，处分令车中若问，便宜饷之。”妇人甚喜谢，矜微挑之，遂欣然，便谓矜曰：“我在金光门外，君宜相访也。”矜使左右随至宅。翌日往来过，见妇人门外骑甚众，踟蹰未通。客各引

① 《太平广记》卷283《白行简》，中华书局，1961年，第2258页。

② 见林富士《试论六朝时期的道巫之别》，《中国中古时期的宗教与医疗》，联经出版事业公司，2008年。

去,矜令白己在门,使左右送刺。乃邀至外厅,令矜坐,云:“待妆束。”矜觉火冷,心窃疑怪。须臾,引入堂中。其幔是青布,遥见一灯,火色微暗,将近又远,疑非人也。然业已求见,见毕当去,心中恒诵千手观音咒。至内,见坐帐中,以罗巾蒙首,矜苦牵曳,久之方落,见妇人面长尺余,正青色,有声如狗,矜遂绝倒。从者至其室宇,但见殡宫,矜在其内,绝无间隙。遽推壁倒,见矜已死,微心上暖。移就店将息,经月余方苏矣。①

故事描写了一段艳遇,长安尉薛矜一天在东市见到一位美貌妇人,被其美色所吸引,遂同往妇人家,并在厅前等候。薛矜感觉环境异样,便独自走进内室,发现帐中妇人原来是面目狰狞的女鬼,受惊吓昏死过去,被随从救出后,过了月余方才苏醒。故事中薛矜突然见到妖怪,“遂绝倒”“已死,微心上暖”,这都是人被鬼气所中之后的异常状态;“移就店将息,经月余方苏矣”的描写则说明,在时人看来,为鬼神侵害者虽然可能因“中恶”而致死,但如果能够获得及时救助,离开遭遇鬼神的场所,也有被救活的可能。

(19)岐阳令李霸者,严酷刚鸷,所遇无恩。自承尉已下,典吏皆被其毒。然性清婞自喜,妻子不免饥寒。一考后暴亡。既敛,庭绝吊客。其妻每抚棺恸哭,呼曰:“李霸在生云何?今妻子受此寂寞。”数日后,棺中忽语曰:“夫人无苦,当自办归。”其日晚衙,令家人于厅事设案几,霸见形,令传呼召诸吏等。吏人素所畏惧,闻命奔走,见霸莫不战惧股栗。又使召丞及簿尉,既至。霸诃怒云:“君等无情,何至于此!为我不能杀君等耶?”言讫,悉颠仆无气。家人皆来拜庭中祈祷,霸云:“但通物数,无忧不活。卒以五束绢为准,绢至便生。”各谢讫去后,谓两衙典:“吾素厚于汝,何故亦同众人?唯杀汝一身,亦复何益?当令两家马死为验。”须臾,数百匹一时皆倒欲死。遂人通两匹细马,马复如故,因谓诸吏曰:“我虽素清,今已死,谢诸君,可能不惠涓滴乎?”又率以五匹绢。毕,指令某官出车,某出骑,某吏等修,违者必死。一更后方散。②

① 《太平广记》卷331《薛矜》,中华书局,1961年,第2627页。
② 《太平广记》卷331《李霸》,中华书局,1961年,第2629页。

故事主角李霸暴亡数日后,其鬼魂现形。现形后,已变为鬼魂的李霸迁怒于吏人仆从,使得这些人乃至家中马匹全都仆倒气绝,在家人的祈祷之下,李霸方才答应以匹绢代偿性命。其中,鬼魂李霸欲夺人性命,便使人"悉颠仆无气",这与(17)、(18)一样,都是以"气绝"或"绝倒"为鬼神侵害人的标志,这表明,除了"心痛"之外,"仆倒气绝"是另一个被时人所熟知的"中恶"表现。

(20)监察御史韦镒,自贬降量移虢州司户参军。镒与守有故,请开虢州西郭道。镒主之,凡开数里,平夷丘墓数百。既而守念镒,至湖按覆。有人至湖,告镒妻死。镒妻亡七日,召寺僧斋。镒神伤丧志,诸僧慰勉。斋罢,镒送僧出门,言未毕,若有所见,则揖僧退,且言曰:"弟子亡妻形见。"则若揖让酬答,至堂仆地,遂卒。人以为平夷丘墓之祸焉。①

主人公韦镒在虢州任司户参军时,曾经因为开辟虢州城西的道路而夷平了数百座坟墓,不久他的妻子就去世了,韦镒悲伤过度,恍惚中见到亡妻出现,结果回到堂中即仆地而死。依故事所述,韦镒因为触犯了墓中鬼魂,遭其报复,与妻子相继毙命。韦镒死时"仆地,遂卒",也属于鬼神侵害所导致的"暴亡",这也是时人观念中"中恶"的一种表现。

(21)唐杨准者,宋城人,士流名族。因出郊野,见一妇人。容色殊丽。准见挑之,与野合。经月余日,每来斋中,复求引准去。准不肯从,忽而心痛不可忍,乃云:"必不得已,当随君去,何至苦相料理。"其疾遂愈,更随妇人行十余里。至舍,院宇分明,而门户卑小。妇人为准设食,每一举尽椀。心怪之,然亦未知是鬼。其后方知。每准去之时,闭房门,尸卧床上,积六七日方活。如是经二三年。准兄谓准曰:"汝为人子,当应绍绩。奈何忽与鬼为匹乎?"准惭惧,出家被缁服,鬼遂不至。其后准反初服。选为县尉,别婚家人子。一年后,在厅事理文案,忽见妇人从门而入,容色甚怒。准惶惧,下阶乞命,妇人云:"是度无放君理。"极辞搏之,准遇疾而卒。②

① 《太平广记》卷332《韦镒》,中华书局,1961年,第2638页。
② 《太平广记》卷334《杨准》,中华书局,1961年,第2650页。

主角杨准在郊野遇一位美妇人,不知是鬼,与之调情,遂被其逼婚,若不从便令杨准患心痛,杨准不得已与女鬼共同生活了二三年,后经兄长劝说,出家穿上僧人的缁衣,女鬼便不敢来扰,后来杨准还俗,任县尉,在厅事处理公务时又见女鬼,并被索命而去。本故事中,女鬼逼迫杨准的办法就是使其“心痛不可忍”,而当杨准听命照办时,“其疾遂愈”,本条与故事(10)、(16)一样,都是把“心痛”视为人受到鬼神侵害的典型表现。同时,“出家被缁服,鬼遂不至”的描写也说明,在时人观念中,崇信佛法或穿戴与佛教有关的事物能够驱邪避害。

(22)乾元有张守一,为大理少卿。性仁恕,以平反折狱,死囚出免者甚多。后当早朝,有白头老人,伛偻策杖,诣马前拜谢。守一问故,请避从者,曰:“非生人,明公所出死囚之父也。幽明卑贱,无以报德。明公倘有助身之求,或能致耳。请受教。”……俄尔有诏赐酺,城中纵观,守一于会中窥见士人家女,姿色艳绝,相悦之,而防闲甚急,计无从出,试呼前鬼:“颇能为我致否?”言讫即至,曰:“此易事耳,然不得多时,才可七日。”……遂营寂静之处,设帷帐。有顷,奄然而至。……因与款昵,情爱甚切。至七日,……鬼复掩其目送还。守一后私觇女家,云:“家女卒中恶,不识人,七日而醒。”①

主人公大理少卿张守一看上了一位士家女,而碍于“防闲甚急”,白头老鬼为报答张守一为他儿子昭雪冤狱的恩德,便将此女魂魄取来,与守一欢好七日后放还,而女子家人却以为女儿中恶。这则故事中,女子家人所说“家女卒中恶,不识人,七日而醒”表明,在中古时期的观念中,突然间不省人事也是“中恶”的典型表现。

(23)韩彻者,以乾元中任陇州吴山令。素与进士宇文觌、辛稷等相善,并随彻至吴山读书,兼许秋赋之给。吴山县令号凶阙,前任多死。令厅有大槐树,觌、稷等意是精魅所凭,私与典正,欲彻不在砍伐去之。期有一日矣,更白彻。彻谓二子曰:“命在于天,责不在树,子等无然。”其谋遂止。后数日,觌、稷行树,得一孔,旁甚润泽,中有青气,上升为云。伺彻还寝,乃命县

① 《太平广记》卷336《张守一》,中华书局,1961年,第2667页。

人掘之。深数尺，得一冢，冢中有棺木，而已烂坏，有少齿发及胫骨胯骨犹在。遥望西北陬，有一物，众谓是怪异，乃以五千雇二人取之。初缒，然画烛一束，二人背刀缘索往视，其食瓶瓶中有水，水上有林擒缒夹等物，泻出地上，悉如烟销。彻至，命佐史收骨发，以新棺敛，葬诸野。佐史偷钱，用小书函，折骨埋之。既至舍，仓卒欲死，家人白彻，彻命巫视之。巫于彻前灵语云："已是晋将军契苾锷，身以战死，受葬于此县。……今明府恩及幽壤，俸钱市榇，甚惠厚。胥吏酷恶，乃以书函见贮骨发，骨长函短，断我胯胫，不胜楚痛，故复仇之耳。"彻辞谢数四，自陈："为主不明，令吏人等有此伪欺。当令市榇，以衣被相送。而可小赦其罪，诚幸也。"又灵语云："寻当释之……"言毕乃去，佐史见释。①

故事中，宇文觌和辛稷二人随好友吴山令韩彻赴任，一日，二人探索厅中大槐树，在其中发现一座冢墓，其中有尸骨，韩彻令佐史重新收埋尸骨，佐史偷钱，"折骨埋之"，因此触犯了鬼魂，被鬼神缠身，以致"仓卒欲死"，韩彻因而请巫者来向鬼魂求情，鬼魂遂将佐史释放。这里佐史受到鬼魂侵害的表现是"仓卒欲死"，这与"中恶死候"的症状表现"暴厥如死"是一个意思，而面对这样的症状，韩彻请来了巫者而不是医者来对付鬼神，这说明在时人心目中，"鬼神"对人的侵害关乎神道巫术，而与医者则关系不大。

(24)贞元六年十月，范阳卢顼家於钱塘，妻弘农杨氏。其姑王氏，早岁出家，隶邑之安养寺。顼宅於寺之北里，有家婢曰小金，年可十五六。顼家贫，假食於郡内郭西堰。堰去其宅数十步，每令小金于堰主事。常有一妇人不知何来，年可四十余，……直诣小金坐。自言姓朱，第十二，久之而去。如是数日。时天寒，小金爇火以燎。须臾，妇人至，……以手批小金，小金绝倒于地。小金有弟年可四五岁，在旁大骇，驰报于家。家人至，已失妇人，而小金瞑然如睡，其身僵强如束。命巫人祀之，释然。如是具陈其事。居数日，妇人至，……复批之，小金又倒，火亦扑灭。童子奔归以报，家人至，小金复瞑然。又祝之，随而愈。自此不令之堰。后数日，令小金引船于寺迎外姑。

① 《太平广记》卷336《宇文觌》，中华书局，1961年，第2668～2669页。

船至寺门外,寺殿后有一塔,小金忽见塔下有车马,朱紫甚盛。伫立而观之,即觉身不自制。须臾,车马出,左右辟易,小金遂倒。……须臾,车马过尽。其院中人来,方见小金倒于阶上,复惊异载归,祀酹之而醒。是夕冬至除夜,卢家方备粢盛之具,其妇人鬼倏闪於牖户之间。以其闹,不得入。卢生以二虎目系小金左右臂。夜久,家人怠寝,妇人忽曳,小金惊叫,……家人惊起,小金乃醒,而左臂失一虎目。……冬至方旦,有女巫来坐,话其事未毕,而妇人来,小金即瞑然。其女巫甚惧,方食,遂夹一枚馄饨,置户限上,祝之。於时小金笑曰:"笑朱十二吃馄饨。"以两手拒地,合面于馄饨上吸之。卢生以古镜照之,小金遂泣。言:"朱十二母在盐官县,若得一顿馄饨,及顾船钱,则不复来。"卢生如言,遂诀别而去。方欲焚钱财之时,已见妇人背上负钱。焚毕而去,小金遂释然。①

故事中,卢项家的婢女小金被一女鬼侵害。其中关于女鬼侵害的描写,如女鬼"以手批小金,小金绝倒于地""瞑然如睡,其身僵强如束",后经过巫人祷祀,"释然";女鬼"复批之,小金又倒""复瞑然",又经巫人祷祝,小金"随而愈";小金路遇鬼神车马,"倒于阶上",后经"祀酹之",小金得以苏醒;小金为防女鬼,双臂各佩戴一虎目,女鬼来曳小金,"左臂失一虎目";女鬼忽然来临,小金"即瞑然",女巫在场当即祷祝,女鬼借小金之口要求钱财,得到满足后,"小金遂释然"等。在受到女鬼侵害时,小金的症状几乎都是倒地昏迷不醒,而只有当小金佩戴虎目时才免于鬼的侵害。虎目(即虎的眼睛,又名虎睛)为辟邪之物,已见前述,由此可见,故事中小金双臂系虎目的做法,与医家记载若合符节,这说明这种应对鬼神的措施为医家与一般民众所共同采用。故事中的"中恶",最后都是由巫人禳谢才得以解决,这也反映了巫术咒禁在中古时期应对"中恶"的措施中占有十分重要的地位。

(25)韦浦者,自寿州士曹赴选,至阌乡逆旅,方就食,忽有一人前拜曰:"客归元昶,常力鞭辔之任,愿备门下厮养卒。"……浦许之。……次於潼关,主人有稚儿戏於门下,乃见归以手挃其背,稚儿即惊闷绝,食顷不寤。主人

① 《太平广记》卷340《卢项》,中华书局,1961年,第2695~2697页。

曰:"是状为中恶。"疾呼二娘,久方至。二娘巫者也,至则以琵琶迎神,欠嚏良久,曰:"三郎至矣。传语主人,此客鬼为祟,吾且录之矣。"言其状与服色,真归也。又曰:"若以兰汤浴之,此患除矣。"如言而稚儿立愈。浦见归所为,已恶之。及巫者有说,呼则不至矣。[①]

故事主角韦浦在旅途中,遇到一人名叫归元昶,他请求跟随韦浦身边效力,二人在潼关一处人家借宿,元昶令主人家小儿中恶,经女巫迎神治愈,此时韦浦才发觉元昶就是作祟的鬼魂。本故事中,主人家小儿"中恶"的症状是"惊闷绝,食顷不寤",即突然间气厥,昏迷不醒;和故事(16)中的店妇一样,小儿的家人见到这种情景后首先想到的就是孩子"中恶"了("是状为中恶"),继而急忙去找女巫二娘前来相救,而二娘的迎神仪式,也与《白行简》条所述基本一致,是"以琵琶迎神",可见,这些故事都反映了当时民众为应对"中恶"而采取的措施以巫术神道的办法为主。另外还需要注意的是,女巫所说"以兰汤浴之"来治疗中恶,其依据是兰草水洗浴能避邪驱鬼。据《证类本草》记载:"兰草:味辛,平,无毒。主利水道,杀蛊毒,辟不祥"[②];"(兰草)主恶气"[③]。而以兰汤沐浴是当时流行的一种风俗,如《证类本草》引别本注:"(兰草)时人皆煮水以浴,疗风。"[④]又《初学记》卷十三引《幽明录》:"庙方四丈,不墉,壁道广四尺,夹树兰香。斋者煮以沐浴,然后亲祭,所谓'浴兰汤'。"[⑤]可见"浴兰汤"作为一种医疗方法在民间亦被广泛采用,即使是"以神道设教"的巫者亦不免采用。

(26)太原王坤,大中四年春为国子博士。有婢轻云,卒数年矣。一夕,忽梦轻云至榻前。坤甚惧,起而讯之,轻云曰:"某自不为人数年矣,尝念平生时,若縶而不忘解也。今夕得奉左右,亦幸会耳。"坤懵然若醉。不寤为鬼也。轻云即引坤出门,……时有国子监小吏,亦同里,每出,常经其门。……坤甚委信之,因与俱至其家。方见启扉,有一人持水缶,注入衢中。轻云曰:"可偕入。"既入,见小吏与数人会食。初,坤立于庭,以为小吏必降

① 《太平广记》卷341《韦浦》,中华书局,1961年,第2704~2705页。
② [宋]唐慎微:《证类本草》卷7《兰草》,华夏出版社,1993年,第202页。
③ [宋]唐慎微:《证类本草》卷7《兰草》,华夏出版社,1993年,第203页。
④ [宋]唐慎微:《证类本草》卷7《兰草》,华夏出版社,1993年,第203页。
⑤ [唐]徐坚:《初学记》卷13《祭祀第二》,中华书局,2004年,第318页。

阶迎拜。既而小吏不礼,俄见一婢捧汤饼登阶,轻云即殴婢背,遽仆于阶,汤饼尽覆。小吏与妻奴俱起,惊曰:"中恶。"即急召巫者,巫曰:"有一人,朱绂银印,立于庭前。"因祭之,坤与轻云俱就坐,食已而偕去。女巫送至门,焚纸钱于门侧。轻云谓坤曰:"郎可偕某而行。"坤即随出里中,望启夏而去。……至晓,过小吏,则有焚纸钱迹,即立召小吏,讯其事。小吏曰:"某昨夕方会食,忽有婢中恶。巫云,鬼为祟。由是设祭于庭,焚纸于此。"①

故事主角国子博士王坤,一天夜晚在睡梦中随婢女轻云的鬼魂出门,行至大街上,王坤感到饥饿,二人便前往好友石贯家求食,因石贯已就寝,只得前往国子监小吏家,正赶上小吏家聚餐,鬼魂轻云趁机袭击一婢女,婢女中恶,遂请来女巫祭祷,王坤与轻云借机就座饱餐,之后被女巫送出门外,天亮后王坤惊醒,才发现梦中的经历都是真实发生的。故事中婢女中恶的表现是"遽仆于阶",亦即突然仆倒,应急措施也是请来女巫破解,方式是焚烧纸钱。小吏与妻子在看到婢女的症状时的反应是"惊曰中恶",这些描写都体现出时人对中恶的一般性认识,与前引诸故事所述正相印证。

(27)崔珙为度支使,雅知于(王)鲔。一夕,留饮家酿,酒酣稍欢,云:"有妓善歌者。"令召之,良久不至,珙自入视之,云:"理妆才罢,忽病心痛,请饮汤而出。"珙复坐。鲔具言歌者仪貌,珙怪问之。云:"适见一人,著短绫绯衣,控马而去。"语未毕,家仆报中恶,救不返矣。珙甚悲之,鲔密言:"有一事或可活之,须得白牛头及酒一斛。"因召左右,试令求觅。有度支所由甚干事,以善价取之,不逾时而至。鲔令扶歌者,置于净室榻上。前以大盆盛酒,横取板,安牛头于其上。设席焚香,密封其户,且诫曰:"专伺之,晓鼓一动,闻牛吼。当急开户,可以活矣。"鲔遂去。禁鼓忽鸣,果闻牛吼。开户视之,歌者微喘,盆酒悉干,牛怒目出于外。数日方能言,……珙后密询其事,鲔终不言。②

本则故事讲述崔珙请好友王鲔来家中饮酒,席间,崔珙欲叫家中歌妓前来助

① 《太平广记》卷351《王坤》,中华书局,1961年,第2778～2779页。
② 《太平广记》卷352《王鲔》,中华书局,1961年,第2787～2788页。

兴，不料歌妓忽病中恶，来不及抢救，幸得王鲔用“白牛头及酒一斛”施奇术相救，歌妓才得痊愈。故事中对歌者“中恶”的描述，先是“忽病心痛”，继而中恶不救，经抢救后“数日方能言”，即先出现心痛的反应，可视为前兆，继发气绝昏迷。这些异常反应都是当时所认为的“中恶”的典型表现。

(28)广陵法云寺僧珉楚，常与中山贾人章某者亲熟。章死，珉楚为设斋诵经。数月，忽遇章于市中，……既归，同院人觉其色甚异，以为中恶，竟持汤药以救之。良久乃复，具言其故。①

故事主人公僧人珉楚在市中遇见已故好友章某的鬼魂，珉楚回到寺中，同院僧人都感觉珉楚面色十分异常，就认定他“中恶”了，纷纷持汤药来相救，珉楚得以恢复如常。值得注意的是，故事中所叙述的僧人珉楚的中恶迹象是“色甚异”，这种表现与上述故事所述都不相同，是从面色变化上来判断中恶的。而且，这些僧人在应对“中恶”时，却没有采用宗教的方法，而是以“汤药”这种典型的医疗方法来治疗“中恶”，这说明在他们看来，“中恶”乃是一种可用医疗方法祛除的疾病。由此可见，尽管在应对鬼神侵害方面，医家的地位与作用常常被忽略，但却并非没有影响，医家的治疗方法逐渐被一些人，甚至是一些宗教人士所接受并采用。

(29)彭城刘刺夫，会昌中，进士上第。大中年，授鄠县尉卒。妻王氏，归其家，居洛阳敦化里第，礼堂之后院。咸通丁亥岁，夜聚诸子侄藏钩，食煎饼。厨在西厢。小童秄儿，持器下食。时月晦云惨，指掌莫分。秄儿者，忽失声仆地而绝。秉炬视之，则体冷面黑，口鼻流血矣。擢发灸指，少顷而苏。复令数夫束缊火循廊之北。于仓后得所持器。仓西则大厕。厕上得一煎饼，溷中复有一饼焉。②

故事中刘刺夫的妻子王氏岁末聚集子侄做游戏，小童秄儿去取煎饼吃，不料忽然间在屋外中恶，倒地而绝，后经抢救苏醒，家人在家中搜索，却在厕所中发现

① 《太平广记》卷355《僧珉楚》，中华书局，1961年，第2809～2910页。
② 《太平广记》卷366《秄儿》，中华书局，1961年，第2907页。

煎饼。对于这则故事,可讨论之处有三点:

其一,在对秄儿"中恶"症状的描述上,除了以往常见的"仆地而绝"及"口鼻流血"之外,又出现了"体冷面黑"的描述,其中,"面黑"即面呈黑色,这与故事(28)中所说的"色甚异"一样都是对患者出现面色变化的描写;"体冷"则是对患者体温的描写,这是时人对于"中恶"表现的又一种认识。

其二,在本故事中,治疗中恶的措施是"擢发灸指"等方法,这也是当时常用的治疗中恶的应急医疗方法。据《千金方》记载:"(治自缢死方)尿鼻口眼耳中,并提头发一撮如笔管大,掣之立活。"①即以拉扯头发的方法令气绝昏迷的病人醒转②,这虽然是对自缢者的急救方法,但对抢救同样是气绝昏死的中恶患者也是有效的。关于"灸指",据《肘后方》记载:"华佗疗中恶,短气欲绝方:灸两足大拇指上甲后聚毛中,各灸二七壮即愈。"③可见灸指也是当时医家疗治中恶的重要方法。而据本故事显示,这种急救方法也被民众所知,并在具体应对"中恶"的过程中使用。

(28)、(29)这两则故事对治疗中恶方法的描写,与以上逐条有所不同,上引诸故事中所记的应对中恶之法,多数都为宗教仪式、巫术等方法;而这两则故事中提到的方法,都是汤药、灸法等医疗方法,这说明,随着对中恶认识与经验的日趋丰富,中古民众在应对鬼神的方法选择上,开始日益摆脱巫术的影响,而逐渐认同并接受医学疗法。

第三节　小结:关于"中恶"的隐喻

通过对以上的29则故事的分析,我们可以将这些故事加以整合,列出图表。依据这张附表,我们就可以对中古时期一般民众的"中恶"认识情况做一番总结。据本章后附表显示,在上述29则相关故事中,明确提到"中恶"或"如中恶"的有16条(故事2、3、4、5、8、9、13、14、15、17、22、25、26、27、28、29),而从症状上看,故事中有较明确症状描述的共计21条(故事1、3、7、8、10、12、16、17、18、19、20、21、22、23、24、25、26、27、28、29),其描述的症状主要包括"心痛"(5条,故事7、10、

① 李景荣等:《备急千金要方校释》卷25《卒死》,人民卫生出版社,1998年,第535页。

② 见林富士《头发、疾病与医疗:以中国汉唐之间的医学文献为主的初步探讨》,《中国中古时期的宗教与医疗》,联经出版事业公司,2008年。

③ 尚志钧:《补辑肘后方》上卷《救卒客忤死方》,安徽科学技术出版社,1996年,第10页。

16、21、27)、“心腹病”(1条,故事8)、“腹痛”(1条,故事1)、“绝倒”(3条,故事3、12、18)、“闷绝”(2条,故事17、25)、“仆”(5条,故事19、20、24、26、29)、“不识人”(1条,故事22)、“欲死”(1条,故事23)、“猝死”(1条,故事9)、“色甚异”(1条,故事28)、“面黑”“体冷”“口鼻流血”(共1条,故事29)等。这些症状描写虽然名目繁多,但究其实质,大致可归纳为如下三类:①心痛或心腹痛,包括“心痛”“心腹病”“腹痛”,共7条;②闷绝仆倒,包括“绝倒”“闷绝”“仆”“不识人”“欲死”“猝死”,共13条;③其他症状,包括“色甚异”“面黑”“体冷”“口鼻流血”,共2条。另外,上述故事中的人物,因中恶致死的共计有8条(故事1、7、8、9、10、16、20、21)。通过简单的统计,我们发现,在对中恶症状的描述中,第①、②类占了绝大多数,因此,我们基本可以认定,就中古时期而言,一般民众所认识的“中恶”,首先是由“鬼神”侵害人所导致的;其典型表现便是心腹剧烈疼痛和气绝昏迷。同时,中古民众眼中的“中恶”大多都是猝然发生的,甚至是致命的。中古时期民众对“中恶”的认识与医家的认识是颇为相似的,只不过在医家眼中,“中恶”是地地道道的疾病,因而可以用医学方法进行治疗,而在普通民众看来,却并非如此。

关于对中恶的应对与治疗,故事中所涉及的包括“以乌鸡薄之”(故事8)、“麝香辟恶”(故事11)、“索水噀之”(故事12)、“酹地祷之”(故事16、19)、“道流上章、梵僧持咒”(故事16)、“(巫者)以琵琶迎神”(故事17、25)、“召巫者”(故事23、24、26)、“得白牛头及酒一斛”(故事27)、“系虎目”(故事24)、“以兰汤浴之”(故事25)、“持汤药”(故事28)、“擢发灸指”(故事29)等,将上述方法概括起来,主要是以下两方面:①宗教仪式、巫术、咒术等方法,包括“酹地祷之”“道流上章、梵僧持咒”“(巫者)以琵琶迎神”“召巫者”“得白牛头及酒一斛”,共6条;②药物、针灸等医疗手段,包括“以乌鸡薄之”“麝香辟恶”“索水噀之”“系虎目”“以兰汤浴之”“持汤药”“擢发灸指”等,共7条。我们发现,当时在治疗中恶的问题上,巫觋、僧道等宗教人士扮演了十分重要的角色,而医家的角色却处于缺失状态。这种情况的出现,一方面表明,中古民众在面对“中恶”时并非坐以待毙,而是依据自己对这一疾病的理解与认识,采取了各种被认为有效的方法。另一方面也说明,在面对“中恶”这类与鬼神有关的困境之时,中古民众首先想到的不是医者,而是巫觋僧道等宗教人士。从故事中所描述的情况来看,在采取宗教、巫术等办法对付“中恶”的例子中,虽然也有少数难以奏效者(如故事16、24

中的相关记载),然而多数故事中的患者却都得以康复,这也体现了中古民众在应对“中恶”的过程中对巫术、宗教方法的疗效充分信任。而对于中古医学而言,虽然如前所述有不少可以防治“中恶”的办法,但是由于“中恶”发病猝急、为害严重,往往难以医治,对此,陶弘景就曾论述道:“今巫觋实见人忽被神鬼所击刺摆拂者,或犯其行伍,或遇相触突,或身神散弱,或愆负所招,轻者获免,重者多死,……必应死者,亦不可疗,要自不得不救之耳。”[①]从中,我们既看到当时中恶类病候的危害情形,同时,“不得不救之耳”的慨叹也反映出中古医家在对待“中恶”时的无奈。于是,这又在事实上促使一般民众做出“去医学化”的选择。不过,这种“去医学化”的做法并不能否定医学的影响,我们看到,在上述故事中,一些被医家所采用的医疗方法,如针灸、汤药等也被民间社会所接受,这正是中古医家治疗鬼神之病的种种努力对当时民众治疗活动所产生影响的一种体现。

附表:中古时期“中恶”故事一览表

序号	文献出处	故事背景年代	发生地点/场所	鬼神名称	遭逢者	伤害/困扰	是否致死	克制之道	备　注
1	《风俗通义》卷九《怪神》	东汉	汝南汝阳西门亭	鬼魅	汝南郡侍奉掾禄郑奇	“腹痛”“物故”	是	无	
2	《三国志·吴书》卷五《妃嫔传》	三国	东吴后宫中	—	吴主孙权的潘夫人	“中恶”	是	无	为宫人所缢杀,“托言中恶”,并非真因中恶而亡
3	《北史》卷二四《崔赡传》		彭城道路旁	—	崔赡	“绝倒”	否	无	因伤感过度而绝倒,从者误认为“中恶”
4	《隋书》卷五九《炀三子·燕王倓传》	隋炀帝时	—	—	杨倓	“卒中恶”	否	无	欲见炀帝,以中恶为借口
5	《隋书》卷六二《柳彧传》	隋炀帝时	—	—	柳彧	“中恶,不食”“危笃”	否	无	欲避祸保身,诈称中恶
6	《太平广记》卷二七六《桓誓》	东晋	—	—	桓誓	“忽中恶”	是	“索麝香丸”	
7	《太平广记》卷三二一《张闿》	东晋建武二年	家宅中	鬼	侨人黄闾	“暴心痛,夜半便死”	是	无	

① 尚志钧:《补辑肘后方》卷上《治卒得鬼击方》,安徽科学技术出版社,1996年,第12页。

续表：

序号	文献出处	故事背景年代	发生地点/场所	鬼神名称	遭逢者	伤害/困扰	是否致死	克制之道	备　注
8	《太平广记》卷三二二《谢尚》	东晋	江陵路上	大鬼、小鬼	夏侯弘	"心腹病，无有不死者""中恶"	是	"以乌鸡薄之，即差"	虽然是夏侯弘遇鬼，不过鬼欲侵袭者实为荆扬二州之人
9	《太平广记》卷三二四《区敬之》，出自《述异记》	南朝宋元嘉元年	人迹罕至的荒郊野外、"幽荒险绝"	不明	南康县营民区敬之	"中恶猝死"	是	无	
10	《太平广记》卷三二四《夏侯祖观》	南朝宋元嘉年间	家宅中	女鬼弹筝妓采芝	下坐琵琶妓	"心痛而死"	是	无	
11	《异苑》卷六	南朝宋元嘉二十年	家宅中	路旁树上鬼妪	王怀之的女儿	"得暴疾，面乃变作向树杪鬼状"	否	"与麝香服之，寻复如常"	
12	《太平广记》卷三二五《夏侯文规》		家宅中	夏侯文规的鬼魂	夏侯文规的小孙儿	"不堪鬼气，便绝，不复识人"	否	"索水噀之，乃醒"	
13	《酉阳杂俎》卷五《怪术》	唐元和年间	寺院庭中	—	院僧	"色青气短""衄鼻败颡不已""半日方能言，如中恶状"	否	无	为术士李秀才用法术整治院僧，症状表现如同鬼神侵害
14	《酉阳杂俎·续集》卷一《支诺皋上》	唐	家宅庭院中	道士招来的二鬼	醴泉尉崔汾仲兄	"惊失音，不得自理""病如中恶，五六日方差"	否	"迎祭酒醮谢，亦无他"	
15	《酉阳杂俎·续集》卷七《金刚经鸠异》	唐	官衙厅中	二甲士	叛乱兵卒	"仡然庭中，垂手张口，投兵于地""初如中恶"	否	无	
16	《酉阳杂俎》卷十五《诺皋记下》	唐	家宅中	妇人鬼	刘积中的妻子和妹妹	"妻因暴心痛，殆将卒""妻竟以心痛卒，刘妹复病心痛"	是	"祝之""酹地祷之""迎道流上章、梵僧持咒，悉不禁"	

续表:

序号	文献出处	故事背景年代	发生地点/场所	鬼神名称	遭逢者	伤害/困扰	是否致死	克制之道	备 注
17	《太平广记》卷二八三《白行简》	唐太和初年	饼店门口	二鬼、"小魍魉"	店家小儿	"惊啼闷绝""中恶"	否	"召得一女巫至,焚香,弹琵琶召请""小儿复如故"	
18	《太平广记》卷三三一《薛矜》	唐开元年间	空屋中	妇人鬼	长安尉薛矜	"绝倒""已死,微心上暖"	否	"移就店将息,经月余方苏"	
19	《太平广记》卷三三一《李霸》	唐	厅事中	李霸亡魂	衙中诸吏人、家中马	"悉颠仆无气""一时皆倒欲死"	否	"庭中祈祷""通物数""以五束绢为准,绢至便生"	
20	《太平广记》卷三三二《韦镒》	唐	家门外	亡妻鬼魂	监察御史韦镒	"至堂仆地,遂卒"	是	无	
21	《太平广记》卷三三四《杨准》	唐	郊野相逢,纠缠于斋中	美妇人鬼	杨准	"忽而心痛不可忍"	是	"出家被缁服,鬼遂不至"	
22	《太平广记》卷三三六《张守一》	唐乾元年间	家中	白头老人鬼	士人家女	"卒中恶,不识人,七日而醒"	否	无	
23	《太平广记》卷三三六《宇文觌》	唐乾元年间	家中(舍)	晋将军契苾锷亡魂	吴山县佐史	"仓卒欲死"	否	"命巫视之""巫于御前灵语""佐史见释"	
24	《太平广记》卷三四〇《卢顼》	唐贞元六年十月	家外西堰、安养寺门外、家中	精魅所化妇人、神人杨二郎	家婢小金	"绝倒于地""瞑然如睡,其身僵强如束"	否	"巫人祀之""以二虎目系小金左右臂""以古镜照之"	
25	《太平广记》卷三四一《韦浦》	唐	门下	客鬼归元昶	潼关人家稚儿	"惊闷绝,食顷不寤""是状为中恶"	否	疾呼巫者,"以兰汤浴之,此患除矣"	
26	《太平广记》卷三五一《王坤》	唐大中四年以后	家中	婢轻云鬼魂	国子监小吏家婢	"遽仆于阶""中恶"	否	"急召巫者""设祭于庭""焚纸钱于门侧"	

续表：

序号	文献出处	故事背景年代	发生地点/场所	鬼神名称	遭逢者	伤害/困扰	是否致死	克制之道	备　注
27	《太平广记》卷三五二《王鲔》	唐	内宅中	不明	崔珙家歌妓	“忽病心痛”“中恶，救不返”	否	“前以大盆盛酒，横取板，安牛头于其上。设席焚香，密封其户，……数日方能言”	
28	《太平广记》卷三五五《僧珉楚》	不详（可能是五代）	市中	中山贾人章某的鬼魂	广陵法云寺僧珉楚	“同院人觉其色甚异，以为中恶”	否	“持汤药以救之”“良久乃复”	
29	《太平广记》卷三六六《秄儿》	唐大中年间	家中庭院	不明（可能是厕中精怪）	小童秄儿	“忽失声仆地而绝”“体冷面黑，口鼻流血”	否	“擢发灸指，少顷而苏”	

第三部分

疾病医疗观念与中古政治

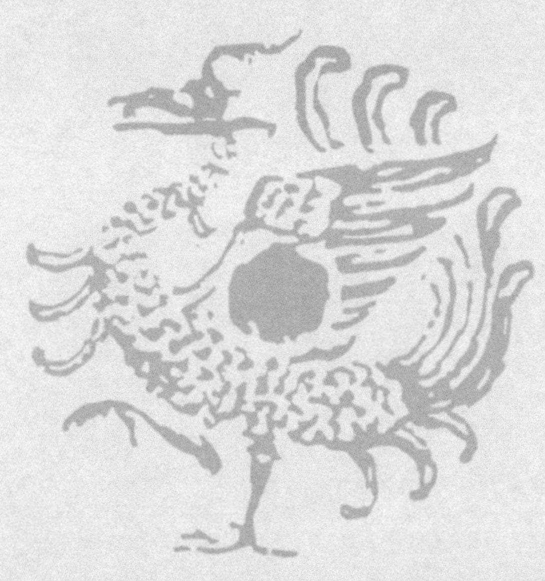

第六章　从“中恶”到“中风”：中古“风疾共识”的形成及其政治运用

在上一章，我们以笔记小说的资料为主，讨论了中古时期民众对于“中恶”的各种认识，本章将在此基础上，充分利用正史史料的记载，继续探讨中古社会疾病观念的变迁，即“中恶”的某些象征意味如何逐渐被“中风”所取代，并在政治生活中发挥作用。

史料本为承载历史事实之文字或实物材料，为历史学者研讨史事的根本。而对于中国古代史的研究而言，文字史料则是最为常见与基本的。这其中，以二十四史、《资治通鉴》等为代表的历史著作（或称“正史”）更是史学研究中必不可少的基本史料。对于研究者而言，无论这些史著的“质量”如何，或者存在着大量其他更有价值的第一手资料，他们在研究过程中（至少在开始时）都需要这些正史的帮助。一方面，这类史著依照一定的条理叙述史事，如果说其所记载的内容与所研究的课题关系不大，那么至少能给研究者提供一个较为完整和清晰的历史背景或脉络，把一个时代的基本面貌呈现给研究者，而这些背景性的认识几乎是任何史学研究都需要的；另一方面，假设存在着的大量实物或第一手文字资料对研究者的工作有着极高的价值，但这些未经整理（或仅初步整理）的材料往往是杂乱无章的：碑刻、文书等是出于实用而并非记载历史的目的而写，实物本身又不会开口说话；在这种情况下，正史便扮演起解释者的角色，或是充当钥匙的作用，有了正史做依据，那些杂乱无章的材料才变得有意义。史著的特殊之处就在于，它是由史书作者“刻意”记录下来的文字，因此，史著记载的“史事”就不仅具有“保存”的价值,更是史书作者本人的思想观念,乃至其所处时代的社会文化的一种反映。史著的这种“反映”,实际上也是一种表现历史事实的另类史料。而当不同时代的史书作者在记述同一件“史事”却使用不同的语汇时,史著的这种反映社会文化变迁的特性就显得更为突出。以下我们要讨论的两则记载便是如此。

据《隋书·燕王倓传》记载:

> 宇文化及弑逆之际,倓觉变,欲入奏,恐露其事,因与梁公萧钜、千牛宇文晶等穿芳林门侧水窦而入,至玄武门,诡奏曰:“臣卒中恶,命县俄顷,请得面辞,死无所恨。”冀以见帝,为司宫者所遏,竟不得开。俄而难作,为贼所害,时年十六。①

此条记载我们在前一章曾经引述过,这是说燕王倓对宇文化及的谋反阴谋有所察觉,便打算暗中向炀帝告变,却在玄武门被司宫阻遏不得入,于是他只得假称自己突发疾病将不久于人世,以希望能见炀帝最后一面为借口,想骗得司宫开门,结果却失败了。而对于这同样一段史事,《资治通鉴》卷一八五的记载与《隋书》基本相同:

> 燕王倓觉有变,夜穿芳林门侧水窦而入,至玄武门,诡奏曰:“臣猝中风,命悬俄顷,请得面辞。”裴虔通等不以闻,执囚之。②

这条记载的语言较上条简练了许多,另外,我们从中又获得了阻遏燕王等人的“元凶”是裴虔通这样一条信息,除此之外,在对这一史事的记载上,《通鉴》与《隋书》似乎并无不同。不过,如同我们前面述及的那样,除了对史事的记载与描述之外,不同史著使用的语汇也可能具有“史料”价值。秉承这样的想法,回到这两则史事记载中来,我们就会发现,同样是对燕王借口暴病的叙述,二者所使用的词汇却有不同:《隋书》用“卒中恶”一词来描述,而《通鉴》却使用了“猝中风”一词,从“中恶”到“中风”,这种一字之差究竟具有何种意义呢?

---

① 《隋书》卷59《炀三子·燕王倓传》,中华书局,1973年,第1438页。

② 《资治通鉴》卷185《唐纪一·高祖武德元年》,中华书局,1956年,第5779页。

第一节　“中恶”与“中风”：中古医家的观点

要弄清以上的两条史料细微差别的真实含义，我们首先需注意其源出史书的著作年代。《隋书》的纪、传成于唐贞观十年（636 年）①，其时在初唐，去隋未远，故其文本语境大抵为此前魏晋南北朝至隋的观念和知识背景之反映；而《资治通鉴》的编纂则历时十九年，于宋神宗元丰七年（1084 年）成书②，故其背后所反映的应是唐至北宋的文化及观念情况。在这里，“中恶”与“中风”是对同一种身体异常状态的不同称呼，因此，可以说上述二则史料中的这种差别，很可能是由于唐代以前与唐宋时期，人们对疾病认识的差异而造成的。所以，有必要就宋以前医家对这两种疾病的认识与论述做一番梳理。

如前所述，“中恶”在中古医家的语境中往往指一种突发性的疾病和昏死状态，其具体表现为“卒然心腹刺痛，闷乱欲死”“卒然心腹绞痛闷绝”等。中古医家将患者无预兆的突然死亡或“假死”的症状称之为“卒死”，即“卒然气绝”“暴绝如死”之意。而“卒死”与“中恶”密不可分，被视作是“中恶”的一种：“卒死，或先有病痛，或居常倒仆，奄忽而绝，皆是中恶之类。”③换言之，中古医家将各类因病痛或是无缘由而出现的突然气绝状态都归入了“中恶”病候之中，不仅如此，他们还将其他具有类似突发症状的病候，如“客忤”“鬼击”“尸厥”“魇寐”等，都归入“中恶”之中，于是，“中恶”在中古时期的医疗语境中就成了“暴死”“卒死”“暴病”等突发性严重疾病的总称或代称。这种情况的出现与中古时期对“卒死”等突发疾病的理解有关。在绪论中我们已经讨论过，这一时期“鬼神”疾病观有了新的发展④，鬼神邪祟等超自然因素被认为是导致人们患病的重要因素之一，而特别是像“卒死”这类来势突然的疾病，更容易给人们造成疑惑与恐惧，因此，就很容易与当时盛行的鬼神信仰和观念相结合而被贴上“鬼神之病”的标签。所以，从升斗小民到方术医家，时人的观念倾向于“鬼神之病”的真实存在：“今巫觋实见人，忽被鬼神所击刺摆拂者，或犯其行伍，或遇相触突，或身神散弱，或愆负

① 见《隋书》“出版说明”。

② 见《资治通鉴》“重印说明”，实际历时 18 年零 8 个月。

③ 尚志钧：《补辑肘后方》上卷《救卒中恶死方》，安徽科学技术出版社，1996 年，第 1 页。

④ 见李建民《先秦两汉病因观及其变迁——以新出土文物为中心》，《旅行者的史学——中国医学史的旅行》，允晨文化，2009 年，第134 ~ 173页。

所招。轻者获免,重者多死。"[①]因此,他们很自然地会用"中恶"这种具有强烈"鬼神"色彩的词汇来称呼这种病候:"中恶"即"中邪",意指人遭到鬼神邪祟的戕害。在鬼神病因观的影响之下,唐以前的医家常将猝急重症视作与鬼邪有关而称之为"中恶"。简言之,此时医家所言的"暴病"常指鬼神之病而言。

与"中恶"相比,中古医家对"中风"的认识则显得比较复杂。首先,"风"在传统医学的病因观中居于十分重要的位置,它不仅是"六淫"之一,同时也被看作"百病之长"。传统医家根据实际观察与"数术式"宇宙观,认为"风"作为一种自然现象是具有"时空性"的,即依照与五行的相对应关系,不同的季节有与之相对应的不同方向吹来的"风",如春季对应东风,夏季对应南风等等,这种季节与风的对应关系,被认为是正常的自然规律,然而,这种对应关系实际上并不稳定,因为在古人的眼中,"风"又是很"多变"的,它总是不断改变着方向,难以捉摸,它是"善行而数变"[②]的,所以前述古人理想中的那种稳定"对应"的秩序由于风的善变而变得极其脆弱,易遭破坏;而一旦这种对应关系被破坏,即某一季节所吹的风并非与之相对应,那么这种情况下风就会被视作"不正之气"。在传统医学的"天人感应"系统中,人的健康直接受到季节、地域、气候等因素的影响,因此,人一旦遭遇这种"四时不正之气",便会患病。对此,《诸病源候论》总结为:"风是四时之气,分布八方,主长养万物。从其乡来者,人中少死病;不从其乡来者,人中多死病。"[③]正因为"风"在自然时空中如此普遍而又善变,所以它才被医家视为头等的致病因素,称其为"风邪"。

其次,中古以来,医家所称的"风疾"或"中风"并不是指单独一种疾病(如今日的"中风"仅指心脑血管疾病),其中又包含了若干种疾病:

此病多途,有失音不得语,精神如醉人,手足俱不得运用者;有能言语,手足不废,精神昏恍,不能对人者;有不能言语,手足废,精神昏乱者;有言语手足精神俱不异平常,而发作有时,每发即狂言浪语,高声大叫,得定之后,都不自醒者;有诸事不异寻常,发作有时,每发即狂走叫唤者;有时每发即作牛羊禽兽声,醒后不自觉者;有诸事不异寻常,发作有时,发即头旋目眩,头

① 尚志钧:《补辑肘后方》上卷《治卒得鬼击方》,安徽科学技术出版社,1996年,第12页。
② 郭霭春:《黄帝内经素问校注》卷12《风论》,人民卫生出版社,1992年,第544页。
③ 丁光迪:《诸病源候论校注》卷1《中风候》,人民卫生出版社,1991年,第2页。

痛眼花，心闷辄吐，经久方定者；有诸事不异平常，发作有时，每发即热，头痛流汗，不能自胜举者。此等诸风，形候虽别，寻其源也，俱失于养生。本气既羸，偏有所损，或以男女，或以饮食，或以思虑，或以劳役，既极于事，能无败乎？当量己所归而舍割之，静思息事，兼助以药物，亦有可复之理。[①]

从这段唐代医家许仁则对“诸风”的论述中，我们发现，这里所说的“风病”症状，其内涵十分庞杂，其中既包括手脚不遂（“手足废”“手足俱不得运用”等）、精神错乱、失音不语等类似于今日“中风”疾患的症状，也涵盖了诸如“狂言浪语”“狂走叫唤”等明显属于精神方面的疾患，以及“头旋目眩”“每发即热”“头痛流汗”等可能属于外感热病的症状。因此，在中古医家对疾病的分类中，“风疾”或“中风”是一类涵盖症状广泛的疾病。

成于隋代的《诸病源候论》一书，是中古疾病病因及症候的集大成之作，其时距唐代《隋书》的编成相去未远，故《病源》对疾病的认识应该与唐初比较接近，因此，我们下面依据《病源》的记载，对“中风”做如下的分类[②]：

（1）猝发性的危重症，包括“卒中风”“风癔”“风口噤”“风痉”“风口㖞”“风偏枯”“风半身不随”等症候，表现为“奄忽不知人”“舌强不能言”“口㖞僻，言语不正”“半身不随”等[③]，此类症候预后多不良，或致人于死地（“不可治”“数日而死”），或成终身痼疾。

（2）风湿痹类病候，包括“风痹”“风湿”“风湿痹”“血痹”“贼风”“风角弓反张”“历节风”等，表现为“皮肤顽厚”“肌肉酸痛”“四肢缓纵不随”“历节疼痛不可忍，屈伸不得”等症状，需要注意的是，此类病候与（1）中所述有个别相类似的症状，如手足或身体不遂（“风湿痹”）、喑哑口舌不收（“风湿”）等，不过其危害程度有轻重、缓急之分，且病机亦有区别。[④]

（3）精神、心智方面的疾患，此类又可细分为三项：①心神病患，包括“风惊邪”“风惊悸”“风惊恐”“风惊”等，表现为“乍惊乍喜，恍惚失常”“目精不转”“惊

---

① 高文铸：《外台秘要方校注》卷14《许仁则疗诸风方》，华夏出版社，1993年，第266页。

② 见丁光迪《诸病源候论校注》卷1《风病诸候上》、卷2《风病诸候下》，人民卫生出版社，1991年，第1～85页。

③ 丁光迪：《诸病源候论校注》卷1《风病诸候上》，人民卫生出版社，1991年，第2～7页、第10～11页、第14页、第25页。

④ 丁光迪：《诸病源候论校注》卷1《风病诸候上》，人民卫生出版社，1991年，第28～36页。

不安定”等[①];②癫痫病候,包括“风癫”“五癫”等,表现为“仆地,吐涎沫,无所觉”[②];③精神病候,包括“风狂”“风邪”“鬼邪”“鬼魅”等,表现为“或欲走,或自高贤,称神圣”“狂惑妄言,悲喜无度”“或言语错谬,或啼哭惊走,或癫狂昏乱,或喜怒悲笑,或大怖惧如人来逐,或歌谣咏啸,或不肯语”等[③],这里的“鬼邪”“鬼魅”病候比较特殊,它们被认为与“鬼神”有关,是人的精神被鬼神邪祟魅惑所致,与风邪病因并无直接联系,只是因为在症状上与“风狂”“风邪”等病十分相似,因此被归入“风病”之中。

(4)外感冷热之病,包括“风冷”“风热”“风气”“风冷失声”“中冷声嘶”等,表现为“面青心闷,呕逆吐沫,四肢痛冷”“恶风寒战,目欲脱,涕唾出”“失声”“声嘶”等。[④]

(5)风入头脑所致疾病,包括“风头眩”“头面风”等,表现为“头面多汗,恶风,病甚则头痛”“头眩”。[⑤]

(6)肌肤病患,包括“刺风”“蛊风”“恶风”“风瘙”“风痒”“风痞瘰”“诸癞”等等,表现为“皮肤淫跃”“如锥刀所刺”“一身尽痛”“面色败,皮肤伤,鼻柱坏,须眉落”“隐轸”“痒痛,搔之则成疮”“逢寒则身体疼痛,遇热则瘙痒”“生痞瘰,状如麻豆,甚者渐大,搔之成疮”“初觉皮肤不仁,或淫淫苦痒如虫行,或眼前见物如垂丝,或隐轸辄赤黑”等等。[⑥]

综上所述,如果以今天理解的疾病比之于以上的诸般症状,则“风病”中的第一类,近似于今日所说的中风等心脑血管疾病;第二类则接近今日的风湿病或风湿性关节炎;第三类相当于歇斯底里及癫痫等精神或神经系统疾病;第四类类似于今日所言之伤风、感冒;第五类可能是今日常说的眩晕、头痛症状;第六类则属于后世所说的风疹、麻疹、麻风病等。当然,这种比附并不具有一一对应的准确性,只是根据医籍对症状的一些记载,结合现代医学对疾病的分类做出的一种推测,其目的是使“风病”过于庞杂的内涵更易于理解。

通过以上的分析,我们发现中古医家所说的“风病”远比所谓“中恶”的内涵

---

① 丁光迪:《诸病源候论校注》卷1《风病诸候上》,人民卫生出版社,1991年,第37~38页。
② 丁光迪:《诸病源候论校注》卷2《风病诸候下》,人民卫生出版社,1991年,第58~60页。
③ 丁光迪:《诸病源候论校注》卷2《风病诸候下》,人民卫生出版社,1991年,第63~70页。
④ 丁光迪:《诸病源候论校注》卷2《风病诸候下》,人民卫生出版社,1991年,第43~51页。
⑤ 丁光迪:《诸病源候论校注》卷2《风病诸候下》,人民卫生出版社,1991年,第51~56页。
⑥ 丁光迪:《诸病源候论校注》卷2《风病诸候下》,人民卫生出版社,1991年,第42~43、73~85页。

要复杂得多,而其相似之处则在于,它们都有猝发致死的症状表现。如前所述,“中恶”是因人与“鬼神”遭遇,被“鬼气”侵入而猝死;“中风”则是由于风气进入人体后,潜藏于皮肤之间,乘虚突然发作所致。二者虽然原因不同,但在症状表现上却存在着交集。虽然如此,但在唐以前医家的论述中,“中恶”与“中风”仍然是不同的两种疾病,二者之间是不能画等号的。不过,从唐代开始这种情况逐渐有了变化。

入唐以后,医家开始逐渐将“风病”的范围加以集中和缩小,将许多原属“诸风”的病候单独列出加以论述,这一点从孙思邈的《备急千金要方》中便可见其端倪。在孙思邈对疾病所做的分类中,上述《病源》中曾归属于“风病”的第三、五、六类病候已然从“诸风”中剥离出来,其中,“头面风”归属“心脏”类病候,“风眩”“风癫”“风狂”“风邪”“鬼魅”“鬼邪”“风惊悸”“风惊恐”等归属“小肠腑”类病候,而“风痒”“风瘙”等被归入“疔肿痈疽”类病候,“恶风”“诸癞”则归入“痔漏”类病候。经过这样的整理,“诸风”病候中只剩下前述的一、二、四三类,不仅如此,从《千金方》“诸风”卷内的病候安排,可以明显看出上述三类症候的轻重比例:

> 论杂风状第一(痹、痉附)
> 诸风第二(风热、风寒附)
> 贼风第三(历节附)
> 偏风第四(猥退、缓弱、挛急、腰脚痛附)
> 风痱第五
> 风懿第六(口噤、失音、口㖞、尸厥附)
> 角弓反张第七
> 风痹第八①

在这里,“论杂风状”是风疾病理的总论,而其中也包括对“风痹”“风痉”问题的讨论;“诸风”中则汇集了各类“风病”的治疗药方与灸法;“贼风”条内是治疗贼风病候的方剂汇总,而对其病机的讨论则安排在“疔肿痈疽”卷中的“瘭疽”

① 李景荣等:《备急千金要方校释》卷8《诸风》,人民卫生出版社,1998年,第182页。

条下;“偏风”“风痱”“风懿”“角弓反张”四条都是对风病猝急发动后出现症状的辨证与药方汇总;“风痹”条则记载了风痹、血痹的症治与药方。在这全部的8条之中,有关第一类猝急病候的就有4条。可见,风疾的猝急属性更受到孙思邈、王焘等人的关注。如《千金方·诸风》记载:

岐伯曰:中风大法有四,一曰偏枯,二曰风痱,三曰风懿,四曰风痹。夫诸急卒病多是风,初得轻微,人所不悟,宜速与续命汤,依腧穴灸之。夫风者,百病之长。岐伯所言四者,说其最重也。①

又《外台秘要方·中风及诸风方》载:

又有卒死之人,及中风不得语者,皆急灸之。夫卒死者,风入五脏,为生平风发,强忍,怕痛不灸,忽然卒死,谓是何病?所以皆必灸之,是大要也。……夫得风之时,则依此次第疗之,不可违越。若不依此,当失机要,性命必危。又凡初得风,四肢不收,心神惛愦,眼不识人,言不出口。②

从这些论述中可见,孙思邈认为风疾首先是一种“卒急”的危重疾病,并且认为“卒死”是“风入五脏,为生平风发”所致,明确提出“卒死”与“中风”有关。此外,《千金方》还将“尸厥”病候也归入“诸风”的论述中。这些疾病分类,与前述《病源》中将“卒死”“中恶”等皆以“中恶”统属的做法,是截然不同的。在此基础上,口眼歪斜、失音不语、手足或半身不遂、昏厥不省人事等症状也就成了具有代表性的“中风”表现。因此可以说,从巢元方到孙思邈,中古医家对“暴病”的认识发生了变化,猝急发作的重病往往被视为“风疾”,这体现了中古医家“暴病”病因观由“鬼神”向“风邪”的转变。

第二节 “风疾”的意象:唐以前史书的记载

以上孙思邈的看法至少表明,入唐以后,医家已逐渐改变了以“中恶”指称

① 李景荣等:《备急千金要方校释》卷8《诸风》,人民卫生出版社,1998年,第182页。
② 高文铸:《外台秘要方校注》卷14《中风及诸风方》,华夏出版社,1993年,第250页。

“卒死”的做法，而开始以“中风”来统属猝死急症。可以说，至少在“暴疾”或“卒死”这一意义上，“中恶”已开始逐渐被“中风”所取代。如果进一步翻检史籍，就会发现这种倾向在唐代前后的发展。

“中恶”在唐代以前的正史中，除了前述《隋书·燕王倓传》的记载外，还有如下几条上一章曾经引述过的，由于这些内容对本章的论述十分重要，故不厌其烦，再次引证并稍加说明：

(1)《三国志·吴书·妃嫔传》载：

> (孙)权不豫，(潘)夫人使问中书令孙弘吕后专制故事。侍疾疲劳，因以羸疾，诸宫人伺其昏卧，共缢杀之，托言中恶，后事泄，坐死者六七人。权寻薨，合葬蒋陵。①

宫人在缢杀潘夫人之后，为了掩人耳目、推卸责任，共同谎称她是“中恶”而死。这一事实说明，对于不明原因(或不能说出原因)的突发性死亡，时人常以“中恶”即“中邪”称之。

(2)《北史·崔赡传》载：

> (崔赡)过彭城，读道旁碑文未毕而绝倒，从者遥见，以为中恶。此碑乃赡父徐州时所立，故哀感焉。②

崔赡因见道路旁碑文为其父所立，感伤万分而至“绝倒”，而他的随从在不远处看到他昏倒，想当然地以为他“中恶”，由此可见，在当时的观念中，突然昏死的表现亦被认作“中恶”。

(3)《隋书·柳彧传》载：

> (柳)彧为使所逼，初不知谅反，将入城而谅反形已露。彧度不得免，遂诈中恶不食，自称危笃。谅怒，囚之。③

---

① 《三国志》卷50《吴书五·妃嫔·吴主权潘夫人传》，中华书局，1959年，第1199页。
② 《北史》卷24《崔逞传附六世孙崔赡传》，中华书局，1974年，第876页。
③ 《隋书》卷62《柳彧传》，中华书局，1973年，第1484页。

柳彧在得知汉王谅即将反叛的消息后,为求自保,只能称病,以求避祸,他为自己所找的"疾病"就是"中恶",并且"自称危笃",虽然并没有骗过汉王谅,但是这样的事实却也说明,时人将危重急症笼统地称为"中恶"。

通过对上述史料的分析不难发现,这些初唐以前修撰的正史普遍将突发性的"暴疾"称为"中恶",而这也与前文我们分析的医家对"中恶"的认识基本吻合。值得注意的是,在上述(3)中,柳彧的所作所为与前文所引材料中燕王倓的做法如出一辙,二者都是在形势危急的情形下,想以"诈病"的手段来达到掩人耳目而成事的目的,都是在政治危机迫在眉睫并将危及己身之时,被迫采取的一种应对危机的手段,而在运用这一手段时,他们不谋而合地都想到了以"中恶"这一疾病作为借口,充分表明了唐以前人们对"中恶"危急属性的认知程度,以至于只要想到危在旦夕的急病就会想到"中恶"。

上述这种"诈病"或"称病"以期达成某种政治目的或获取利益的做法,在历史上并不鲜见,根据现有研究,至少在汉代就已经存在这种手段了——当时史书多称之为"移病"①,汉代官员在运用这种手段时,只需声称自己患病即可,而不必言明自己所患为何病,不过,随着中古医疗与疾病知识的发展,人们对各类疾病的认知也不断得到深化与加强,因此,这类不言明具体疾病的情况也随之发生变化,即官员臣僚往往需要以某一具体疾病为辞才有可能达成其目的;而这种作为托词的疾病一定要具有在当时被普遍认知的某些典型的病态表现,使人们一提到这一疾病就会自然想到这些病态。所以,正是基于"中恶"与猝死症状相关的认同,才有了前文那种以"中恶"为托词而妄称事出紧急的做法。可以说,唐以前的"中恶"具有这种作为危机托词的功能。那么,与此相比,唐以前史籍所记载的"中风""风疾"或"风病"又是怎样的情况呢?它们是以怎样的面目出现在政治性事件中的?又是如何产生影响及如何被运用的呢?

为了回答上述问题,笔者翻阅唐代以前的史籍,将其中关于"风疾"或"风病"的记载大致列出如下,并对这些记载逐条分析。

(1)《后汉书·阴识附弟兴传》:

---

① 李建民:《生命史学——从医疗看中国历史》,复旦大学出版社,2008年,第102~118页。

明年夏，帝风眩疾甚，后以兴领侍中，受顾命于云台广室，会疾瘳，召见兴。[①]

又《东观汉记·世祖光武皇帝》载：

二十年六月，帝风眩黄瘅病发甚，以尉卫关内侯阴兴为侍中，兴受诏云台广室。[②]

光武帝患"风眩"，病情甚重，他召见外戚阴兴，显然是动了临终顾命的念头。一场"风眩"病会让光武帝觉得大限将至，这一方面是因为"风眩"在当时看来，预后多不良；另一方面也是由于光武帝在风疾发作的同时，亦并发所谓"黄瘅"所致。

"黄瘅"，即"黄疸"，此病表现为"食已如饥，令身体面目爪甲及小便尽黄，而欲安卧"[③]，其发病原因亦分内外：内因是"酒食过度"导致"脏腑不和，水谷相并，积于脾胃"[④]；外因则是"为风湿所搏"[⑤]。可见，除了日常生活的不良习惯外，风、湿邪气对人的侵扰亦是导致"黄疸"的主要原因。而"风眩"也正是由"风邪入脑"[⑥]所致。因此，据以上几点可以推测，正是由于光武帝的不良饮食习惯使其脏腑失和，处于虚弱状态，从而给予"风邪"以可乘之机，而"风邪"的侵扰，既导致了"风眩"这类风病的发生，又同时诱发了"黄疸"。二病同时或相继发作，使得症状相叠加，显得越发严重，光武帝的身体自然也难以驾驭，故而他才有了顾命于阴兴的想法。

(2)《风俗通义·过誉》载：

司空颍川韩棱，少时为郡主簿，太守兴被风病，恍惚误乱，棱阴扶辅其政。[⑦]

---

① 《后汉书》卷32《阴识附弟兴传》，中华书局，1965年，第1131页。
② [东汉]刘珍等：《东观汉记校注》卷1《纪一·世祖光武皇帝》，中华书局，2008年，第12页。
③ 丁光迪等：《诸病源候论校注》卷12《黄疸候》，人民卫生出版社，1991年，第371页。
④ 丁光迪等：《诸病源候论校注》卷12《黄疸候》，人民卫生出版社，1991年，第371页。
⑤ 丁光迪等：《诸病源候论校注》卷12《黄疸候》，人民卫生出版社，1991年，第371页。
⑥ 丁光迪等：《诸病源候论校注》卷2《风头眩候》，人民卫生出版社，1991年，第55页。
⑦ 王利器：《风俗通义校注》卷4《过誉》，中华书局，2010年，第177页。

作为一郡长官的太守葛兴因“被风病”而“恍惚误乱”,因此不能处理日常政务,只好由郡主簿韩棱代其行事。按“恍惚”正是“风病”诸候的典型症状之一,是由风气乘虚干害五脏,或者伤害心之经脉所引起的。① 人的精神恍惚失常,长期精神状态不佳,则没有精力与智力来思考与处理事务,由此可见风病对人精神状态的危害。

(3)《后汉书·华佗传》载:

(曹)操积苦头风眩,(华)佗针,随手而差。②

又《三国志·方技·华佗传》载:

太祖苦头风每发,心乱目眩,佗针鬲,随手而差。……佗死后,太祖头风未除,太祖曰:“佗能愈此。小人养吾病欲以自重,然吾不杀此子,亦终当不为我断此根原耳。”③

曹操患有“头风”,发作起来则致“心乱目眩”,十分痛苦,而技术精湛的华佗却能以针法祛除“头风”给曹操带来的折磨。这里的“头风”“头风眩”,与前引之“风眩”为同一疾病,华佗治疗曹操头风的记载至少向我们透露了三点信息:其一,“头风”或“风眩”这类疾病在当时属于较为难治的疾病,即使如曹操这样的位高权重者,也只有请像华佗这样的当世神医用针法才能治疗;其二,“头风”或“风眩”属于慢性疾病,可能时有发作,因而会使患者遭受长期的病痛困扰,曹操头风时常发作便说明了这一点;其三,在当时的医疗技术条件下,“头风”这类疾病所带来的病痛体验,虽然能够得到很大程度的缓解,却难以彻底治愈。华佗死后曹操头风仍然不时发作,曹操认为这是华佗为了养病自重的“小人”行径,但若换一个角度客观看待此事,则可能表明,“头风”在当时还难以根治。

① 丁光迪等:《诸病源候论校注》卷1《风惊邪候》,人民卫生出版社,1991年,第37页;卷2《风经五脏恍惚候》,第42页。

② 《后汉书》卷82下《方术·华佗传》,中华书局,1965年,第2738页。

③ 《三国志》卷29《方技·华佗传》,中华书局,1959年,第802页。

(4)《后汉书·郦炎传》载：

炎后风病慌忽，性至孝，遭母忧，病甚发动，妻始产而惊死，妻家讼之，收系狱，炎病不能理对。熹平六年，遂死狱中，时年二十八。①

此条记载的启示有三点：其一，郦炎患"风病"，因感丧母之痛而病情转剧，根据中古医论，这是由于人在患病的情况下，风邪入侵，身体本已虚弱，而又加之悲痛思虑，更加有损于身体，所谓"本气既羸，偏有所损"②，因而本已出现的病情变得更为严重，这与中古医家对风病的认识正相符合。其二，郦炎被捕入狱，却因病而无法为自己辩白("不能理对")，除了风疾造成的"慌忽"使他不能清晰思考之外，不能言语是另一个重要原因。精神与语言都混乱而不清，自然无法清楚地诉说自己的冤情。其三，郦炎年仅二十八岁即死于狱中，抛开狱中条件恶劣等因素不论，很可能是由他的"风病"所致。入狱前他的病情本已相当严重，入狱后又无法得到治疗与调养，使得病情恶化，进而导致他的死亡。而纵使"风病"不是郦炎死亡的直接原因，至少也是其间接死因，因为在风病发作而极度严重的情况下，患者身体极其虚弱，这种身体状况再加之监狱中恶劣的生存环境，其后果可想而知。

(5)《资治通鉴》卷七五载：

冬十一月，吴主祀南郊还，得风疾，欲召和还，全公主及侍中孙峻、中书令孙弘固争之，乃止。③

吴主孙权祀南郊后得风疾，此时想将外放为王的前太子孙和召回，想要再立和为太子，这正是孙权临终前心迹的流露，表明风疾在时人看来是具有致命性的，而孙权不久后正是死于此病。④

(6)《晋书·彭城穆王权附孙纮传》记载：

---

① 《后汉书》卷80下《文苑·郦炎传》，中华书局，1965年，第2648～2649页。
② 高文铸：《外台秘要方校注》卷14《许仁则疗诸风方》，华夏出版社，1993年，第266页。
③ 《资治通鉴》卷75《魏纪七》"邵陵厉公嘉平三年"条，中华书局，1956年，第2392页。
④ 见《三国志》卷47《吴主传》、卷59《吴主五子传》。

(纮)有风疾,性理不恒,或欲上疏陈事,历示公卿。又杜门让还章印、貂蝉,著《杜门赋》以显其志,由是更拜光禄大夫,领大宗师、常侍如故。后疾甚,驰骋无度,或攻劫军士,或打伤官属,丑言悖詈,诽谤上下。又乘车突入端门,至太极殿前,于是御史中丞车灌奏劾,请免纮官,下其国,严加防录。成帝诏曰:"王以明德茂亲,居宗师之重,宜敷道养德,静一其操,而顷游行烦数,冒履风尘,宜令官属已下,各以职奉卫,不得令王复有此劳。内外职司,各慎其局,王可解常侍、光禄、宗师,先所给车牛可录取,赐米布床帐以养疾。"咸康八年,薨,赠散骑常侍、金紫光禄大夫。①

材料中,司马纮本来在政事方面是想有所作为的,并且还有着较高的政治追求与志向,然而,他却屡屡做出违背情理之事,如"驰骋无度""打伤官属""诽谤上下"等等,这皆因其患有风疾而性情异常("有风疾,性理不恒"),且后来病情加剧("后疾甚")所致。对此情况,同为皇室宗亲的晋成帝似乎也颇为理解,因此,当御史奏劾纮的荒唐举动时,成帝并没有进行惩罚,而是解除了纮较繁剧的事务并赐物,让他养病。在这里"风病"涉及的症状主要是精神方面的异常,包括语言、行动、举止等的错乱,应属于风疾诸候中的"风狂""风邪"等病候。

(7)《晋书·刘毅传》载:

后司徒举毅为青州大中正,尚书以毅悬车致仕,不宜劳以碎务,陈留相乐安孙尹表曰:"礼,凡卑者执劳,尊者居逸,是顺叙之宜也。司徒魏舒、司隶校尉严询与毅年齿相近,……毅虽身偏有风疾,而志气聪明,一州品第,不足劳其思虑。……臣州茂德惟毅,越毅不用,则清谈倒错矣。"于是,青州自二品已上凭毅取正。②

朝廷要举刘毅为青州大中正,却有朝论以为刘毅已然告老,不应再委以细务,对此,陈留相孙尹上表为刘毅辩解,认为他能够胜任大中正之职。在表中,孙尹强调刘毅"虽身偏有风疾,而志气聪明",意在强调刘毅的才智,即使在患病的情况下,也足以胜任一州之大中正。"偏有风疾"的文字内容能在孙尹的上表中

① 《晋书》卷37《彭城穆王权传附曾孙纮传》,中华书局,1974年,第1093页。
② 《晋书》卷45《刘毅传》,中华书局,1974年,第1278页。

出现，一方面表明刘毅很可能是因为年老而患有风疾，不能处理繁剧事务而致仕的；另一方面也说明，患风疾之人在精神及智力方面会受损，这种看法在当时已是较为普遍的认识，而只有这样，"虽身偏有风疾，而志气聪明"才能作为一条显著的理由而出现在孙尹为刘毅辩解的表章中。

(8)《晋书·傅祗传》载：

楚王玮之矫诏也，祗以闻奏稽留免官。期年，迁光禄勋，复以公事免。氐人齐万年举兵反，以祗为行安西军司，加常侍，率安西将军夏侯骏讨平之，迁卫尉，以风疾逊位，就拜常侍，食卿禄秩、赐钱及床帐等，寻加光禄大夫，门施行马。及赵王伦辅政，以为中书监，常侍如故，以镇众心。祗辞之以疾，伦遣御史舆祗就职……怀帝即位，迁光禄大夫、侍中，未拜，加右仆射、中书监……祗明达国体，朝廷制度多所经综，历左光禄、开府、行太子太傅，侍中如故。疾笃逊位，不许，迁司徒，以足疾诏版舆，上殿不拜。……祗以暴疾薨，时年六十九。①

傅祗因患风疾而逊位，后因其才望屡被迁拜官职，而祗却又因疾病原因推辞。傅祗的这一系列经历表明，由于风疾对患者健康有损害，即使才望再高的人在患病后也不得不辞官或逊位，即便强行授官，也只能授予勋官散阶或清望闲官，以示优宠，却不能授以事务繁剧的职位。另外，傅祗在患风疾的同时还出现了所谓"足疾"，这有可能是风疾所导致的"手足不随""四肢拘挛不得屈伸"等症状的表现。同时，材料中还透露出傅祗患风疾后，病情逐渐转剧的情况（"疾笃"），说明困扰他的风病可能属于长期慢性病痛的性质。最后，傅祗因"暴疾"而亡，亦有可能是风疾突然发作所致。

(9)《晋书·吴敬王晏传》载：

晏为人恭愿，才不及中人，于武帝诸子中最劣，又少有风疾，视瞻不端，后转增剧，不堪朝觐。②

① 《晋书》卷47《傅祗传》，中华书局，1974年，第1331～1332页。
② 《晋书》卷64《武十三王·吴敬王晏传》，中华书局，1974年，第1725页。

吴王司马晏因患风疾，“视瞻不端”，后病情加剧，因此被认为“不堪朝觐”。所谓“视瞻不端”可能是指吴王晏的眼睛歪斜不正，这正是风疾的症状表现之一，即“风口喎候”中的“目不能平视”。

(10)《晋书·王廙传》载：

> 颐之弟胡之，字修龄，弱冠有声誉，历郡守、侍中、丹阳尹，素有风眩疾，发动甚数而神明不损。①

王胡之亦患有风眩，不过他的风眩发病甚速，而对神志却没有影响。和前引数例相比，王胡之应属病情较轻者，这也表明，就通常情况而言，“风眩”对患者精神是有损害的。

(11)《魏书·汝阴王修义传》载：

> 修义性好酒，每饮连日，遂遇风病，神明昏丧，虽至长安，竟无部分之益，元志败没，贼东至黑水，更遣萧宝夤讨之，以修义为雍州刺史，卒于州，赠司空，谥曰文。②

元修义因患风疾而导致“神明昏丧”，以致不能领兵作战，朝廷只能委派萧宝夤统帅出兵。需要注意的是，修义患风病，正是因为他“性好酒”。把嗜酒作为罹患风疾的重要原因，这与前述医家的论述不谋而合（“风有因饮酒过节，……精神昏恍”）。

(12)《魏书·卢玄传》载：

> 义僖性清俭，不营财利，虽居显位，每至困乏，麦饭蔬食，忻然甘之。永熙中，风疾顿发，兴和中卒，年六十四。③

义僖因突发风疾而卒，这再次表明，风疾具有致命性。

---

① 《晋书》卷76《王廙传》，中华书局，1974年，第2005页。
② 《魏书》卷19上《汝阴王天赐传附泛弟修义传》，中华书局，1974年，第451页。
③ 《魏书》卷47《卢玄传》，中华书局，1974年，第1054页。

(13)《魏书·张彝传》：

彝清身奉法，求其愆过，遂无所得，见代还洛，犹停废数年，因得偏风，手脚不便，然志性不移，善自将摄，稍能朝拜。久之，除光禄大夫，加金章紫绶。彝爱好知已，轻忽下流，非其意者，视之蔑尔，虽疹疾家庭而志气弥高……

肃宗初，……诏加征西将军、冀州大中正，虽年向六十，加之风疾，而自强人事，孜孜无怠，公私法集，衣冠从事，延请道俗，修营斋讲，好善钦贤，爱奖人物，南北新旧，莫不多之。①

同为罹患风疾的案例，这则记载为我们提供了一个注意调养而预后良好的例证。张彝因患“偏风”，致使“手脚不便”，这应属于“偏枯”而“半身不随”的症状表现，但由于他能“善自将摄”，并保持积极向上的心态（“志气弥高”），因此，张彝有着不同于一般风疾患者的表现，即积极进取、身兼多职、精力充沛。个中原因，除了张彝的良好心态外，另一个重要原因就是，他所患的“偏风”只是以损害肌体为主，却不影响患者精神。

(14)《魏书·李谐传》载：

（谐）遇偏风废顿，武定二年卒，年四十九，时人悼惜之。②

与上例不同，这里给我们提供了因患偏风而最终死亡的例子，表明了偏风亦具有致命性。

(15)《魏书·裴玚传》载：

（裴玚）超拜持节冠军将军、豫州刺史，为政残暴，百姓患之，罢州后，仍遇风病。久之，除安南将军、光禄大夫，太昌初，卒，年五十八，赠卫大将军、尚书左仆射、雍州刺史。③

① 《魏书》卷64《张彝传》，中华书局，1974年，第1429、1432～1433页。
② 《魏书》卷65《李平附子谐传》，中华书局，1974年，第1461页。
③ 《魏书》卷71《裴叔业传附裴玚传》，中华书局，1974年，第1579页。

(16)《魏书・李坚传》载:

李坚,字次寿,高阳易人也。……世宗初,出为安东将军、瀛州刺史,本州岛之荣,同于王质,所在受纳,家产巨万,值京兆王愉反于冀州,坚勒众征愉,为愉所破,代还,遇风疾,拜光禄大夫,数年卒。①

这两条材料之所以放在一起来分析,是因为它们具有共同之处,即都是风病患者在患病后依然为官,而这看似与一般意义上患风病辞官的做法不尽相同。实际上,通过仔细观察可以发现,两则材料还有一个共同点,即两人在患病后所拜官职,皆为"光禄大夫"。如果对这一官职有了解,就会明白个中含义:"光禄大夫"在魏晋以后,属于文官散阶,并不是实际的职务,往往授予那些已经赋闲的前高官,以示优宠。② 由此我们也就了解,以上两位患者在患病后,担任的所谓"官职",不过只是挂名而已,并不负责实际事务,实际也就等于辞去繁剧职务而告老了。因此,这两则材料所反映的情况,与通常罹患风疾的情况相比并无实质的不同。

(17)《魏书・张寔传》载:

未几,轨风病积年,二子代行州事,闭绝音问,莫能知者。③

张轨因"风病积年"而不能管理州中事务,只得由其两个儿子代行州事。这说明张轨所患风疾也是一种长期的慢性疾病。

(18)《北齐书・娄昭传》载:

昭好酒,晚得偏风,虽愈犹不能处剧务,在州事委寮属,昭举其大纲而已,薨于州。④

① 《魏书》卷94《阉官・李坚传》,中华书局,1974年,第2026页。
② [元]马端临:《文献通考》卷64《文散官》,中华书局,1986年,第576页。
③ 《魏书》卷99《张寔传》,中华书局,1974年,第2193页。
④ 《北齐书》卷15《娄昭传》,中华书局,1972年,第196页。

娄昭因嗜酒,致使晚年罹患“偏风”,这再次印证了中古医家饮酒过度而致风疾的观点。同时,娄昭虽然康复却仍然不能处理繁剧之务,这也表明“偏风”一类风疾的预后多不良,其对患者身体的损害是很大的。

(19)《北齐书·宋显传》载:

显从祖弟绘,少勤学,多所博览,好撰述。……绘虽博闻强记,而天性恍惚,晚又遇风疾,言论迟缓,及失所撰之书,乃抚膺恸哭曰:“可谓天丧予也!”天统中卒。①

宋绘虽然勤学博览,但却有天生的精神缺陷,所谓“天性恍惚”应即指此。晚年的宋绘又患风疾,其表现为“言论迟缓”,应是风疾造成的“舌强不得语”“口祸僻,言语不正”等症状。在罹患风疾的情况下,宋绘又遭丧书之痛,这对于一个“好撰述”的爱书之人来说无疑是一个巨大的打击。所以,宋绘最后的死亡很可能源于这种精神痛苦与风疾的双重挤压。

(20)《北齐书·崔㥄传》载:

五年,出为东兖州刺史,复携冯氏之部。㥄寻遇偏风,而冯氏骄纵,受纳狼籍,为御史所劾,与㥄俱召诣廷尉,寻有别敕,斩冯于都市,㥄以疾卒于狱中,年六十一。②

崔㥄任地方官时患偏风,其宠妾冯氏趁机骄纵不法,收受贿赂,导致崔㥄与冯氏二人双双获罪,最后冯氏斩于市,崔㥄死于狱中。究其原因,除了崔㥄因宠爱冯氏而任其恣意妄为,终于酿成大祸外,崔㥄因患偏风而无力顾及冯氏的行事也是重要原因。

(21)《北齐书·陆卬传》载:

(陆卬)遭母丧,哀慕毁悴,殆不胜丧,至沉笃,顿昧伏枕,又感风疾,第五弟抟遇疾,临终谓其兄弟曰:“大兄尪病如此,性至慈爱,抟之死日,必不令使

① 《北齐书》卷20《宋显传》,中华书局,1972年,第271页。
② 《北齐书》卷23《崔㥄传》,中华书局,1972年,第335页。

大兄知之,哭泣声必不可闻彻,致有感恸。"家人至于祖载方始告之,卬闻而悲痛,一恸便绝,年四十八。①

陆卬患风疾的症状,据其五弟而言是"尫病",即指四肢及形体歪曲异常,而身处如此羸弱状态之中,又遭丧母、丧弟之痛,这就难怪陆卬四十八岁便恸绝而亡了。

(22)《周书·柳昂传》载:

隋文帝为丞相,深自结纳,文帝以为大宗伯,拜日遂得偏风,不能视事,文帝受禅,疾愈,加上开府,拜潞州刺史。②

又《隋书·柳昂传》载:

昂受拜之日遂得偏风,不能视事,高祖受禅,昂疾愈。③

材料显示,即便像柳昂这样的世家大族子弟,且已被拜为清望高官,也不能在罹患"偏风"的情况下临位"视事",只有等到风疾痊愈之时才能恢复其政务。这则记载再次表明风疾对于政治和个人仕途的影响。

(23)《周书·艺术·姚僧垣传》载:

大将军、乐平公窦集暴感风疾,精神瞀乱,无所觉知,诸医先视者,皆云已不可救,僧垣后至,曰:"困则困矣,终当不死,若专以见付,相为治之。"其家忻然请受方术,僧垣为合汤散,所患即瘳。④

与前引记载不同的是,此处窦集所患风疾并非一种慢性病痛,而是一种"暴感"急性病症,其病情严重而危急,"精神瞀乱,无所觉知",甚至连医者也认为无

① 《北齐书》卷35《陆卬传》,中华书局,1972年,第470页。
② 《周书》卷32《柳敏附子昂传》,中华书局,1971年,第562页。
③ 《隋书》卷47《柳机附族兄昂传》,中华书局,1973年,第1277页。
④ 《周书》卷47《艺术·姚僧垣传》,中华书局,1971年,第842页。

法救治。而名医姚僧垣的诊断与施治却最终使其起死回生。本条记载与前引华佗故事，都是见于记载的治愈风疾的少数案例。与华佗采用针法不同，姚僧垣主要以“方术”，即用方药进行治疗。而从针法到方药的变化，可能也体现了东汉以后治疗技术的发展变化。

(24)《宋书·沈庆之传》载：

> 庆之患头风，好着狐皮帽，群蛮恶之，号曰：苍头公。[①]

沈庆之之所以好戴狐皮帽，而置群蛮讥讽于不顾，究其原因是沈患有头风，而戴狐皮帽则可以对头部起到保暖防风的作用。这反映了时人对于“头风”是由风邪侵入头部所致的认识。

(25)《梁书·何点传》：

> 何点字子晳，庐江灊人也。祖尚之，宋司空。父铄，宜都太守。铄素有风疾，无故害妻，坐法死。[②]

何点的父亲何铄因风疾发作，将妻子害死，被法律处死。按此处所说的“风疾”应该是“风狂”等带有精神异常性质的疾病，因此才使何铄做出了“无故害妻”这种失常的行为。

(26)《南齐书·王僧虔传》：

> 世祖(武帝)即位，僧虔以风疾欲陈解，会迁侍中、左光禄大夫、开府仪同三司。[③]

又《梁书·顾宪之传》：

> 比至，高祖已受禅，宪之风疾渐笃，固求还吴。天监二年，就家授太中大

① 《宋书》卷77《沈庆之传》，中华书局，1974年，第1998页。
② 《梁书》卷51《处士·何点传》，中华书局，1973年，第732页。
③ 《南齐书》卷33《王僧虔传》，中华书局，1972年，第596页。

夫。宪之虽累经宰郡,资无担石,及归,环堵,不免饥寒。八年,卒于家,年七十四。①

王僧虔因患风疾,欲于新君即位之初解职告老,却没能成功;顾宪之因"风疾渐笃"而向梁武帝请求辞官回乡,则得遂所愿。两条材料虽涉及人物、朝代、事件均不同,然而,其因病风而不堪任职、遂求解职之意则相同。证诸前述,他们的这种做法正是当时罹患风疾官员的常见或普遍做法。

(27)《陈书·孝行·谢贞传》:

贞幼聪敏,有至性,祖母阮氏先苦风眩,每发便一二日不能饮食,贞时年七岁,祖母不食,贞亦不食,往往如是,亲族莫不奇之。②

谢贞祖母阮氏所患的"风眩"也是慢性病痛,它会长期伴随患者而时有发作,因此,像阮氏这样,病发时"一二日不能饮食"的情况,正是"风眩"病人长期病痛的真实写照。

(28)《南史·孝义·刘沨传》:

及召入,遥光谓曰:"刘暄欲有异志,今夕当取之。"遥光去岁暴风,性理乖错,多时方愈。畅曰:"公去岁违和,今欲发动。"顾左右,急呼师视脉,遥光厉声曰:"咨议欲作异邪?"因诃令出,须臾沨入,畅谓曰:"公昔年风疾,今复发。"沨曰:"卿视今夕处分云何,而作此语?"③

萧遥光意欲举事,与萧畅商议除掉刘暄,畅却以为他是风疾发作而胡说,并要叫医师来诊脉。刘沨闻讯入内,萧畅仍以遥光风疾复发为口实,却遭到了刘沨的驳斥。这是发生在秘密环境中的三人对话(密谋)。其中,遥光确曾在前一年患过风疾,以致"性理乖错",但已经治愈。畅此时声称遥光风疾复发,是想要以此既打消遥光起事的念头,又可以谋主风病发作为理由而不为遥光献策,从而使

① 《梁书》卷52《止足·顾宪之传》,中华书局,1973年,第760页。
② 《陈书》卷32《孝行·谢贞传》,中华书局,1972年,第426页。
③ 《南史》卷73《孝义·刘沨传》,中华书局,1975年,第1823~1824页。

自己能在事败时留一条退路，以求自保。而“风疾复发”的理由之所以能起到这种作用，正是基于时人对风疾的认识，即暴中风疾者，其风病很难根除，有复发的可能；风疾发作，可能会导致患者精神错乱、胡言乱语。

(29)《南史·孝义上·萧叡明传》：

> 萧叡明，字景济，南兰陵人也。母病风，积年沉卧，叡明昼夜祈祷，时寒，叡明下泪为之冰，如箸额上，叩头血亦冰，不溜，忽有一人以小石函授之，曰：“此疗夫人病。”叡明跪受之，忽不见，以函奉母，函中唯有三寸绢，丹书为“日月”字，母服之即平复于时。①

这是一则带神话传说色彩的记载。萧叡明因不辞劳苦地照护病风多年的母亲，并为之祈祷神明，而终于感动了上苍，神人特来赐仙药，治愈了萧母的病。虽然此事有荒诞色彩，然而，其中流露出的风病给患者及其家人所带来的痛苦与艰辛，无疑是较为真实可靠的。

(30)《北史·魏长贤传》：

> 世祖益喜，谓群臣曰：“中国士人，吾拔擢咸尽，文武胆略未有若钊俦。”加授建忠将军，追赠其父处顺州刺史。时经略江左，方大用之，遇风疾发动，频降医药，竟不痊复，卒，时年六十四。②

北魏太武帝对魏钊赞赏有加，并委以重任，欲大用之，然而魏钊却不幸风疾发作，不治而亡。我们看到，尽管皇帝运用国家所掌握的医疗资源“频降医药”，但却依然无法治愈重臣的风疾。这一方面反映了当时医疗水平的局限，另一方面也表明“风疾”难治，以致当时的高水平医疗都对其束手无策。

以上我们对见于唐代以前史籍中关于“风疾”的记载逐条作了分析，通过这些分析，对唐以前史书中“风疾”叙述的总体认识如下：第一，史书中所提到的中风病名，有“风疾”“风病”“风眩”(1、3、10、24、27)、“偏风”(13、14、18、20、22)等，其症状则多表现为：①神志或行为的异常，如“恍惚”“昏乱”“瞀乱”“神明昏

① 《南史》卷73《孝义上·萧叡明传》，中华书局，1975年，第1815页。
② 《北史》卷56《魏长贤传》，中华书局，1974年，第2040页。

丧”等;②肢体的异常或变形,如“手脚不便”“视瞻不端”等;③言语不清或不能言语,如“不能理对”“言论迟缓”等。而且,这些被提到的风疾以慢性疾病为主,且难以彻底治愈,往往伴随患者终身,并有复发的可能。这种对风疾的认识可能代表了当时社会的普遍看法。第二,其中只有少数几则记载略微谈到了所谓“暴中”或“暴感”等急性发作的表现,并且,这种风疾可能会直接导致患者死亡,不过,资料显示这种突发性的急性风病有治愈的可能,而多数作为慢性疾病的“风疾”却很难被根治,因此,其对患者造成的痛苦可能反不如时有发作的慢性风病为多。第三,由于“风疾”对患者身心造成巨大危害,所以,一个具有社会身份的人一旦感染风疾,他的生活及社会角色、事务都会受到很大的影响,这种影响常常是消极的,尽管也有少数例外。正是由于风疾对于政治和社会的这种影响,所以,以记载政治事件、政治人物为主要内容的正史才会不厌其烦地屡次提到它。

上述讨论的风疾都属于“真实的风疾”,即被史书记载的患者的确患有此类疾病,或者至少被正史认为确实患病。此外,还有一类“风疾”,并非是有人真的患上风病,而只是存在于某些人的口头上或脑海中,我们可称之为“观念中的风疾”。

(1)《后汉书·袁闳传》:

封观者,有志节,当举孝廉,以兄名位未显,耻先受之,遂称风疾,喑不能言。火起观屋,徐出避之,忍而不告。后数年,兄得举,观乃称损而仕郡焉。①

封观为了避免被举为孝廉,假称患风疾而不能言,是以患病为借口躲避察举,从而给其兄一个得举的机会。这是利用时人“风疾”致人不能言语的观念来掩人耳目,为了配合并加深人们的这种印象,封观不惜在生活中假装成不能说话的样子,甚至在家中着火的情况下,也只是出避而不告救,誓要将假戏真做到底。

(2)《后汉书·韦彪传》:

(彪)次兄豹,字季明。数辟公府,辄以事去。司徒刘恺复辟之,谓曰:“卿以轻好去就,爵位不跻。今岁垂尽,当选御史,意在相荐,子其宿留乎?”

① 《后汉书》卷45《袁安传附玄孙闳传》,中华书局,1965年,第1527页。

> 豹曰:"犬马齿衰,旅力已劣,仰慕崇恩,故未能自割。且眩瞀滞疾(李贤注:眩,风疾也。瞀,乱也。谓视不明之貌也),不堪久待,选荐之私,非所敢当。"遂跣而起。恺追之,径去不顾。①

与上条相似,这里韦豹也是以"风眩"为借口,来躲避欲辟举他出仕的刘恺,以拒绝他不愿担任的官职。这是利用时人对"风眩"症状的一般性共识来达到隐瞒和躲避的目的。

(3)《晋书·宣帝纪》:

> 汉建安六年,郡举上计掾。魏武帝为司空,闻而辟之。帝知汉运方微,不欲屈节曹氏,辞以风痹,不能起居。魏武使人夜往密刺之,帝坚卧不动。及魏武为丞相,又辟为文学掾,敕行者曰:"若复盘桓,便收之。"帝惧而就职。……
>
> ……九年春三月,黄门张当私出掖庭才人石英等十一人,与曹爽为伎人。爽、晏谓帝疾笃,遂有无君之心,与当密谋,图危社稷,期有日矣。帝亦潜为之备,爽之徒属亦颇疑帝。会河南尹李胜将莅荆州,来候帝。帝诈疾笃,使两婢侍,持衣衣落,指口言渴,婢进粥,帝不持杯饮,粥皆流出沾胸。胜曰:"众情谓明公旧风发动,何意尊体乃尔!"帝使声气才属,说:"年老枕疾,死在旦夕。君当屈并州,并州近胡,善为之备。恐不复相见,以子师、昭兄弟为托。"胜曰:"当还忝本州,非并州。"帝乃错乱其辞曰:"君方到并州。"胜复曰:"当忝荆州。"帝曰:"年老意荒,不解君言。今还为本州,盛德壮烈,好建功勋!"胜退告爽曰:"司马公尸居余气,形神已离,不足虑矣。"他日,又言曰:"太傅不可复济,令人怆然。"故爽等不复设备。②

《晋书》中的这则记事可视为"风疾"观念在政治上加以运用的典型例子。我们看到,司马懿曾经先后两次以"病风"为借口,以期实现政治上的自保:第一次是在东汉末年,他为了逃避曹操的征辟而以"风痹""不能起居"为借口;第二次是在曹魏正始九年,他为了欺骗曹爽等人而诈称"疾笃""旧风发动"。若对司

---

① 《后汉书》卷26《韦彪传》,中华书局,1965年,第920页。
② 《晋书》卷1《宣帝纪》,中华书局,1974年,第2、16~17页。

马懿的这两次“诈病”行为进行分析,不难发现,有两点值得注意:第一,在两次“诈病”中,司马懿想到的借口都是“病风”,并且为了配合这一借口所进行的表演也多为风病的表现,如四肢行动不便(“坚卧不动”“持衣衣落”“不持杯饮”)、精神羸乱(“使声气才属”“错乱其辞”)、命在旦夕等等。这说明这些表现恰是当时人们所认知的“风疾”典型症状,因此,司马懿才能够通过逼真的“表演”,骗过前来探察虚实的李胜,进而麻痹曹爽等人。第二,司马懿的两次诈病,其效果截然不同,第一次被曹操识破,第二次却成功地骗过了曹爽。这由“失败”到“成功”的演变,究其原因,一方面是由于司马懿本人的政治经验与人生阅历不断增长所致,因为东汉末年的司马懿尚属青年,且并未为官,其资历尚浅,阅历亦嫌不足,因而他虽然诈病,其“表演”却仅止于“坚卧不动”而已,因此很容易就被识破;而正始年间的司马懿年事已高,且已在官场历练多年,政治斗争经验十分丰富,因而才能够亲自“导演”一出好戏给曹爽看;另一方面,这也与“观看”诈病“表演”的“观众”的个人素质息息相关。在这两次“表演”中分别充当观众的曹操和曹爽,无论是政治智慧、手腕抑或权谋都有着天壤之别,故而面对同一个司马懿的诈病诡计,曹操不但能够识破,并且进而逼迫司马懿就范;而作为曹氏子孙的曹爽却轻易受骗,乃至功败身死。由此可见,诈病诡计能否成功,与“演员”和“观众”的才智水平密切相关。

(4)《晋书·列女·刘聪妻刘氏传》:

> 俄拜(刘氏)为后,将起䳌仪殿以居之,其廷尉陈元达切谏,聪大怒,将斩之。娥时在后堂,私敕左右停刑,手疏启曰……聪览之色变,谓其群下曰:“朕比得风疾,喜怒过常,元达忠臣也,朕甚愧之。”①

刘聪在盛怒之下欲斩杀“切谏”的廷尉陈元达,刘皇后为元达上表求情,使得刘聪觉得惭愧,于是,刘聪以“得风疾,喜怒过常”为借口,为自己盛怒之下险杀忠臣的错误找了一个台阶。而这种借口能生效也是以时人对风疾典型症状的普遍认识为前提条件的。

① 《晋书》卷96《列女·刘聪妻刘氏传》,中华书局,1974年,第2519~2520页。

(5)《魏书·岛夷萧衍传》：

初，衍平建业，因纳其母吴氏，吴氏先有孕，后生综，衍谓为己子，甚宠爱之。综既长，母密告综，综遂潜图叛。衍既镇彭城，及大军往讨，综乃拔身来奔，余将退走，国军追蹑，所获万计。衍初闻之，恸哭气绝，甚为惭惋，犹云其子，言其病风所致，时人咸笑之。①

梁武帝萧衍的爱子萧综背叛了他，投奔了北魏，而萧衍出于对儿子的宠爱，仍然以“病风”为理由，为萧综叛国的行径辩护。言外之意是，萧综得了风病才神志混乱，做出这等荒唐之事，如果没有患病则不致如此。虽然萧衍也想利用人们对风病症状的认识来掩饰爱子的错误行径，但却没能成功。

(6)《北史·张文诩传》：

文诩常有腰疾，会医者自言善禁，文诩令禁之，遂为刀所伤，至于顿伏床枕，医者叩头请罪，文诩遽遣之，因为隐，谓妻子曰：“吾昨风眩，落坑所致。”其掩人短皆此类也。②

张文诩请医者行咒禁之法以医治腰疾，却没有料到医者习艺不精，竟然在施禁过程中刀伤文诩。治腰疾不以针石汤药，偏偏相信咒禁之法，却反为咒禁所伤，这样的行为对于文诩而言无异于搬起石头砸了自己的脚，而张文诩又恰是一个爱护短的人，这种丑事焉能让他人知晓。于是，他不仅打发走了施禁的医者，还对自己为刀所伤的真实情况加以隐瞒，即使妻子询问，也声称是风眩头晕，脚下不稳，落入坑中摔伤所致。既然张文诩想把实情掩饰得天衣无缝，那么他为自己腰伤所寻找的借口必然要站得住脚，所以，“刀伤”变成了“摔伤”，而“风眩”则在谎言中充当了重要的前提条件：因为突发“风眩”才跌落坑中，而“风眩”的突发性与其心乱目眩的症状，在当时则是不辩自明的公理。

以上数例即是所谓的“观念的风疾”，换而言之，这些风疾“患者”并不是真正的“病人”，“风病”对于他们而言只是一种借口，抑或托词，是他们为了达成某

① 《魏书》卷98《岛夷萧衍传》，中华书局，1974年，第2176页。
② 《北史》卷88《隐逸·张文诩传》，中华书局，1974年，第2917页。

种目的所运用的一种手段。特别是在政治活动中,这种手段往往具有“表明立场”或“自我保护”的作用,而这种手段的效果如何、作用大小以及能否成功,全赖当时社会对“风疾”的一般认识程度和达成共识的普遍程度。

第三节　唐宋时期“风疾共识”的形成及其在政治上的运用

上一节我们讨论了唐代以前史书中关于“风疾”的记载,从中了解了中古前期的风病意象。下面我们要讨论的问题则是紧接上文的,即唐宋时期史书对“风疾”的记载,与唐以前相比是否有变化?又是怎样的变化?这些变化说明了什么?

与上节相似,以下的讨论也同样是基于史书中的相关记载,所不同的是,现存唐宋时期的史书,无论从内容还是数量上,都远远多于此前,所以关于风疾的记载较之前代也成倍增加(共120余条)。在这种情况下,如果还采用上述逐条排比分析的方法,则未免琐碎与累赘。故此处采用列表方法,将有关记载按照类目逐条嵌入表中,然后再进行分析,这样做既免赘冗之弊,又可收比较分析之效。

本章后附表中胪列了史书中从唐代至北宋末的关于“风疾”或“风病”的记载。全部病例共计129例,其中,唐代73例,五代及北宋56例。从这张表的对比中,我们可以了解到如下一些事实:

第一,在表中所列出的病情中,由“风疾”直接导致的患者死亡例子有44例,相当于总病例数的三分之一强。这其中,属于唐代的有19例(001、007、010、015、021、028、030、032、033、034、036、041、047、048、053、065、069、071、073),约占唐代病例总数的26%;属于五代及北宋的25例(075、078、080、086、089、090、091、092、093、097、099、102、103、106、107、110、111、112、113、116、117、119、120、123、127),约占五代及北宋病例总数的44.6%。这一比例与唐以前相比无疑有了很大的提高。由于笔者选取材料的范围以史籍为主,而墓志等资料并未大规模运用,因此不能就此断定整个中古时期的“风疾”情况就是如此,但这些材料至少可以反映出当时社会对于“风疾”的认识与理解的状况。从上述这组数字对比中就可以发现,唐宋时期人们理解的“风疾”,首先是一种能致死的重病,特别是在唐代以后的北宋时期。可以说,从唐到宋,关于“风疾”致死的认识是呈上升趋势的,人们越来越重视“风疾”所导致的“卒死”。

第二,表中所列病例中,明确提到“风疾”发作急促的(指病情描述中出现“暴中”“暴得”“暴感”“暴卒”“卒中”“忽”“忽染”“忽感”“亟”“一遭”等词汇)有33例,其中除8例(007、012、014、019、035、062、067、068)属唐代外,其余25例(078、079、087、089、090、091、092、093、096、097、098、099、103、106、107、108、111、113、114、117、118、120、121、123、127)均属五代及北宋时期。此外,从病情描述中推测为急性发作的病例(主要是指出现突然发作的症状,如“仆”“绝倒”“坠马”等)有8例,其中5例(024、033、051、057、063)属唐,3例(075、102、124)属五代及北宋。故总计表中所列风疾暴作的病例有41例,占总病例数的33.9%(三分之一强),其中唐代13例,五代及北宋28例,分别占各自病例数的17.8%和50%。这种比例的变化说明,唐代以后,特别是北宋时期,人们更倾向于把风病视作发动猝急的急性病,如果以“暴中”来概括这种认识是再恰当不过了。

第三,表中对病例的病情描述,所提到风疾的症状表现,大致包括:①头风引起的头晕目眩等“风眩”症状,如“头重”“眼昏”等;②不能言语,口眼歪斜,如“目不能视”“言辞倒错”“瞪视眼赤”“口两角涎下”“口不能言”“言涩”“口气颇臭”“失喑直视”等;③四肢萎缩,行动艰难,如“肢体不遂”“一手挛缩”“右臂偏枯”“手足拘挛”“行立艰难”“动用不随”“足不能行”“左足不支”“足缓”“手缓不能举觞”等;④精力虚耗,昏乱善忘,如“苦京师盛暑”“语事便忘”“居常辄惊”“荒忽迷忘”“昏不知事”“精神恍惚”“事多忽忘”等。这些症状与上节讨论的唐以前的情况是相似的,由此可见,虽然唐宋时期对风病的认识越来越倾向于“暴中”与“卒死”,但风疾毕竟还是综合性的疾病,其症状多样,因此,唐以前史书中便已提到的那些长期病痛困扰,在唐宋时期对风病的理解中仍然占有一席之地,并与此时期盛行的“暴中”“卒死”论相结合,成为一系列非致命性的风疾中普遍的病痛体验。

第四,从表中也能看出这一时期“风疾”病痛给患者的日常生活与社会事务带来的消极影响,无论是居家的行动坐卧、衣食住行,抑或殚精竭虑、日理万机,病痛都会或多或少地给它们造成不便。特别是对于从皇帝到文武官员的政治群体而言,风疾病痛的这种影响更显得突出,因为一个政治人物如果罹患风疾,那么这一系列病痛对其身心的折磨将使他很难再进行政务的处理与谋划,以致无法再担任事务繁剧的官职,并且还可能面临死亡的威胁。因此,他不得不采取告老、赋闲等办法以调养身心。而这对他个人的仕途,甚至整个政治进程(特别是当他身为政治运行中的关键人物时)都会产生阻碍作用。因此,风疾在这里就不单纯是一种疾病,而成了政治活动中具有影响力的一个环节或因素。

通过以上的统计与分析,唐宋时期史书对风疾总的认识大致可以概括为一种急性发作的致死疾病,患者即使逃过一死,长期的病痛折磨仍将日益侵蚀其身心。尤其是在宋代,这种认识最为明显。对于这种认识,我们可以将之称为"风疾共识"。

与上节讨论的情况相似,唐宋时期形成的这种新的"风疾共识",仍然会被某些人利用来作为达到某种目的的掩护。下面的这些事例就能充分证明这一点:

(1)上又尝问林甫以"严挺之今安在?是人亦可用"。挺之时为绛州刺史,林甫退,召挺之弟损之,谕以"上待尊兄意甚厚,盍为见上之策,奏称风疾,求还京师就医"。挺之从之。林甫以其奏白上云:"挺之衰老得风疾,宜且授以散秩,使便医药。"上叹吒久之。①

唐玄宗有意重用严挺之,李林甫欲从中作梗,便诱骗挺之弟损之,假称挺之患风疾,求还京师以见上,而实际上,李林甫则以此谎言为借口,声称挺之衰老,不宜委以重任,玄宗皇帝在前有挺之弟上奏,后有李林甫奏白的情况下,相信了这一谎言。

(2)初,汲郡甄济,有操行,隐居青岩山,安禄山为采访使,奏掌书记。济察禄山有异志,诈得风疾,舁归家。②

甄济隐居在青岩山,安禄山欲拜其为官,而由于甄济不想为安禄山效力,所以诈病风疾,装作病发而不能行动,并以此办法成功地逃避了官职。

---

① 《资治通鉴》卷215《唐纪三十一·玄宗中之下》,玄宗天宝元年四月壬寅,中华书局,1956年,第6854页。

② 《资治通鉴》卷220《唐纪三十六·肃宗中之下》,肃宗至德二载十月壬申,中华书局,1956年,第7043页。

(3)宰相窦参以私怨恶之,数加谮毁。又言凑风病,不任趋驰,德宗召凑至京师,对于别殿上,令殿上行走,以验其病否。由是悟参之诬,因是恶参。寻以凑为陕州大都督府长史、陕虢观察使,以代参之党李翼。①

唐德宗欲重用吴凑,宰相窦参与之有私怨,故欲暗中加以破坏,于是,窦参奏称吴凑患风病不宜担任要职,这无疑与上述李林甫的诡计如出一辙,然而,由于这一次并没有来自患者本人的奏告,而窦参又显然没有前辈李林甫那样的政治权谋与心机,所以,他也显然没有李林甫那样幸运。窦参的做法引起了德宗的怀疑,他亲自召见吴凑以观察其行动举止,是否现出病态,结果发现并无异常,于是便识破了窦参的谎言。窦参这次对"风疾共识"的利用不仅没有达到预期效果,反而自受其殃,导致了皇帝对他的厌恶与不信任,并开始对他的政治影响进行打压和抑制。

(4)是日,伾坐翰林中,疏三上不报,知事不济,行且卧,至夜忽叫曰:"伾中风矣!"明日遂舆归不出。②

王伾在觉察到了革新失败、俱文珍拥立李纯的严峻形势,感觉自己已无力回天,在第二天,他就因"中风"而"舆归不出"了。当然,这也有可能是由于王伾在残酷现实的刺激之下,真的在一夜之间"暴中"风疾,不过,考虑到当时的局面,更有可能是王伾在利用"风疾共识"来躲开朝廷这个是非之地,以求自保。

(5)李万荣疾病,其子迺为兵马使。甲申,迺集诸将,责李湛、伊娄说、张丕以不忧军事,斥之外县。上遣中使第五守进至汴州,宣慰始毕,军士十余人呼曰:"兵马使勤劳无赏,刘沐何人为行军司马!"沐惧,阳中风,舁出。③

李迺在继承其父兵马使一职后,为了真正掌握军镇大权,决心除掉当时掌握

① 《旧唐书》卷183《外戚·吴溆传附弟凑传》,中华书局,1975年,第4747页。

② 《资治通鉴》卷236《唐纪五十二·德宗十一》,顺宗永贞元年七月己丑,中华书局,1956年,第7618页。

③ 《资治通鉴》卷235《唐纪五十一·德宗十八》,德宗贞元十二年六月甲申,中华书局,1956年,第7572~7573页。

汴州实权的李湛、伊娄说、张丕等人,于是,他利用朝廷遣使到镇宣慰的时机,煽动军士作乱,借以除掉异己。时任行军司马的刘沐面对乱军的质问十分恐惧,只好佯装中风,逃离眼前的危机,以免被乱军杀害。

(6)初,昌裔以老疾而军府无政,因其水败军府,上乃促令韩皋代之,昌裔赴召,至长乐驿,闻有是命,乃上言风眩,请归私第,许之。其年卒,赠潞州大都督。①

宪宗皇帝欲以韩皋来取代刘昌裔,遂将昌裔召入京师,这其实是一种策略:既避免了昌裔在镇而生变的可能,又向昌裔做出了一种姿态,不是公开地免去,而是要给他一个台阶,让他体面地全身而退。宪宗皇帝的这番苦心确实起到了作用,在得知皇帝的真意之后,昌裔遂称风疾,借此机会主动退出政界,以保晚节。

(7)李煴伪制至河中府,召徽赴阙。徽托以风疾,不能步履。煴将僭号,逼内外臣僚署誓状,徽称臂缓不能秉笔,竟不署名。②

王徽此次也是利用当时的"风疾共识",借口患风疾,行动坐卧不便,使自己不赴阙、不署名的做法显得合情合理,以对其真实意图加以掩饰。

(8)庚戌晦,(吴越钱)弘倧夜宴将吏,(胡)进思疑其图己,与其党谋作乱,帅亲兵百人戎服执兵入见于天策堂,曰:"老奴无罪,王何故图之?"弘倧叱之不退,左右持兵者皆愤怒。弘倧猝愕不暇发言,趋入义和院。进思锁其门,矫称王命,告中外云:"猝得风疾,传位于同参相府事弘俶。"进思因帅诸将迎弘俶于私第,且召丞相元德昭。德昭至,立于帘外不拜,曰:"俟见新君。"进思亟出褰帘,德昭乃拜。进思称弘倧之命,承制授弘俶镇海、镇东节度使兼侍中。弘俶曰:"能全吾兄,乃敢承命。不然,当避贤路。"进思许之。弘俶始视事。③

① 《旧唐书》卷151《刘昌裔传》,中华书局,1975年,第4057页。
② 《旧唐书》卷178《王徽传》,中华书局,1975年,第4643页。
③ 《资治通鉴》卷287《后汉纪二》,中华书局,1956年,第9381~9382页。

胡进思与吴越王钱弘倧交恶,欲作乱,遂趁弘倧夜宴将吏的机会将其软禁于家中,并预谋另立新主,为了给自己的叛乱行为寻找合理借口,他便矫称王命,声称弘倧"猝得风疾",不能理政,传位于其弟弘俶。这样,进思的叛乱就变成了奉"王命"的行为,具有了合法性。正因为具有了这种"合法性",所以,从弘俶到德昭,都对胡进思的所作所为无可奈何。

(9)高防初事周,为刑部郎中。宿州有民剸刃其妻,而妻族受赂,给州言病风狂不语,并不考掠,以具狱上请,大理断令决杖,防覆之云:"某人病风不语,医工未有验状,凭何取证,便坐杖刑。况禁系旬月,岂不呼索饮食?再劾其事,必见本情。"周祖深以为然,终置于法。①

这是杀人犯的家属利用"风疾共识",谎称犯人有风狂不语的症状,以求从轻发落的事例。然而,这个曾经屡试不爽的借口这一次却碰上了较真的人——刑部郎中高防,他提出了一个很明显却又常常被忽略的漏洞,即犯人得风疾只是其家属的一面之词,并没有经过医工的实际勘验,不能够草率地作为法律凭证;另外,高防从常理推断,认为如若犯人真是风疾不语,那么在狱中的旬月间,又如何能索要饮食?于是,谎言被识破,罪犯终于伏法。高防的做法与前引唐德宗的做法如出一辙,都是对这种利用"风疾共识"的托词不轻信,而强调亲眼验证。

(10)有李飞雄者……因据城叛,遂驱承璠等行。初,飞雄诈宣制时,自言我上(指宋太宗)南府时亲吏。(刘)文裕因哀告飞雄曰:"我亦尝依晋邸,使者岂不营救之乎?"飞雄低语谓文裕曰:"尔能与我同富贵否?"文裕觉其诈,伪许之。飞雄即命左右释文裕缚。文裕策马前附耳语(田)仁朗,仁朗佯坠马,若卒中风眩状。飞雄共前视之,又释其缚。仁朗奋起搏飞雄,与文裕共擒之。②

---

① [宋]郑克:《折狱龟鉴》卷4《议罪·高防》,杨奉琨校释《疑狱集·折狱龟鉴校释》,复旦大学出版社,1988年,第205页。

② 《宋史》卷463《外戚上·刘文裕传》,中华书局,1977年,第13546~13547页。

李飞雄据城叛乱,擒缚朝廷委任的刘文裕、田仁朗等人。而机智的刘文裕利用自己和李飞雄曾同为太宗藩邸旧部的交情,假称归顺,骗得飞雄信任而得释缚。重获自由的文裕立即与田仁朗耳语,看似劝降,实则密谋擒飞雄。仁朗得计,马上佯装中风而坠马,欲以此诱骗飞雄,以达到释缚的目的。李飞雄果然上当,与文裕上前看视仁朗的病情,并为其释缚。手脚得脱困的仁朗随即一跃而起,与刘文裕共同擒住李飞雄,一场叛乱就这样迅速得以消弭。刘文裕等人的计策之所以能够成功,是因为他们充分利用了"风疾共识"对时人的影响,使得李飞雄轻易便相信了田仁朗所伪装的中风。

> (11)是月,以龙图阁直学士、刑部郎中刘晔知河南府。晔先代郡人,后魏迁都,因家河南。唐末五代之乱,衣冠旧族多离去乡里,或爵命中绝,而世系无所考。惟刘氏自十二代祖北齐中书侍郎环儁以下,仕者相继。环儁生隋大理卿坦,坦生唐渝国公政会,由政会至晔十一世,皆葬河南,而世牒具存。晔尝权发遣开封府事,独召见,太后问曰:"知卿名族,欲一见卿家谱,恐与吾同宗也。"晔曰:"不敢。"他日数问之,晔无以对,因伪风眩仆而出,乃免。①

刘晔出身世宦之家,由唐至宋十一世,家谱俱存。当时掌握朝中大权、垂帘听政的刘太后得知这一情况,独自召见刘晔,想要看看他的家谱,看其是否与己同宗。刘太后此举用心良苦,因为她本人出身不明②,所以,太后显然是想要为自己攀一个显赫的家世。刘晔自然明白刘太后的用意,但是祖宗谱牒岂可擅自变更,然而太后之意殷切,又不能当面回绝,处在这种两难局面之下,刘晔已不知如何应对,只能佯装中风倒地,以这种自毁的方式来逃避太后的追问,在"风疾共识"之下,即使贵如刘太后,也不能不近情理地对一个突发风疾的危重病人不依不饶。

通过上述分析,我们对"风疾共识"在唐宋政治中的作用有了感性的认识。由于"风疾"对个人的身心,特别是对精力与智力的损耗很严重,因而它对行政的破坏力是极强的。政治人物患风疾,轻则无法进行工作、处理事务,重则丧失性

---

① [宋]李焘:《续资治通鉴长编》卷103《仁宗天圣三年》,中华书局,2004年,第2380页。

② "无宗族",见《宋史》卷242《后妃上·章献明肃刘皇后》,中华书局,1977年,第8612页。

命。所以,罹患风疾的官员,其行政能力定会遭到损害。对此,唐宋时期的制度对“风疾”做出了特殊的规定:患“风疾”之人不得任侍奉之官[①]。正是基于这些认识与规定,“风疾共识”才能在中古政治活动中发生作用:首先,官员们可以把这种认识作为在危急时刻,或困难境地中的一种自我保护手段,以使自己在遭遇政治危机时得以免责,或全身而退,明哲保身。同时,“风疾共识”也被官员们用作政治斗争中与同僚争利、与君主博弈的武器,利用它来毁谤同僚,并进而影响君主对人事的决断,以排斥异己,从中获利。其次,君主亦可以将“风疾共识”作为一种控御臣僚的手段。他可以利用这种共识作为控制臣僚人事任用的手段。当君主需要在某些重要的职位上以自己中意的人选来取代旧人时,“风疾”就会成为一种合理换人的理由,这时,当事的旧人就需要尽早体察到君主的用意,或上书,或进言,称自己中风,甚或还要从行为动作上表现出“风疾”的某些症状来加以配合,从而给予皇帝一个口实。而皇帝表面上还要做出慰抚与挽留的姿态。最终,被冠以“风疾”名义(不排除其中确有真的风疾的情况)的前官员告老还乡,或者被授予某种没有实权的名誉头衔(散阶)——在这种形式上的君臣互动中,行政的新陈代谢得以完成。最后,“风疾共识”在唐宋政治实践中所起作用的程度,端视当事双方的才智与态度。若利用这种共识的人智识有限、思虑不密,则其“表演”会轻易被识破;而若这种“表演”的观看者有着过人的才智与求真的态度,那么再精心编织的谎言也会被识破。

综上所述,唐宋时期的“风疾共识”在政治领域中所发挥的作用是不言而喻的。而这种共识之所以会对唐宋政治产生如此重要的作用,与唐代以来人们对“风疾”及其症状的认识与理解越来越深入有着密切的关系。因为随着对“风疾”认识的深化,唐宋人对其危害性也有了较为清醒的认识,同时,他们对这一疾病的“暴中”属性也留下了深刻的印象。久而久之,“暴中”便几乎成了“风疾”的代名词,基本上提到“中风”或“风疾”,则必说是“暴中”或“卒发”。因此,唐宋时期,尤其是宋代,人们常常将突发性的危重疾病视作风疾发动,从“暴疾”的意义上说,“风疾”或“中风”在宋代已经取代了“中恶”在中古前期的地位与作用,成为此期突发性疾病的主要类别与名称,这也就回答了本章开始提出的疑问。我们可以把这种新的变化视作“中恶”观念在唐宋时期的一种变形与发展。

---

① 《唐六典》卷2《尚书吏部》载:“凡官人身及同居大功已上亲自执工商,家专其业,皆不得入仕;风疾、使酒,不得任侍奉之官。”中华书局,1992年,第34页。

附表:唐宋史籍所载部分“风疾”病例一览表

编号	姓名	身份	患病时间	病情描述	备注	史料来源
001	李渊	皇帝	贞观八年秋	“自去秋得风疾,庚子,崩于垂拱殿”		《资治通鉴》卷一九四
002	李世民	皇帝	贞观二十一年三月	“得风疾,苦京师盛暑”		《资治通鉴》卷一九八
003	李好德	不明	贞观年间	“素有风疾而语涉妄妖”“瞀乱”	唐代河内人。大理丞張蕴古称其“癫病有征”	《旧唐书》卷五十《刑法志》,《旧唐书》卷一九〇上《文苑上·张蕴古传》
004	李寿	交州都督	贞观年间	“患偏风,肢体不遂”		《太平广记》卷一三二《报应·李寿》
005	李治	皇帝	显庆五年十月	“苦风疾”“苦风眩,头重,目不能视”“益病风不支,天下事一付后”		《旧唐书》卷六《则天皇后纪》,《资治通鉴》卷二百、《新唐书》卷七六《后妃上·高宗武皇后传》
006	高季辅	朝廷重臣	永徽年间	“以风疾废于家”	卒年五十八	《旧唐书》卷七八《高季辅传》
007	崔氏	官夫人	总章三年以前	“忽坠惊风”“严霜夜零,溘随朝露”	因风疾而死	《唐代墓志汇编续集》总章012
008	卢照邻	士大夫	高宗朝	“因染风疾去官,处太白山中,以服饵为事”“既沉痼挛废,不堪其苦”	因不堪病苦,自投水而亡	《旧唐书》卷一九〇上《文苑上·卢照邻传》
009	薛振	朝臣	高宗朝	“以风疾不视事”	年五十九因病致仕	《文苑英华》卷九七一《中书令汾阴公薛振行状》
010	程思义	龚丘县令	长安三年以前	“摄履乖候,风疾弥留”	卒年七十五	《唐代墓志汇编》长安030
011	裴炎四弟(名字不详)	虢州司户	武后朝	“即迁家襄阳,月余而染风疾”	因坐其兄裴炎事,当诛,武后以为其“既染风疾,死在旦夕”故“特宜免死”	《太平广记》卷七三《道术三·周贤者》
012	韦铿	殿中侍御史	延和、先天间	“忽风眩而倒”	韦铿身材矮胖	《大唐新语》卷十三《谐谑》
013	郭振父(名字不详)	不明	不详(约为玄宗初年以前)	“年老,先婴风疾,五月已来,不离枕席”		《张燕公集》卷十四《为郭振让官表》
014	臧怀亮	左羽林大将军	开元间	“风疾孔亟”		《文苑英华》卷九〇七《左羽林大将军臧公神道碑》
015	杨极	文人	开元、天宝间	“不幸婴风疾,逝于京洛”	享年五十八岁	《文苑英华》卷七〇一《杨骑曹集序》
016	高力士	宦官	开元二十年以后	“染风疾,言辞倒错,进趋无恒”	高力士认为是“陛下频赐臣酒,往往过度”所致	郭湜《高力士外传》

续表：

编号	姓名	身份	患病时间	病情描述	备　注	史料来源
017	李林宗	太仆卿	开元间	“年力稍侵，近婴风疾，常恐溘先朝露，不报前恩”		《文苑英华》卷六二九《为晋公李林甫谢赐兄衣服状》（苑咸）
018	孙逖	朝臣	天宝五载	“以风病求散秩”“以疾沉废累年”		《旧唐书》卷一九〇中《文苑中·孙逖传》
019	曹氏	贵夫人	天宝间	“今八十有四，一遭风疾，倍加羸惙”	曹氏是拓跋兴宗的母亲	《文苑英华》卷六〇四《请致仕侍亲表》
020	王氏	官夫人	玄宗朝	“夙侍巾栉，久经忧苦，一缠风疾，二十余年，今秋已来，所苦增剧”	王氏是敬让的母亲	《文苑英华》卷六〇四《请致仕侍亲表》
021	韦迪	礼官	玄宗朝	“以风疾卒”		《旧唐书》卷一〇二《韦述传附弟迪传》
022	厍狄履温	朝臣	玄宗朝	“近染风疾，似因哀瘵，语事便忘，居常辄惊”		《文苑英华》卷五七九《让起复表》
023	苏禄	部族首领	玄宗朝	“晚年病风”“因风病，一手挛缩”	因病而导致“诸部离心”	《资治通鉴》卷二一四、《旧唐书》卷一九四下《突厥传下》
024	哥舒翰	节度使	天宝末	“遘风疾，绝倒，良久乃苏，因入京，废疾于家”“素有风疾，至是颇甚，军中之务，不复躬亲”	得病与翰“好饮酒，颇恣声色”有关，且因病而将军政委于他人，导致部将不叶，兵无斗志，以致战败	《旧唐书》卷一〇四《哥舒翰传》
025	李华	士大夫	肃宗朝	“风病，目疾”“因病风，扶曳”	《新唐书》本传言华“苦风痹去官”	《文苑英华》卷七二〇《送张十五往吴中序》、同书卷九七〇《秘书少监权君墓表》，《新唐书》卷二〇三《文苑·李华传》
026	独孤峻	节度使	肃宗朝	“又加风疾无功”		独孤及《毗陵集》卷五《为独孤中丞让官爵表》
027	杜甫	士大夫	肃宗朝	“风疾”“风病”“右臂偏枯半耳聋”“头风”		《全唐诗》卷二三三《风疾舟中伏枕书怀三十六韵奉呈湖南亲友》、同卷《清明二首》、卷二二三《舟中苦热遣怀奉呈杨中丞通简台省诸公》、卷三一《遣闷奉呈严公二十韵》
028	王训	公主子	宝应二年	“癸卯岁，居邓州别业，因中风疾，遂还京师”	因风疾医药罔效而死，卒年四十一	《唐代墓志汇编》大历003
029	元结	节度、刺史	大历三年以前	“旧患风疾，近转增剧，荒忽迷忘，不自知觉，余生残喘，朝夕殒灭”		《文苑英华》卷五七六《再让容州表》（元结）

续表:

编号	姓名	身份	患病时间	病情描述	备注	史料来源
030	张献诚	节臣	大历三年	“忽有风痹之疾,御医良药,宠赐超等”	因风疾医药罔效而死,享年四十六	《唐代墓志汇编续集》大历007
031	裴冕	宰相	大历四年以前	“素有气癖,兼之风眩,又多烦躁,事剧则昏”“精爽潜耗,病源益深,近日有加,旷旬弥滞,食不知味,所进殊少,形神憔悴,悯悯不乐”		《文苑英华》卷五七六《代裴相公让将相封爵表》(常衮)
032	权自挹	朝臣	大历五年	“感风疾”	同年,因风疾去世,享年七十	《文苑英华》卷九四一《朝议郎行尚书仓部员外郎集贤院待制权府君墓志》
033	杨绾	宰相	大历年间	“有宿痼疾,居职旬日,中风”“数日而薨”		《旧唐书》卷一一九《杨绾传》
034	杜济	节度使	大历十二年以前	“不幸感风疾”	因风疾去世,享年五十八	颜真卿《颜鲁公集》卷十《京兆尹兼中丞杭州刺史剑南东川节度使杜公墓志铭》
035	蔡霞母(姓名不详)	平民	大历年间	“忽眼赤,直视”“复瞪视眼赤,口两角涎下”“年高,风疾发动,祗对不得”		《太平广记》卷四二一《刘贯词》
036	萧惟明	地方官	建中二年以前	“晚岁病风”“所疾沉痼”	因风疾去世	《文苑英华》卷九五六《扬州兵曹参军萧府君墓志铭》
037	潘炎	礼官	建中二年以前	“风疾,手足拘挛,气息奄奄”		《文苑英华》卷六一九《论潘炎表》
038	韦平	地方官	兴元元年	“道苦风疾,废居”		《文苑英华》卷九一五《岭南节度使韦公神道碑》
039	杜亚	节度使	约贞元五年	“既风疾渐深,又患脚膝”“病风痹且废”“病风”		《旧唐书》卷一四六《杜亚传》《新唐书》卷一七二《杜亚传》
040	吕颂	观察使、刺史	贞元七年	“患脚膝,行立艰难,秋深已来,更染风疾”“疾痨所侵,气力衰败”		《文苑英华》卷六〇六《再请入觐表》
041	贾耽	宰相	贞元九年	“遂婴风疾”	因风疾去世	《文苑英华》卷八八七《左仆射贾耽神道碑》
042	杜希全	节度使	贞元十年以前	“素病风眩,暴戾益甚”		《旧唐书》卷一四四《杜希全传》
043	卢迈	宰相	贞元十二年九月	“风病请告”“中风”“得风疾”“自染偏风,今已弥月”“今右边手足,动用不随,自滞枕席,已淹弦晦”		《旧唐书》卷一三六《卢迈传》,《资治通鉴》卷二三五、《文苑英华》卷五八一《代卢相公谢赐方药并陈乞表》

续表：

编号	姓名	身份	患病时间	病情描述	备　注	史料来源
044	李万荣	节度使	贞元十二年	“病风，昏不知事”		《资治通鉴》卷二三五、《文苑英华》卷九七六《检校尚书左仆射中书门下平章事兼汴州刺史董公晋行状》
045	李说	节度使	贞元十三、十四年	“中风疾，口不能言，足不能行”		《旧唐书》卷一四〇《张建封传》
046	卢微	刺史	同上	同上		同上
047	杨氏	官夫人	贞元十九年	“摄卫乖常候，风痹滞尊体”“药饵千品，祈祷万术。将始愈而复痼，竟转加而莫瘳”	元和二年医药罔效而死，迁延四载，享年六十七	《唐代墓志汇编续集》元和017
048	权达	地方官	贞元十九年七月	“感风疾”	因风疾去世，享年六十	《文苑英华》卷九六〇《再从叔京兆府咸阳县丞府君墓志铭》
049	杨承恩	刺史	贞元年间	“风疾，罢归朝”		《太平广记》卷二八〇《麻安石》
050	李丹弟（名字不详）	不详	德宗朝	“患风疾”	曾采用乌蛇酒来治疗	《唐国史补》卷上
051	苻载	朝臣	德宗朝	“初中风疾，状候颇剧”“饮食失宜，误为热风所中，初甚沉顿，肢体不安”		《文苑英华》卷五九四《谢赐药方表》、卷五九八《谢手诏表》
052	李诵	皇帝	贞元二十年九月	“风病，不能言”“风疾，不能视朝政”	得风疾时，顺宗为太子，还未即位	《旧唐书》卷十四《顺宗纪》、卷一八四《宦官・俱文珍传》
053	裴垍	宰相	元和五年	“中风病”“得风疾”	似因风疾去世	《旧唐书》卷一四八《裴垍传》，《资治通鉴》卷二三八
054	田季安	节度使	元和七年	“病风，杀戮无度，军政废乱”		同上
055	崔直	地方官	元和年间	“因得风疾，退卧客舍，伏枕累年”		《太平广记》卷三八五《崔绍》
056	元稹	士大夫	宪宗朝	“头风疾”	原诗：“顿愈头风疾，因吟口号诗。”	《全唐诗》卷四〇九《酬李六醉后见寄口号》
057	李恒	皇帝	长庆二年十一月	“与宦者击毬于禁中，有宦者坠马，上惊，因得风疾，不能履地”“风眩就床”		《旧唐书》卷十六《穆宗纪》，《资治通鉴》卷二四二
058	韩皋	朝臣	长庆二年以前	“手足病风，十有余岁”“身实邻于废弃”	享年七十九	《文苑英华》卷五八一《代韩仆射辞官表》
059	李渤	外贬朝官	宝历二、三年	“在桂管二年，风恙求代，罢归洛阳”	享年五十九	《旧唐书》卷一七一《李渤传》

续表:

编号	姓名	身份	患病时间	病情描述	备　注	史料来源
060	李昂	皇帝	大和七年十二月	"始得风疾,不能言"		《资治通鉴》卷二四四
061	白居易	士大夫	开成四年	"得风病,伏枕者累月""年六十有八,始患风痹之疾,体瘰首眩,左足不支""眼昏须白头风眩""老泪交流风病眼""风眩在肝""眼藏损伤"		《旧唐书》卷一六六《白居易传》,《全唐诗》卷四五九《达哉乐天行》、卷四六二《醉中见微之旧卷有感》、卷四四七《眼病二首》
062	李绅	朝臣	会昌四年	"暴中风恙,足缓不任朝谒"		《旧唐书》卷一七三《李绅传》
063	邢涣思	刺史	会昌五年	"以风疾废""正握管,两手反去背仆于地,竟日乃识人""两扶相见,言涩不能拜"		《文苑英华》卷九五四《歙州刺史邢君墓志铭》
064	李敬方	刺史	大中五年	"患风疾"		《全唐文》卷七三九《汤泉铭》
065	郑娟	官夫人	咸通六年以前	"得风恙,医砭祷禳无所不至,竟不能起"	因风疾而死,卒年四十五	《唐代墓志汇编》咸通044
066	张允伸	节度使	咸通十三年正月	"得风疾,请委军政就医"		《资治通鉴》卷二五二
067	李浔	地方官吏	咸通年间	"暴得风眩""卧于庑下""百骸昏悴,如宿酲惙然,数月方愈"		《太平广记》卷三五一《李浔》
068	(姓名不详)	武将燕中奏事大将	咸通、乾符年间	"暴得风疾,服医药而愈"		《太平广记》卷四三五《续坤》
069	曹翔	节度使	乾符五年八月	"中风而卒"		《旧唐书》卷十九下《僖宗纪》
070	卢携	宰相	乾符六年	"病风,精神恍惚""病风足蹇,神智瞑塞"		《旧唐书》卷一七八《卢携传》,《新唐书》卷一八四《卢携传》
071	孙幼实	长水县丞	广明元年	"顷构风恙,绵月三纪,药饵似效,期于痊释""由此恐悸,旧疹勃增"	因荆南兵变,家财遭劫,故而受惊吓,病情转剧,不治身死,享年四十四	《唐代墓志汇编》广明006
072	葛从周	朝臣	天祐二年二月	"病风,不任朝谒"		《旧唐书》卷二〇下《哀帝纪》
073	李袭吉	士大夫	天祐三年六月	"以风病卒"		《旧五代史》卷六〇《唐书·李袭吉传》
074	李存美	皇室	后唐庄宗朝	"素病风""病风偏枯"		《新五代史》卷十四《唐太祖子存美传》,《资治通鉴》卷二七五

续表：

编号	姓名	身份	患病时间	病情描述	备　注	史料来源
075	卢程	朝臣	同光元年十一月	“因病风而卒”“于路坠马,中风卒”		《旧五代史》卷六七《唐书·卢程传》,《新五代史》卷二八《卢程传》
076	王正言	朝臣	同光二年	“年耄风病,事多忽忘”“风病恍惚”“病风不任事”		《旧五代史》卷三四《唐书·庄宗纪》、卷七三《唐书·孔谦传》,《新五代史》卷二六《孔谦传》
077	袁建丰	朝臣	明宗天成元年	“风疾沉废”“病风废”		《旧五代史》卷三七《唐书·明宗纪》,《新五代史》卷二五《袁建丰传》
078	崔协	朝臣	天成四年二月	“中风暴卒”		《旧五代史》卷五八《唐书·崔协传》
079	李嗣源	皇帝	长兴四年五月	“暴得风疾”		《资治通鉴》卷二七八
080	符习	朝臣	后唐明宗朝	“中风而卒”	晚年“纵猎剧饮以自娱”	《旧五代史》卷五九《唐书·符习传》,《新五代史》卷二六《符习传》
081	孟知祥	君主	后唐长兴四年	“得风疾逾年,至是增剧”“手缓不能举觞”		《十国春秋》卷四八《后蜀·高祖本纪》,《资治通鉴》卷二七九
082	王鏻	君主	闽龙启、永和年间	“晚年得风疾”	因有风疾,王后陈氏与人私通	《资治通鉴》卷二七九,《新五代史》卷六八《闽世家·王审知附子鏻传》
083	杨彦询	节度使、刺史	后晋天福七年	“以病风罢”		《新五代史》卷四七《杨彦询传》
084	林仁肇	朝臣	南唐高祖(李昪)时	“少有风疾,口气颇臭”“少病风”		《马氏南唐书》卷十二《林仁肇传》,《陆氏南唐书》卷十四《林仁肇传》
085	钟谟	朝臣	后周显德六年	“时病风眩”		《马氏南唐书》卷十九《诛死·钟谟传》
086	(姓名不详)	军校	后周世宗朝	“素有瘫风病”“视其病患之状,既而睹其脏腑及肉色,自上至下,左则皆青,右则无他异,中心如线直分之,不杂毫发焉”	我国古代对风疾患者进行病理解剖的罕见记载	王曾《王文正笔录》
087	钱弘俶	君主	开宝二年五月二十日	“忽染风疾”	屡治不愈,多次复发	《吴越备史·补遗》
088	耶律贤	皇帝	宋开宝二年、辽保宁元年	“及即位,婴风疾”	国事皆燕燕(即萧后)决之	《续资治通鉴长编》卷十
089	田钦祚	节度使	太平兴国四年四月	“卒中风眩”	因风疾猝发去世	《续资治通鉴长编》卷二〇

续表:

编号	姓名	身份	患病时间	病情描述	备注	史料来源
090	李穆	宰相	太平兴国九年正月	“晨起将朝,风眩暴卒”	因母丧,“不食荤茹,哀戚过甚,因致毁瘠”。享年五十七	《宋史》卷二六三《李穆传》,《续资治通鉴长编》卷二五
091	刘蟠	朝臣	淳化二年	“暴中风眩”	因风疾猝发去世,享年七十三	《宋史》卷二七六《刘蟠传》
092	王沔	朝臣	淳化三年十一月	“暴得风眩疾,舁归第,卒”		《续资治通鉴长编》卷三三
093	和㠓	朝臣	太宗至道元年秋	“晨起将朝,风眩暴作而卒”	享年四十五	《宋史》卷四三九《文苑传·和岘附弟㠓传》
094	乔维岳	地方官	咸平元年	“素病风,上以吴中多食鱼蟹,乃徙寿州”		《宋史》卷三〇七《乔维岳传》
095	孔守正	节度使	咸平四年	“以风疾妨政”		《宋史》卷二七五《孔守正传》
096	吕蒙正	宰相	咸平六年	“暴中风眩”		《续资治通鉴长编》卷五四
097	夏侯峤	朝臣	景德元年五月	“暴中风眩”“肩舆还第”	因风疾去世,享年七十二	《宋史》卷二九二《夏侯峤传》
098	吕文仲	朝臣	景德四年八月	“暴得风疾”		《宋史》卷二九六《吕文仲传》
099	刁衎	朝臣	大中祥符六年	“暴中风眩,真宗遣使驰赐金丹,已不救”	享年六十九	《宋史》卷四四一《文苑三·刁衎传》
100	刘综	朝臣	大中祥符七年三月	“得风疾”“艰于拜起”		《续资治通鉴长编》卷八二
101	陈象舆	朝臣	大中祥符七年五月	“病风痹,步履艰阻,朝谒屡失仪”		同上
102	陈彭年	宰相	天禧元年二月	“方如厕,风眩仆地,肩舆还家”	因风疾去世	《续资治通鉴长编》卷八九
103	张质	武将朝臣	天禧元年九月	“暴中风眩,舆归,卒”	享年七十四	《宋史》卷三〇九《张质传》
104	张师德	朝臣	天禧元年	“苦风眩”		《宋史》卷三〇六《张去华附子师德传》
105	魏咸信	节度使	天禧元年	“有感风疾苦”		《宋史》卷二四九《魏仁浦附子咸信传》
106	赵元偓	宗室	天禧二年春	“惊悸,暴中风眩”“不能言”	因风疾去世,享年四十二	《宋史》卷二四五《宗室二·镇王元偓传》,《续资治通鉴长编》卷九二
107	李继昌	刺史	天禧三年三月	“暴中风眩”	因风疾去世,死于回京途中	《续资治通鉴长编》卷九三
108	向敏中	宰相	天禧三年九月	“暮归,暴中风眩”		《续资治通鉴长编》卷九四
109	赵恒	皇帝	天禧四年六月	“得风疾”“不豫,艰于语言”		《宋史》卷二八一《寇准传》,《续资治通鉴长编》卷九五

续表：

编号	姓名	身份	患病时间	病情描述	备 注	史料来源
110	乐黄目	朝臣	天禧五年	“以风疾题品乖当”“幼子死，闻讣绝恸，所疾加甚，卒”	享年五十六	《宋史》卷三〇六《乐黄目传》
111	张知白	宰相	天圣六年二月	“忽感风眩，舆归第，帝亲问疾，已不能语，卒”		《续资治通鉴长编》卷一〇六
112	李宏长子(名字不详)	不详	景祐三年正月	“因宏病割股中风卒”		《续资治通鉴长编》卷一一八
113	郭稹	朝臣	康定元年	“暴感风眩，卒”		《宋史》卷三〇一《郭稹传》
114	盛度	宰相	庆历元年七月	“暴感风眩”		《宋史》卷二九二《盛度传》
115	吕夷简	宰相	庆历二年冬	“感风眩，不能朝”		《续资治通鉴长编》卷一三八
116	方偕	朝臣	庆历年间	“喜饮酒，至酣宴无节，数月，暴中风”	因风疾去世	《宋史》卷三〇四《方偕传》
117	何中立	朝臣	皇祐四年十一月	“暴中风，卒”		《宋史》卷三〇二《何中立传》
118	赵祯	皇帝	嘉祐元年正月	“暴感风眩，冠冕攲侧”“或以指抉上口出涎，乃小愈”		《续资治通鉴长编》卷一八二
119	张择行	朝臣	嘉祐元年三月	“因中风不能语”	因风疾去世	同上
120	李淑	朝臣	嘉祐四年四月	“暴感风眩，卒”		《宋史》卷二九一《李若谷附子淑传》
121	田况	朝臣	嘉祐四年五月	“暴中风喑，久在病”		《续资治通鉴长编》卷一八九
122	范师道	朝臣	嘉祐六年	“感风眩”		《宋史》卷三〇二《范师道传》
123	李寿朋	朝臣	熙宁四年六月	“饮酒茹荤，暴中风卒”		《续资治通鉴长编》卷二二四
124	蔡挺	朝臣	熙宁七年十二月	“风眩仆地”		《续资治通鉴长编》卷二五八
125	庞元英	朝臣	元丰五年	“苦风眩，昏乱不记省”		《辽史拾遗》卷十
126	苏轼友人(姓名不详)	不详	元丰六年十月十二日	“得风疾”“不能言”		《东坡志林》卷七
127	赵顼	皇帝	元丰七年秋	“忽暴得风疾，手弱觞侧”“(元丰八年)疾再作，失音直视”	因风疾去世	《老学庵笔记》卷七，《续资治通鉴长编》卷三五一
128	耶律阿苏	宗室	宋徽宗朝、辽天祚帝朝	“风疾失音”		《辽史》卷九六《耶律阿苏传》
129	王云	朝臣	徽宗、钦宗朝	“夙有风眩疾”		《宋史》卷三五七《王云传》

第七章　金疮与酪:李存勖之死的医疗史考察

后唐同光四年(公元926年)四月初一,庄宗李存勖在检阅京师马步诸军,即将御驾亲征之际,宫中突发兵变,史载:“帝内殿食次,从马直指挥使郭从谦自本营率所部抽戈露刃,至兴教门大呼,与黄甲两军引弓射兴教门。”[①]面对这突如其来的兵变,李存勖表现出了其作为“马上皇帝”英勇果敢的一面:“帝闻其变,自宫中率诸王近卫御之,逐乱兵出门。”[②]虽然如此,由于众寡悬殊,叛军还是焚毁兴教门,攻入皇城之中。此时,李存勖手下的近臣宿将已然逃遁殆尽,眼见大势已去的庄宗孤注一掷:“帝御亲军格斗,杀乱兵数百。”[③]即便如此,最终却也难逃一死。

关于李存勖死亡的原因,《旧五代史·庄宗纪》载:“俄而帝为流矢所中,亭午,崩于绛霄殿之庑下,时年四十三。”[④]《新五代史·伶官传》亦载:“乱兵从楼上射帝,帝伤重,踣于绛霄殿廊下,自皇后、诸王、左右皆奔走。至午时,帝崩,五坊人善友聚乐器而焚之。”[⑤]又《五代史阙文·庄宗》载:“庄宗尝因博戏,睹骰子采,有暗相轮者,心悦之,乃自制《暗箭格》,凡博戏,并认采之在下者。及同光末,邺都兵乱,从谦以兵犯兴教门,庄宗御之,中流矢而崩,识者以为‘暗箭’之应。”[⑥]如果根据上述记载,那么李存勖是被箭矢射中而导致死亡的。然而,进一步寻检史

① 《旧五代史》卷34《唐书十·庄宗纪》,中华书局,1976年,第477页。
② 《旧五代史》卷34《唐书十·庄宗纪》,中华书局,1976年,第477页。
③ 《旧五代史》卷34《唐书十·庄宗纪》,中华书局,1976年,第477页。
④ 《旧五代史》卷34《唐书十·庄宗纪》,中华书局,1976年,第477页。
⑤ 《新五代史》卷37《伶官传》,中华书局,1974年,第402页。
⑥ 转引自陈尚君辑纂《旧五代史新辑会证·唐书一》,复旦大学出版社,2005年,第998页。

料,我们发现了在其死前的一些细节性记载,《新五代史·唐太祖家人传》载:“郭从谦反,庄宗中流矢,伤甚,卧绛霄殿廊下,渴欲得饮,后令宦官进飧酪,不自省视。庄宗崩。”[①]从中我们得知,李存勖从中箭受伤到不治身亡之间,曾因口渴而索饮,于是刘皇后便派宦官送上了饮料。史书对这一细节的记录一方面可能是要借以说明刘皇后在庄宗驾崩之际漠不关心的失德之处,另一方面则似乎是意在将这一细节与庄宗的死亡联系起来。虽然如此,但《新五代史》实际上还是认为中箭才是李存勖的死因,同书《李存渥传》中便记载:“庄宗中流矢,崩。”[②]

如果说《新五代史》的相关记载只是提供了一种暗示,那么《资治通鉴》中对此事的记载则更加明确:

> 俄而帝为流矢所中,鹰坊人善友扶帝自门楼下,至绛霄殿庑下抽矢,渴懑求水,皇后不自省视,遣宦者进酪,须臾,帝殂。李彦卿等恸哭而去,左右皆散,善友敛庑下乐器覆帝尸而焚之。[③]

庄宗中箭后被从人扶至殿庑下,并将所中之箭矢抽出,庄宗口渴求水,皇后因而“进酪”,之后不久,庄宗驾崩。从这条记载的行文逻辑来看,作者突出强调的是皇后“进酪”之后“须臾,帝殂”的事实,也就是把怀疑的矛头直指刘皇后,认为“进酪”与“帝殂”间隔如此之短,十分可疑,而此条下胡三省的注文则更明确地道出此意:“酪,……乳浆也。凡中矢刃伤血闷者,得水尚可活,饮酪是速死也。”[④]据此诠释,则李存勖之死虽由中流矢所致,然而刘皇后所进的“饮料”也起到了推波助澜的作用。胡三省诠释的前提是对皇后所进饮料的理解,即认为所进之“酪”是指“乳浆”,也就是一种乳品饮料;但与《通鉴》用词不同的是,前引《新五代史》中却称其为“飧酪”,那么,我们不禁要问,庄宗之死的真相究竟为何?——箭伤是如何造成庄宗死亡的?刘皇后所进之物是“酪”还是“飧酪”?二者是否有区别?与庄宗之死是否有关?胡三省对死因的诠释是否有其依据?这一系列问题正是下文要试图回答的。

---

① 《新五代史》卷14《唐太祖家人传·皇后刘氏》,中华书局,1974年,第146页。
② 《新五代史》卷14《唐太祖家人传·太祖子》,中华书局,1974年,第151页。
③ 《资治通鉴》卷275《后唐纪四·明宗天成元年》夏四月丁亥,中华书局,1956年,第8975页。
④ 《资治通鉴》卷275《后唐纪四·明宗天成元年》,中华书局,1956年,第8975页。

第一节 中古时期对“金疮”的认识

我们先从庄宗中箭受伤说起。根据前文的引述,庄宗“中流矢”而受重伤,对于这类由刀、枪、箭等兵器所造成的外伤,传统医家统称之为“金疮”,即被金刃所伤,指人被刀剑、箭镞等金属利器所伤。古代医家对这种外伤所造成的危害早有认识。首先,金疮会造成流血不止,如果不能及时止血,将会危及伤者的生命:“金疮血出不断,其脉大而止者,三七日死”①“金创中筋交脉,血出不可止尔,则血尽杀人”②。如果伤口较深,则会造成内漏瘀血而导致伤者死亡:“凡金疮通内,血多内漏,若腹胀满,两胁胀,不能食者死。”③而金疮如果伤及人体要害之处,以当时医家所见即必死而不可治:“凡金疮伤天窗、眉角、脑户、臂里跳脉、髀内阴股、两乳、上下心、鸠尾、小肠及五脏六腑输,此皆是死处,不可疗也。”④其次,金疮会伤及人体的筋骨、器官等,给这些部位造成直接的伤害,进而损害身体机能:“夫金疮始伤之时,半伤其筋,荣卫不通,其疮虽愈合后,仍令痹不仁也”⑤“被疮截断诸解身躯”⑥“金疮愈已后,肌肉充满,不得屈伸”⑦“为矛、箭所伤,若中于腹则气激,气激则肠随疮孔出也”⑧。再次,造成金疮的兵器本身,或因涂有毒物,或因深入骨肉而不出,会对伤者造成进一步的危害,甚至丧命:“夫被弓弩所伤,若箭镞有茵药,入人皮肤,令人短气,须臾命绝”⑨“箭镞金刃入肉及骨不出”⑩。最后,伤口会因受到风、寒、水气的侵扰而难以愈合,并进一步恶化:“风气得入,……其状,口急背直,摇头马鸣,腰为反折,须臾十发,气息如绝,汗出如雨,不及时救者,皆死。”⑪在金疮造成的各种危害中,最为严重同时也最为医家所重视的就是“金疮血不止”,伤口流血不止会造成伤者失血过多而死。⑫

---

① 丁光迪主编:《诸病源候论校注》卷36,人民卫生出版社,1991年,第1047页。
② 尚志钧辑校:《补辑肘后方》下卷,安徽科学技术出版社,1983年,第285页。
③ 《诸病源候论校注》卷三六,人民卫生出版社,1991年,第1047页。
④ [唐]王焘撰,高文柱等校注:《外台秘要方》卷二九,华夏出版社,2009年,第574页。
⑤ 《诸病源候论校注》卷三六,人民卫生出版社,1991年,第1052页。
⑥ 《诸病源候论校注》卷三六,人民卫生出版社,1991年,第1052页。
⑦ 《诸病源候论校注》卷三六,人民卫生出版社,1991年,第1051页。
⑧ 《诸病源候论校注》卷三六,人民卫生出版社,1991年,第1049页。
⑨ 《诸病源候论校注》卷三六,人民卫生出版社,1991年,第1047页。
⑩ 《诸病源候论校注》卷三六,人民卫生出版社,1991年,第1053页。
⑪ 《诸病源候论校注》卷三六,人民卫生出版社,1991年,第1053~1054页。
⑫ 《诸病源候论校注》卷三六,人民卫生出版社,1991年,第1047页。

有了以上对金疮的感性认识，让我们再回到庄宗“中流矢”这一问题上来。以现有资料来看，庄宗应是在兴教门城楼之上指挥抵御叛军时“中流矢”而受重伤，后又经人“抽矢”。这一从中箭受伤到拔出箭矢的处理过程，其细节如何我们已不得而知，不过，我们检诸史籍就会发现与此一史事相类似的情况：

> (苌)从简尝中流矢，镞入髀骨，命工取之，工无良药，欲凿其骨，人皆以为不可。从简遽使凿之，工迟疑不忍下，从简叱其亟凿，左右视者皆若不胜其毒，而从简言笑自若。①

这里所说的苌从简，也是五代后唐时人，这条史料也反映了五代时期在救治箭伤方面的细节问题。苌从简中箭之后，由于箭镞深入髀骨之中，故命医工取出，而医工首先想到的是“无良药”，即手头没有适合的药物，而只能采取“凿骨”的办法取箭。此处的描写又与医籍的相关记载不谋而合，《诸病源候论》记载：

> 箭镞、金刃中骨，骨破碎者，须令箭镞出，仍应除碎骨尽，乃傅药。不尔，疮永不合；纵合，常疼痛。若更犯触损伤，便惊血沸溃，有死者。②

据此，则处置由中箭所造成的创伤相比其他金疮的治疗更显特殊，除创口以外，还必须对钻入肌肤或骨肉的箭矢进行处理。因此，医家在处理诸如箭镞入骨不出之类的伤情时，重点即必须设法取出箭镞，并把碎骨除净，再敷以药物以促使伤口愈合，否则就会造成伤口难以愈合，甚至愈合之后还有溃破溢血的可能，严重则会危及生命。这就可以解释上述材料中苌从简中箭入骨后医工急于取箭的做法了。而根据医籍记载，医家取出箭镞的最好办法是给伤口涂抹药剂，或令伤者服药，从而使箭镞自出，比如《肘后方》载：“治箭镝及诸刀刃在喉咽胸膈诸隐处不出方：白蔹二分，牡丹一分。上二味捣末，以温酒服方寸匕，日三服，刃自出。”③《千金方》记载：“治金疮矢在肉中不出方：白蔹、半夏，上二味等治下筛，酒

---

① 《新五代史》卷四七《苌从简传》，中华书局，1974 年，第 520 页。
② 《诸病源候论校注》卷三六，人民卫生出版社，1991 年，第 1053 页。
③ 《补辑肘后方》卷下，安徽科学技术出版社，1996 年，第 281 页。

服方寸匕,日三。浅疮十日出,深疮二十日出,终不住肉中。"[①]又《医心方》也记载:"箭入人身,经三五年不出方:麻子三升,作末,以水和,使得三升汁,温服之,须臾出。"[②]

这些药方显示,中古以来医者处理箭镞不出的主要方法就是药物治疗,然而苌从简临敌中箭,因深入髀骨而事出紧急,随行医工手头也并没有能使箭镞自出的"良药",这一点与庄宗中箭时的情形十分相似。于是,在这种"无良药"的情况之下,医工只能采取直接凿骨取箭的手术方法,而这一手术是在没有任何止痛或是麻醉药剂的情况之下进行的,虽然材料中着力渲染了苌从简的"言笑自若",但我们从医工迟疑不忍下手,以及左右之人目不忍视的反应中,就可以了解这种"手术"的恐怖与痛苦。因此可以说,在中古医疗技术的背景之下,医者处置中箭之类的金疮病候时,除用药之外并无其他快速有效而又不使伤者疼痛的办法,而像凿骨这样的"手术"方法则只有在迫不得已的情况下才会采用,并不为当时的医家所提倡。

冷兵器时代的弓箭是战争中常见的远程杀伤武器,在战争过程中,攻守双方都会使用它来压制敌人,而在冲锋陷阵之时,军队的主帅,特别是那些亲历行阵、身先士卒的将帅常常会暴露在敌方的火力面前,于是也往往成为敌方弓箭等远程武器狙击的重要目标,因此,军将在战斗中身遭流矢而受伤甚至死亡的例子检诸史籍,几乎比比皆是。如《后汉书》载:"休莫霸进围莎车,中流矢死,兵乃退。"[③]《三国志》载:"琨以督军中郎将领兵从破庐江太守李术,封广德侯,迁平虏将军。后从讨黄祖,中流矢卒。"[④]又《晋书》记载:"秋七月,(刘)曜(赵)冉等又逼京都,领军将军麹允讨破之,冉中流矢而死。"[⑤]《旧唐书》记载:"十二月,季康与北面行营招讨使李钧,与沙陀李克用战于岢岚军之洪谷,王师大败,钧中流矢而卒。"[⑥]上举数例都表明,在中古时期的战争中,统军将帅死于"流矢"的情况屡有发生。

至此,我们回过头再来看庄宗中箭一事,问题就更加明了了。庄宗中流矢受重伤,急需救治,所以随从将其扶至殿庑之下,可能是想在相对安全的地方施以

---

① [唐]孙思邈著,李景荣等校释:《备急千金要方校释》卷二五,人民卫生出版社,1998年,第553页。

② [日]丹波康赖著,高文铸校注:《医心方》卷十八,华夏出版社,1996年,第374页。

③ 《后汉书》卷88《西域传·莎车》,中华书局,1965年,第2925页。

④ 《三国志》卷50《吴书·妃嫔传》,中华书局,1959年,第1197页。

⑤ 《晋书》卷5《孝愍帝纪》,中华书局,1974年,第128页。

⑥ 《旧唐书》卷19下《僖宗纪》,中华书局,1975年,第702页。

救治。记载中并未提到当时庄宗身边有医工等专业人士，所以，临时救治很可能是由扶持庄宗的鹰坊人善友施行的。而由于施术者本身并非专业医者，欠缺必要的医疗知识和技术，所以其后果是很糟糕的，这一点从庄宗“渴欲得饮”“渴懑求水”的反应上便可看出，因为根据当时医家的论述，金疮病人出现口渴的反应正是由伤口流血过多所造成的：“夫金疮失血，则经络空竭，津液不足，肾脏虚燥，故渴也。”[①]因此，口渴正是伤者伤口失血过多的信号，故而医家认为“凡金疮出血，其人必渴”[②]。据此，我们推断，由于事出危急，庄宗当时在身边缺医少药的情况下被不通医药的随从“抽矢”，其结果不仅难以止住疮口流血，而且还有可能导致伤口恶化。

综上所述，通过医籍的论述和史籍中的类似记载，我们大致可以得出一个结论，即流矢造成的金疮和由伤口处置失当造成的流血不只是导致庄宗死亡的主要原因。

第二节　“酪”与“殗酪”

以上我们讨论了造成庄宗死亡的主要原因，既然金疮是庄宗之死的主因，那么前引资料中出现的“酪”或“殗酪”又在其中扮演了怎样的角色呢？欲明个中缘由，须从中古时期的“酪”说开去。

关于“酪”的含义，《说文解字》认为：“酪，乳浆也。”[③]《释名》也说：“酪，泽也，乳汁所作，使人肥泽也。”[④]也就是说，酪是一种由动物乳汁加工而成的食品，“牛、羊、马、水牛乳并尔言”[⑤]。由此可见，牛、羊、马等大牲畜的乳汁皆可制酪。关于酪的具体制作过程，《齐民要术》中有较为详细的记载：

> 作酪法：牛羊乳皆得。别作和作，随人意。……捋（牛羊乳）讫，于铛釜中，缓火煎之。火急则著底焦。……常以杓扬乳，勿令溢出。……四五沸便止。泻著盆中，勿使扬之；待小冷，掠取乳皮，著别器中以为酥。屈木为棬，

① 《诸病源候论校注》卷36，人民卫生出版社，1991年，第1057页。

② 《备急千金要方校释》卷25，人民卫生出版社，1998年，第550页。

③ ［东汉］许慎：《说文解字》卷14下，中华书局，1985年，第496页。

④ ［东汉］刘熙撰，［清］毕沅疏证，王先谦补：《释名疏证补》卷4《释饮食》，中华书局，2008年，第138页。

⑤ ［宋］唐慎微撰，尚志钧等校点：《证类本草》卷16，华夏出版社，1993年，第443页。

以张生绢袋子;滤熟乳,著瓦瓶子中卧之。……滤乳讫,以先成甜酪为酵。大率:熟乳一升,用酪半匙。著杓中,以匙痛搅令散,泻著熟乳中。仍以杓搅,使均调。以毡絮之属,茹瓶令暖;良久,以单布盖之;明旦酪成。若去城中远,无熟酪作酵者,急揄醋飧,研熟以为酵。大率:一斗乳下一匙飧搅令均调,亦得成。①

以上我们引述了《齐民要术》关于酪制作工艺的记载,由此可知,"酪"与"乳"并不能画等号,前者是后者经过加热熬制后经过多道工序,并经发酵制作而成的。

了解了"酪"的基本情况后,我们再来看所谓的"飧酪"。翻阅史籍,我们能发现许多关于"酪"的记载,然而以"飧酪"字眼出现的却很少。那么,"飧酪"与"酪"究竟是不是不同的食品呢?关于这一点,如果我们回视前引《齐民要术》对制酪的记载,就能明了个中缘由:"若去城中远,无熟酪做酵者,急揄醋飧,研熟以为酵。"据此可知,在发酵乳汁时如果手头没有现成的熟酪作酵母,那么也可以使用"醋飧"来代替。这里所说的"醋飧",即是指一种可以作为发酵剂的酸浆水饭。② 所以,"飧酪"也就是指这种经由"醋飧"发酵的"酪",它与一般而言的"酪"区别只在于所使用酵母的不同,除此之外似乎并无区别,基本上可以视为同一种食品。了解了个中道理后,我们也就可以理解前引《通鉴》的做法了。由于"飧酪"与"酪"基本上是指同一种食物,所以《通鉴》在择取史料的过程中,直接用"酪"来代替"飧酪",这种做法并无不妥之处。

在了解了"飧酪"究为何物之后,又该如何理解刘皇后"进酪"的行为呢?这就需要我们从历史上的饮食习惯这一角度来探讨。众所周知,五代后唐李氏一族本为沙陀族人,而沙陀据记载本是"西突厥别部处月种也"③。故其习俗也应与突厥相似。突厥人在饮食上保持着食肉而饮酪的习惯,《隋书·突厥传》即记载:"被发左衽,食肉饮酪。"④以突厥为代表的北方游牧民族历来就有"饮酪"的习俗,而沙陀族作为西突厥的一支,自亦不能例外。此外,据史籍记载,在历史上也曾发生过与庄宗饮酪止渴之事相似的事件:

① [北魏]贾思勰著,石声汉校释:《齐民要术今释》卷6《养羊》,中华书局,2009年,第557~558页。

② [后魏]贾思勰原著:《齐民要术校释》卷6《养羊》,缪启愉校释,中国农业出版社,1998年,第434页。

③ 《新唐书》卷218《沙陀传》,中华书局,1975年,第6153页。

④ 《隋书》卷84《突厥传》,中华书局,1973年,第1864页。

> 俄而禧被擒,送华林都厅,……羽林掌卫之。时热甚,禧渴闷垂死,敕断水浆。侍中崔光令左右送酪浆升余,禧一饮而尽。①

北魏咸阳王元禧因谋反未遂,被孝文帝所擒而关押起来,由于天气酷热,在押的元禧口渴欲死,时任侍中的崔光令左右给他送去"酪浆"以解渴,禧得酪后"一饮而尽"。这条史料与庄宗饮酪的相似之处在于:第一,元禧为鲜卑人,而庄宗为沙陀人,二人都是出身于北方游牧民族,饮食习惯接近;第二,二人都是在形势危急、渴闷难当的情况之下,饮用他人送来的"酪浆"来解渴。通过这种类比,我们发现,由于饮食习惯的缘故,对于游牧民族出身的人(如庄宗)来说,"饮酪"止渴本来就是十分正常的。据此,我们可以对刘皇后进酪的行为做出如下的解释:在叛军已经攻入宫中、庄宗重伤垂死的情形之下,刘皇后已经不能留恋宫中,更无心关注庄宗的死活,而是急于逃跑,所以当她得知庄宗渴闷求饮的情况时,只是不假思索地就派宦者送去"酪",自己则要为逃出宫中做准备。因此可以说,刘皇后的"进酪"只是在得知庄宗口渴后,一种基于饮食习惯的自然反应而已。那么,这种"无心"的行为对庄宗之死是否产生了影响呢?要解开这一疑问,我们从中古医家对金疮患者饮食起居禁忌的论述中,似乎能够找到答案。据《肘后方》记载:

> 凡金创去血,其人若渴当忍之。常用干食并肥脂之物以止渴,慎勿咸食。若多饮粥辈,则血溢出杀人,不可救也。②

在金疮的诸般禁忌之中,"渴当忍之"是对因伤血而口渴的金疮伤者的忠告,这样做是为了防止伤者因饮用过多的粥类而导致"血溢杀人",因此即使口渴难忍也只能尽量用"干食"以及"肥脂之物"来解渴。《千金方》也记载"若多饮粥及浆,犯即血动溢出杀人"③,强调粥、浆等流质食物对金疮伤者的危害之大。既然中古以来的医学知识认定流质食物对金疮口渴者有大害,那么,刘皇后所进之酪对庄宗之死的影响也就基本清楚了。由于"酪"亦属粥、浆之类的流食,所以当庄

① 《北史》卷19《咸阳王禧传》,中华书局,1974年,第691页。
② 《补辑肘后方》卷下,安徽科学技术出版社,1996年,第283页。
③ 《备急千金要方校释》卷25,人民卫生出版社,1998年,第550页。

宗在金疮失血而口渴的情况下进食酪浆之后,伤口很可能恶化,这就使庄宗本已糟糕的伤势雪上加霜。而胡三省的前述注释也正是根据中古医家的上述认识而做出的,只不过他还认为酪对金疮恶化的影响要甚于水,但这一点在中古以来的医籍中并没有提到。不知胡的说法是另有不见于今日的史籍记载为依据,还是出自主观臆测,这就需要留待我们日后去思考了。最后还有一点值得注意,就是关于流食对金疮的危害,唐代医家早有记载,而身为皇后的刘氏却似乎毫无相关知识,对于自己所进之酪会对庄宗伤势产生的危害亦无预期。这一方面可能与刘皇后出身低微,未受过良好教育,因而对相关医学知识一无所知有关①;另一方面也和中古时期医药典籍的受众面过于狭窄、难以普及等因素直接相关②。

---

① 关于刘皇后的出身,《北梦琐言》卷18记载:"庄宗刘皇后,魏州成安人,家世寒微。太祖攻魏州,取成安,得后,时年五六岁,归晋阳宫,为太后侍者,教吹笙。及笄,姿色绝众,声伎亦所长。"转引自《旧五代史》卷49《唐书二五·后妃传》,中华书局,1976年,第674页。

② 关于中古时期医籍的受众问题,参见于赓哲《"然非有力 不能尽写"——中古医籍受众浅论》,原载《陕西师范大学学报(哲学社会科学版)》2008年第1期,第78~87页;后以《中古医籍受众浅论》为题作为作者《唐代疾病、医疗史初探》一书的第四章,并做了一些修改,参见于赓哲《唐代疾病、医疗史初探》,中国社会科学出版社,2011年,第55~74页。

第四部分

汉唐时期的『小环境』

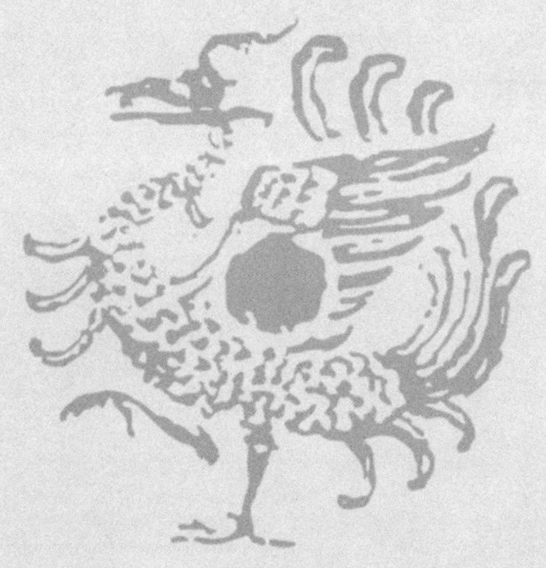

第八章 鬼神、疾病与场所：中古厕神传说的另类解读

在以上的几章中，我们讨论了鬼神之病与生死的方方面面，而在本章中，我们将从中古时期的“厕神传说”出发，对影响鬼神之病的另一个重要因素——“空间”问题进行一番探讨。① 首先需要说明的是，在中古时期的社会文化观念中，有许多场所都会有鬼神出没，比如荒郊野外、墓地、宗教庙宇、荒废宅院等等②，而且，当时的观念认为这些场所往往会导致与之接触的人患上“鬼神之病”。而厕所就是中古时期众多此类场所中的一例。本章即以厕所及出没于其中的“厕神”为例，来具体讨论中古时期鬼神观念、疾病与场所是如何相互关联的。

厕神，顾名思义，即指出没于厕所之中或者与厕所有关的鬼神。在鬼神观念与信仰十分盛行的中古时期，人们的头脑中充斥着各种鬼神精怪的观念，对时人而言，鬼神精怪几乎存在于日常生活中的各个角落，人们对这一由“非人”的鬼神精怪构成的“人外”(extra-human)世界感到十分恐惧③，厕神的传说故事便是在这样的文化背景下产生的。同时，既然是“厕神”，那么自然与厕所有着密切的关联。厕所是人们日常生活中不可或缺的排泄污秽的场所，古今中外概莫能外。在中国历史上，厕所常常被人视为“至秽之处”④和“五谷轮回之所”⑤。古人的这

① 本章是受到李建民先生的《祟病与“场所”》一文最直接的启发而作的。

② 关于“鬼神”出没的场所等相关问题的研究，参见李建民《祟病与“场所”》和林富士《人间之魅——汉唐之间“精魅”故事析论》二文。

③ 林富士：《人间之魅——汉唐之间“精魅”故事析论》，《“中央研究院”历史语言研究所集刊》第78卷第一分册，第146页。

④ 王先谦：《释名疏证补》卷5《释宫室·厕》，中华书局，2008年，第193页。

⑤ 《西游记》第44回，人民文学出版社，1955年，第544页。

两种看法大体上将厕所与日常生活中的两大方面内容联系起来,即农业生产与疾病。

从绪论的研究综述中我们了解到,以往对厕神的研究主要集中在"紫姑"传说的考证与解释上,而对中古时期流行的另类厕神形象及其传说则缺乏较为系统、深入的研究,对厕神传说背后所折射出的古人疾病观,以及厕所在中古时期作为与疾病有关的污秽空间等关键问题则少有触及。我认为,厕神的传说故事背后另有深意,"厕神"还有着被我们所忽略的另一面,这一传说的发展演变正是中古时期社会文化与民众思想观念的一种反映。因此,本书将在前人研究的基础上,系统地讨论中古时期的"另类"[①]厕神传说及由其引出的一系列相关问题。

第一节 "见君莫不致死"——中古时期的厕神形象

在现存典籍中,关于"厕神"的记载最早见于南朝宋刘敬叔的《异苑》中,《异苑》卷五载:

> 陶侃曾如厕,见数十人悉持大印。有一人朱衣平上帻,自称后帝。云:"以君长者,故来相报,三载勿言,富贵至极。"侃便起,旋失所在,有大印作公字,当其秽处。《杂五行书》曰:厕神曰后帝。[②]

这其中提到的厕神名叫"后帝",他是见于记载而又最早明确地被称为"厕神"的。以往的研究一般认为"紫姑"也是厕神[③],实际上,"紫姑"真正被视为厕神是在"后帝"之后。《异苑》卷五载:

> 世有紫姑神,古来相传云是人家妾,为大妇所嫉,每以秽事相次役,正月十五日感激而死。故世人以其日作其形,夜于厕间或猪栏边迎之。祝曰:"子胥不在",是其婿名也;"曹姑亦归",曹即其大妇也;"小姑可出",戏投者觉重,便是神来。奠设酒果,亦觉貌辉辉有色,即跳跃不住。能占众事,卜未

---

① 主要是针对通常认为的厕神"紫姑"的传说而言,以此表明本章所讨论的厕神与紫姑神并不相同。

② 刘敬叔:《异苑》卷5,中华书局,1996年,第42页。

③ 见本书绪论部分关于"厕神"研究成果之概述。

来蚕桑。又善射钩，好则大儛，恶便仰眠。平昌孟氏，恒不信。躬试往投，便自跃茅屋而去，永失所在也。[①]

关于“紫姑”的这条现存最早的记载与前述“后帝”的记载同样见于《异苑》卷五，不过，虽然迎“紫姑”的场所包括“厕间”，但书中并没有将其称为“厕神”，而是直接称为“紫姑神”。也就是说，虽然“紫姑”的信仰是“古来相传”，很早就有，不过，就刘宋时期而言，“厕神”并不是“紫姑”，而是“后帝”。

最早将“紫姑”与“厕神”联系起来的是南朝梁的宗懔《荆楚岁时记》：

其夕，迎紫姑，以卜将来蚕桑，并占众事。

按刘敬叔《异苑》云：“紫姑本人家妾，……，遂穿屋而去。”自尔厕中着以败衣，盖为此也。《洞览》云：“是帝喾女，将死，云‘生平好乐，至正月半可以衣见迎。’”又其事也。《杂五行书》：“厕神名后帝。”《异苑》云：“陶侃如厕，……贵不可言。”将后帝之灵，凭紫姑而言乎？俗云溷厕之间必须静，然后致紫姑。[②]

这里的“将后帝之灵，凭紫姑而言”就将厕神和“紫姑”相联系，宗懔之所以这样联想，最主要的根据是传说中的紫姑，生前“每以秽事相次役”，死后人们又“夜于厕间或猪栏边迎之”[③]，但即使如此，宗懔也只是认为紫姑是厕神后帝的代表，而并没有直将其视为厕神，真正将紫姑明确称作厕神的记载是沈括的《梦溪笔谈》卷二一中的记载：“旧俗，正月望夜迎厕神，谓之紫姑。”[④]这是宋代以后的事了。从这两则“厕神”传说来看，其形象基本上是正面的、积极的，或是人们富贵的预兆，或是人们祈求问卜的神灵。然而，尚有一类厕神传说常为研究者们所忽视，在这类传说中，厕神以凶神恶煞的面目出现，这与“紫姑”等传说中的厕神形象截然不同，可以将之视为厕神传说的“另类”版本。这就是厕神的凶恶形象。检诸典籍，我们发现关于厕神这类“恶神”形象的记载屡见不鲜，而且以唐人所记

① 刘敬叔：《异苑》卷5，中华书局，1996年，第44～45页。
② ［梁］宗懔：《荆楚岁时记》，陕西人民出版社，1987年，第25页。
③ ［南朝宋］刘敬叔：《异苑》卷5，中华书局，1996年，第45页。
④ 胡道静：《梦溪笔谈校正》卷21《异事》，上海古籍出版社，1987年，第685页。

居多,以下拟就典籍中所见关于厕神"恶神"形象的记载做一番梳理。

在《太平广记》中记载了如下几则故事:

宣城太守刁缅,本以武进,初为玉门军使,有厕神形见外厩,形如大猪,遍体皆有眼,出入溷中,游行院内,缅时不在,官吏兵卒见者千余人,如是数日,缅归,祭以祈福,厕神乃灭,缅旬日迁伊州刺史,又改左卫率、右骁卫将军、右羽林将军,遂贵矣。①

又"王升"条载:

吴郡陆望寄居河内,表弟王升与望居相近,晨谒,望行至庄南故村人杨侃宅篱间,忽见两手据厕,大耳深目,虎鼻猪牙,面色紫而斒斓,直视于升,惧而走,见望,言之,望曰:"吾闻见厕神无不立死,汝其勉之。"升意大恶,及还即死。②

又:

楚丘主簿王无有,新娶,妻美而妒。无有疾,将如厕,而难独行,欲与侍婢俱,妻不可。无有至厕,于垣穴中,见人背坐,色黑且壮,无有以为役夫,不之怪也。顷之,此人回顾,深目巨鼻,虎口乌爪。谓无有曰:"盍与子鞋。"无有惊,未及应,怪自穴引手,直取其鞋,口咀之,鞋中血见,如食肉状,遂尽之。无有恐,先告其妻,且尤之曰:"仆有疾如厕,虽一婢相送,君适固拒,果遇妖怪,奈何?"妇犹不信,乃同观之。无有坐厕,怪又见,夺余一鞋,咀之,妻恐,扶无有还。他日,无有至后院,怪又见,语无有曰:"吾归汝鞋。"因投其傍,鞋并无伤。无有请巫解奏,鬼复谓巫:"王主簿禄尽,余百日寿,不速归,死于此。"无有遂归乡,如期而卒。③

① 《太平广记》卷333《刁缅》,中华书局,1961年,第2648页。
② 《太平广记》卷333《王升》,中华书局,1961年,第2649页。
③ 《太平广记》卷333《王无有》,中华书局,1961年,第2648页。

在上述三则关于厕神的传说故事中，对“厕神”形象的记述不尽相同，一说“形如大猪，遍体皆有眼”；一说“大耳深目，虎鼻猪牙，面色紫而编斓”；一说“深目巨鼻，虎口乌爪”，都强调了厕神面目可憎，并认为厕神出现预示着与之遭遇之人的死亡。由此可见厕神的恐怖形象是与死亡相关联的。不过，这些故事只是厕神“另类”传说的版本之一，与之相比，下引李复言《续玄怪录》中的一段记载则对“厕神”的描述更为详细：

殿中侍御史钱方义，故华州刺史礼部尚书徽之子，宝历初独居长乐第，夜如厕，僮仆无从者。忽见蓬头青衣者，长数尺，来逼，方义初惧，欲走，又以鬼神之来，走亦何益，乃强谓曰：“君非郭登耶？”曰：“然。”曰：“与君殊路，何必相见。常闻人若见君，莫不致死，岂方义命当死而见耶？将以君故相害耶？方义家居华州，女兄依佛者亦在此，一旦溘死君手，命不敢惜，顾人弟之情不足，能相容面辞乎？”蓬首者复曰：“登非害人，出亦有限，人之见者正气不胜，自致夭横，非登杀之。然有心曲，欲以托人，以此久不敢出。惟贵人福禄无疆，正气充溢，见亦无患，故敢出相求耳。”方义曰：“何求？”对曰：“登久任此职，积效当迁，但以福薄，须得人助。贵人能为写金字《金刚经》一卷，一心表白，回付与登，即登之职，遂乃小转，必有厚报，不敢虚言。”方义曰：“诺。”蓬头者又曰：“登以阴气侵阳，贵人虽福力正强，不成疾病，亦当有少不安，宜急服生犀角、生玳瑁，麝香塞鼻，则无苦矣。”方义至中堂，闷绝欲倒，遽服麝香等并塞鼻。尚书门人王直温者，居同里，久于江岭从事，飞书求得生犀角，又服之，良久方定。明旦召经工，令写金字《金刚经》三卷，贵酬其直，令早毕功。功毕，饭僧赞叹，回付郭登。后月余，归同州别墅，下马方憩，丈人有姓裴者，家寄鄂渚，别已十年，忽自门入，径到阶下。方义遂遽拜之，丈人曰：“有客，且出门。”遂前行，方义从之。及门，失丈人矣。见一紫袍牙笏，导从绯紫吏数十人侯于门外，俯视其貌，乃郭登也，敛笏前拜曰：“弊职当迁，只销《金刚经》一卷，贵人仁念，特致三卷。今功德极多，超转数等，职位崇重，爵为贵豪，无非贵人之力。虽职已骤迁，其厨仍旧。顷者当任，实如鲍肆之人。今既别司，复求就食，方知前苦，殆不可堪。贵人慈察，更为转《金刚经》七遍，即改厨矣。终身铭德，何时敢忘。”方义曰：“诺。”因问丈人安在。曰：“贤丈江夏寝疾，今夕方困，神道可求人，非其亲人，不可自诣，适已先归耳。”又曰:“厕神每月六日、十六、二十六日例当出巡,此日人逢必致灾难,人见即死,见人即病。前者八座抱病三旬,盖缘登巡毕将归,瞥见半面耳。亲戚之中,须宜相避。”方义又问,曰:“幽冥吏人,薄福者众,无所得食,率常受饿。必能推食泛祭一切鬼神,此心不忘。咸见斯众,暗中陈力,必救灾厄。”方义曰:“晦明路殊,偶得相遇,每一奉见,数日不平。意欲所言,幸于梦寐。转经之请,天晓为期。”唯唯而去。及明,因召所敬僧念《金刚经》四十九遍,又明祝付与郭登。功毕,梦曰:“本请一七,数又六之,累计其功,食天厨矣。贵人有难,当先奉白。不尔,不敢来黩也。泛祭之请,记无忘焉。”①

本故事中透露的信息十分重要,后文还要详细讨论,在此只借以讨论厕神的形象。故事中,钱方义夜间如厕遇怪,脱口而出“君非郭登耶”,明确提到了厕神名叫“郭登”,并且较为详细地描述了厕神的活动规律与致人死病的具体情况。如果和《太平广记》中的另一记载相对照,那么就可以明显地看出问题。《太平广记·荥阳氏》条所载:

唐盈州令将之任,夜止属邑古寺。方寝,见老妪,以桐叶蒙其首,伛偻而前,令以拄杖拂其叶,妪俯拾而去,俄亦复来,如是者三。久之不复来矣,顷有缞裳者,自北户升阶,褰帘而前曰:“将有告于公,公无惧焉。”令曰:“是何妖物?”曰:“实鬼也,非妖也,以形容衰瘵,不敢干谒。向者窃令张妳少达幽情,而三遭拄扙之辱,老妳固辞,耻其复进,是以自往哀诉,冀不逢怒焉。某荥阳氏子,严君牧此州,未逾年,锺家祸,乃护丧归洛,夜止此寺,继母赐冶葛花汤,并室妹同夕而毙。张妳将哭,首碎铁锤,同瘗于北墙之竹阴。某陇西先夫人即日诉于上帝,帝敕云:‘为人之妻,已残戮仆妾;为人之母,又毒杀孤婴。居暗室,事难彰明;在天鉴,理宜诛殛。以死酬死,用谢诸孤。’付司命处置讫报。是日,先君复诉于上帝云:‘某游魂不灵,乖于守慎,致令嚚室,害及孤孩,彰此家风,黩于天听,岂止一死,能谢罪名。某三任县令,再剖符竹,实有能绩,以安黎甿,岂图余庆不流,见此狼狈,悠扬丹旐,未越属城。长男既已无辜,孀妇又俾酬死,念某旅榇,难为瘗埋,伏乞延其生命,使某得归葬洛

① [唐]李复言:《续玄怪录》卷3《钱方义》,中华书局,2006年,第173~175页。

阳，获祔先人之茔阙，某无恨矣。’明年，继母到洛阳，发背疽而卒，上帝谴怒，已至如此。今某即无怨焉，所苦者，被僧徒筑溷于骸骨之上，粪秽之弊，所不堪忍。况妹为厕神姬仆，身为厕神役夫，积世簪缨，一日陵坠，天门阻越，上诉无阶，藉公仁德，故来奉告。”令曰：“吾将奈何？”答曰：“公能发某朽骨，沐以兰汤，覆以衣衾，迁于高原之上，脱能赐木皮之棺，苹藻之奠，亦望外也。”令曰：“诺，乃吾反掌之易尔。”鬼呜咽再拜，令张妳密召鸾娘子同谢明公。张妳遽至，疾呼曰：“郭君怒晚来轩屏狼藉，已三召矣。”于是缞裳者慞惶而去。明旦，令召僧徒，具以所告，遂命土工，发溷以求之，三四尺乃得骸骨，与改瘗焉。①

在这则故事中，荥阳氏子与其妹、张妳被继母迫害致死，死后骸骨被埋于溷厕之下，灵魂为厕神所奴役。这里提到的厕神并未具名，不过从张妳的话中所说的“郭君”可以看出，这位厕神应该就是《续玄怪录》中所说的郭登。

如果我们进一步将此处的“郭登”传说和前述唐人有关厕神恐怖印象的材料联系起来，就大致能够勾勒出唐人在思想观念中对于“厕神”的认识：首先，关于“厕神”的形貌，或认为形如猪怪，或以为“蓬头青衣”，尽管说法不尽相同，然而皆是面目狰狞的恐怖形象，其次，唐人对于遇到厕神的后果也有着基本一致的看法，认为撞见厕神是一种不幸，“见厕神无不立死”“见君莫不致死”“人见即死，见人即病”等等描写都说明，在时人心目中，厕神是象征疾病与死亡的鬼神。

除此之外，在中古时期的笔记小说中，还有一类关于“厕鬼”“厕精”的传闻，所谓“厕鬼”“厕精”，与上述“厕神”的性质基本相同，都是出没于厕所中的鬼神。《酉阳杂俎》卷十四记载：“厕鬼，名项天竺（一曰笙）。”②又《太平御览》卷八八六引《白泽图》云：“厕之精名曰：‘依倚’，青衣，持白杖，知其名呼之者除，不知其名则死。”③这里所说的“青衣，持白杖”，与前文的郭登“蓬头青衣”的形象倒有几分相似。又有所谓“故溷之精”，“故溷之精名曰：‘卑’，状如美女而持镜，呼之使（人）知愧”④。这里的“溷”即是厕所。按照这个说法，厕精又成了持镜的美女。

① 《太平广记》卷128《荥阳氏》，中华书局，1961年，第909～910页。
② ［唐］段成式：《酉阳杂俎》卷14《诺皋记上》，中华书局，1981年，第129页。
③ 《太平御览》卷886《妖异部二・精》，中华书局，1960年，第3937页。
④ 《太平御览》卷886《妖异部二・精》，中华书局，1960年，第3938页。

而“美女”的形象似乎又很难和上述那些狰狞的面孔联系在一起,不过,从下面的这则传说中,我们却又看到了二者的联系。《柳宗元集》卷十七《李赤传》记载:

李赤,江湖浪人也。尝曰:“吾善为歌诗,类李白。”故自号曰李赤。游宣州,州人馆之。其友与俱游者有姻焉。间累日,乃从之馆。赤方与妇人言,其友戏之。赤曰:“是媒我也,吾将娶乎是。”友大骇曰:“足下妻固无恙,太夫人在堂,安得有是?岂狂易病惑耶?”取绛雪饵之,赤不肯。有间,妇人至,又与赤言。即取巾经其脰,赤两手助之,舌尽出。其友号而救之,妇人解其巾走去。赤怒曰:“汝无道,吾将从吾妻,汝何为者?”赤乃就牖间为书,辗而圆封之。又为书,博封之。讫,如厕。久,其友从之,见赤轩厕抱瓮诡笑而侧视,势且下。入,乃倒曳得之。又大怒曰:“吾已升堂面吾妻。吾妻之容,世固无有,堂之饰,宏大富丽,椒兰之气,油然而起。顾视汝之世犹溷厕也,而吾妻之居,与帝居钧天、清都无以异,若何苦余至此哉?”然后其友知赤之所遭,乃厕鬼也。聚仆谋曰:“亟去是厕。”遂行宿三十里。夜,赤又如厕。久,从之,且复入矣。持出,洗其污,众环之以至旦。去抵他县,县之吏方宴,赤拜揖跪起无异者。酒行,友未及言,已饮而顾赤,则已去矣。走从之。赤入厕,举其床捍门,门坚不可入,其友叫且言之。众发墙以入,赤之面陷不洁者半矣。又出洗之。县之吏更召巫师善咒术者守赤,赤自若也。夜半,守者怠,皆睡。及觉,更呼而求之,见其足于厕外,赤死久矣,独得尸归其家。取其所为书读之,盖与其母妻诀,其言辞犹人也。①

李赤被厕鬼诱惑,甚至自投于厕,身死不救。这里需要注意的是,《李赤传》中提到的厕鬼是一位妇人,与前引《白泽图》中溷精“状如美女”的记载不谋而合。厕鬼的这种“美女”形象虽然貌似不若厕神“郭登”之流那般狰狞可怖,实则,厕鬼以魅惑手段置人于死地,对人的戕害比之厕神有过之而无不及。又《太平广记·李咸》条载:

太原王容与姨弟赵郡李咸,居相卫间。永泰中,有故之荆襄,假公行乘

① [唐]柳宗元:《柳宗元集》卷17《李赤传》,中华书局,1979年,第481~482页。

传，次邓州，夜宿邮之厅。时夏月，二人各据一床于东西间，仆隶息外舍。二人相与言论，将夕各罢息，而王生窃不得寐。三更后，云月朦胧，而王卧视庭木，荫宇萧萧然。忽见厨屏间有一妇人窥觇，去而复还者再三，须臾出半身，绿裙红衫，素颜夺目。时又窃见李生起坐，招手以挑之。王生谓李昔日有契，又必谓妇人是驿吏之妻，王生乃佯寐以窥其变。俄而李子起就妇人，相执于屏间，语切切然。久之，遂携手大门外。王生潜行阴处，遥觇之，二人俱坐，言笑殊狎。须臾，见李独归，行甚急，妇人在外屏立，以待，李入厨取烛，开出书笥，颜色惨悽，取纸笔作书，又取衣物等，皆缄题之。王生窃见之，直谓封衣以遗妇人，辄不忍惊，伺其睡，乃拟掩执，封衣毕，置床上却出，顾王生且睡，遂出屏，与妇人语。久之，把被俱入下厅偏院，院中有堂，堂有床帐，供树森森然。既入食顷，王生自度曰：“我往袭之，必同私狎。”乃持所卧枕往，潜欲惊之。比至入帘，正见李生卧于床，而妇人以披帛绞李之颈，咯咯然垂死，妇人白面，长三尺余，不见面目，下按悉力以勒之。王生仓卒惊叫，因以枕投之，不中，妇人遂走，王生乘势奔逐，直入西北隅厨屋中，据床坐，头及屋梁，久之方灭。童隶闻呼声悉起，见李生毙，七窍流血，犹心稍暖耳，方为招魂将养，及明而苏。王生取所封书开视之，乃是寄书与家人，叙以辞诀，衣物为信念，不陈所往，但词句郑重，读书恻怆。及李生能言，问之，都不省记，但言仿佛梦一丽人，相诱去耳，诸不记焉。驿之故吏云：“旧传厕有神，先天中，已曾杀一客使。”此事王容逢人则说，劝人夜不令独寐。①

在这则故事中，女鬼害人的手段和上条《李赤传》中所述如出一辙，都是通过诱惑男性主人公，并企图将其勒毙（虽然结果不尽相同），一些细节上也十分一致，比如赴死前都为母、妻留下遗书等。而驿吏的一番话则道出了个中真意：“旧传厕有神，先天中，已曾杀一客使。”可见，厕神、厕鬼的这种害人伎俩在当时似乎已经深入人心了。值得注意的是，如果将此处提到的女鬼与前述的“厕神”进一步比较，就可以发现，虽然同是害人，但厕神对人的戕害往往并非主动害人，而是因为突然与人遭遇，造成了“人见即死”的结果，属于偶然、被动的害人；而以女人形象出现的厕鬼之流，则是主动地迷惑人，进而戕害人命，这大概就是“神”与

① 《太平广记》卷337《李咸》，中华书局，1961年，第2677~2678页。

“鬼”的区别吧。此外,同样是主动害人,还有一些故事中的鬼物并无具体样貌和名称,只是出没于厕中害人,所以也应算作厕鬼一类,如《太平广记·宋师儒》载:

> 常监饮药酒,服地黄太多,因腹疾,夜起如厕。弟子不知,被一黑物推之,陷于厕中。叫呼良久,弟子方来。自颈已下,悉被沾污,时正寒,淋洗冻凛,又少顷不知人事。①

常监如厕被鬼推入厕坑中,被救起而不省人事。故事中只说鬼乃“一黑物”,并没有过多的描述,不过推人如厕的行为则与上述的厕精如出一辙,是对人的主动戕害。

由此可见,无论是厕神“郭登”,还是厕精、厕鬼,在唐人眼中都是不祥的象征,那凶恶的形象即预示着死亡,纵使它们拥有一副美丽的面孔,嘴角也常挂着骇人的诡笑。

这里还有问题需要说明,这类如厕遇怪而染疾身亡的传说,并非根源于唐代,在唐以前的史籍中也有迹可寻,如《晋书·卞壶传》记载:“初,(卞)粹如厕,见物若两眼,俄而难作。”②又《晋书·庾亮传附弟庾翼传》也记载:“翼如厕,见一物如方相,俄而疽发背,疾笃。”③又《太平广记·道人法力》载:“广州显明寺道人法力,向晨诣厕,于户中见一鬼,状若昆仑,两目尽黄,裸身无衣。法力素有臂力,便缚着堂柱,以杖鞭之,终无声。乃以铁锁缚之,观其能变去否,日已昏暗,失鬼所在。”④在这些相关记载中,虽然没有明确点出厕神或厕鬼,然而也都是在厕中遭遇怪物,或受其害,或将其制服。又《太平广记·阮德如》载:“阮德如,尝于厕见一鬼,长丈余,色黑而眼大,著白单衣,平上帻,去之咫尺。德如心安气定,徐笑而谓之曰:‘人言鬼可憎,果然。’鬼赧而退。”⑤虽然此条中所记厕中鬼害人不成,然而也借阮德如之口,道出了其“可憎”之意。又《太平广记·阳起》载:“河南阳起字圣卿。少时疟疾,于社中得书一卷《谴劾百鬼法》。为日南太守。母至厕上,见鬼,头长数尺。以告圣卿。圣卿曰:‘此肃霜之神。’劾之来出,变形如奴。送书

① 《太平广记》卷84《宋师儒》,中华书局,1961年,第546~547页。
② 《晋书》卷70《卞壶传》,中华书局,1974年,第1867页。
③ 《太平广记》卷321《庾亮》条亦详载此事,只是将庾翼改成了庾亮。
④ 《太平广记》卷327《道人法力》,中华书局,1961年,第2595页。
⑤ 《太平广记》卷318《阮德如》,中华书局,1961年,第2521页。

京，朝发暮返。作使当千人之力。有与忿恚者，圣卿遣神夜往，趣其床头，持两手，张目正赤，吐舌柱地，其人怖几死。”[①]这是说厕上出现的鬼神叫作“肃霜”，人学会法术可以役使之为己所用，其中提到圣卿遣肃霜威吓仇人，也说明了其具有恐怖的形象。上述这些描写都可以视为厕神凶恶形象的早期阶段，说明这种观念在魏晋时期即已有之。而到了唐代，这种厕神形象业已深入人心，因此我们看到，在唐人笔下的厕神，往往都是能(主动或被动的)置人于死地的凶神恶煞。在唐人的观念中，“见厕神无不立死”几乎是一种共识。

第二节 中古时期对鬼神、疾病与厕相互关系的认识

通过以上的讨论，我们大致了解了唐人对以“郭登”为代表的厕中神怪的基本印象——恐怖、象征死亡。而上文的讨论也自然引出了如下两个问题：一、为什么故事中的这类害人的鬼神会出现在厕所之中？二、厕中鬼神是如何置人于死地的？这些问题的解读，涉及古代医学理论、医疗史以及古人健康观念等多方面问题，以下我们将逐步对其展开讨论。

若要解释第一个问题，我们首先需要解决的是，在唐人的观念中，为什么有些场所会有鬼神出没？

我们注意到，上述这些厕中鬼神害人故事中存在着一个共同的因素，这就是对场所“厕所”的强调。鬼神害人的场所大致可分为两类：一是户外，这包括道路旁(行路途中)、郊野、冢墓间、寺庙、家宅门外等；二是室内或家中，包括庭院、户牖间、宫中、家中厕所、卧房内等。而“这些场所是被当时社会认为鬼神最容易出没、活动的范围”[②]。根据李建民先生的归纳，这类鬼神易出没的场所有以下五类：“一是宗教、祭仪的场所，如古庙、坛场、社等。二是郊野、山林穷谷等人所不到之处。三是坟冢、尸丧之地。四是空房、冷寓、厕所、废署、荒园、园林等人迹罕至之所。最后，是旅途中的客舍、馆驿。”[③]

根据以上的分类，庭院、家中厕所等场所似乎应该属于“人迹罕至之所”，但室内或家中这类场所的性质则更加复杂，例如庭院是人们日常都要出入的场所，

① 《太平广记》卷292《阳起》，中华书局，1961年，第2320页。

② 李建民：《祟病与“场所”》，《旅行者的史学：中国医学史的旅行》，允晨文化，2009年，第215页。

③ 李建民：《祟病与“场所”》，《旅行者的史学：中国医学史的旅行》，允晨文化，2009年，第211页。

不算人迹罕至,但是庭院中的古树之类却可能成为鬼神精魅寄居的场所(见第四章故事);而卧房、户牖间这类人们生活中朝夕不离的场所,也会由于人的一时疏忽(比如睡眠时,未作防备),或是防备不慎,而招引外鬼进入,使得这些地点也成了鬼神害人的场所。因此,这类场所的特殊性就在于,它们都属于人们日常生活不可或缺的功能性场所,不同于庙坛、冢墓、荒野、客舍,人们几乎每天都要接触这些场所,这类场所对于鬼神侵袭而言,因其与人的关系很密切,所以更具有威胁性。

我们可以从唐人对这类场所的理解与体验上来认识上述问题。唐代民间流行着“凶宅”的说法,关于“凶宅”的问题,白居易在其《凶宅》一诗中表达了他的理解:

长安多大宅,列在街西东。往往朱门内,房廊相对空。枭鸣松桂枝,狐藏兰菊丛;苍苔黄叶地,日暮多旋风。前主为将相,得罪窜巴庸;后主为公卿,寝疾殁其中。连延四五主,殃祸继相钟。自从十年来,不利主人翁。风雨坏檐隙,蛇鼠穿墙墉。人疑不敢买,日毁土木功。嗟嗟俗人心,甚矣其愚蒙!但恐灾将至,不思祸所从。我今题此诗,欲悟迷者胸。凡为大官人,年禄多高崇。权重持难久,位高势易穷。骄者物之盈,老者数之终。四者如寇盗,日夜来相攻。假使居吉土,孰能保其躬?因小以明大,借家可谕邦。周秦宅崤函,其宅非不同;一兴八百年,一死望夷宫。寄语家与国,人凶非宅凶!①

住宅的吉凶,是历史上长期盛行的一类数术学说,在民间有较大影响。从这首诗中,我们可以见出唐人对“凶宅”的几点看法:第一,唐人所认为的“凶宅”首先是荒无人迹的空宅,“往往朱门内,房廊相对空”说明了这类场所空旷无人的性质;第二,除了无人之外,这类“凶宅”还给唐人一种阴森、荒废的印象,“枭鸣松桂枝,狐藏兰菊丛;苍苔黄叶地,日暮多旋风”指在夜色掩映之下,凄风惨惨,伴着荒草黄叶、枭鸣狐影,这就是唐人心目中“凶宅”的阴森诡异面相;第三,所谓“凶宅”最重要的一个特征,是这类宅院都是“不利主人翁”的所在,“前主为将相,得

---

① [唐]白居易:《白居易集》卷1《凶宅》,中华书局,1979年,第3~4页。

罪窜巴庸;后主为公卿,寝疾殁其中。连延四五主,殃祸继相锺”正说明了这一点。这种“不利主人翁”的宅邸,自然是“人疑不敢买”,因此被长期荒废,年深日久,历经风雨侵蚀,蛇鼠蠹害,使得这些凶宅变成了上述那样的枭狐出没的所在,宅主人相继遭祸与阴森恐怖的外部面貌相结合,在人们心目中形成了恶性循环,不断加强人们对凶宅的认识。最后,我们还要注意白居易对所谓的“凶宅”形成原因的解释:“凡为大官人,年禄多高崇。权重持难久,位高势易穷。骄者物之盈,老者数之终。四者如寇盗,日夜来相攻。假使居吉土,孰能保其躬?”这类大宅院的主人常常都是些位高权重的人物,这类人物又往往容易在政治倾轧中失势;而病殁宅中也只是人老寿终的自然规律而已。白居易认为,所谓“凶宅”只是世间俗人的“愚蒙”认识,究其实,一言以概之——“人凶非宅凶!”

尽管白居易对“凶宅”的认识有如上述,但在白居易的所见所闻中,却也有着他难以理解的“凶宅”情况,《白居易集》中便收入了记述这件奇异见闻的文章:

华州下邽县东南三十余里,曰延平里。里西南,有故兰若,而无僧居。元和八年秋,七月,予从祖兄曰皞,自华州来访予,途出于兰若前。及门,见妇女十许人,服黄绿衣,少长杂坐,会语于佛屋下,声闻于门外。兄热行方渴,将就憩,且求饮。望其从者萧士清未至,因下马,自絷缰于门柱。举首忽不见,意其退藏于窗闼之间,从之,不见;又意其退藏于屋壁之后,从之,又不见;周视其四旁,则堵墙环然,无隙缺。覆视其族谈之所,则尘壤羃然无足迹。由是知其非人,悸然大异之,不敢留,上马疾驱,来告予。予亦异之,因讯其所闻。兄曰:云云甚多,不能殚记;大抵多云王胤老如此。观其辞意,若相与数其过者。厥所去予舍八九里,因同往访焉。果有王胤者,年老,即其里人也。方徙居于兰若东百余步,葺墙屋,筑场艺树仅毕,明日而入。既入,不浃辰而胤死,不越月而妻死,不逾时而胤之二子与二妇一孙死。余一子曰明进,大恐惧,不知所为;意新居不祥,乃撤屋拔树,夜徙去,遂获全焉。嘻!推而征之,则众君子谋于社以亡曹,妇人来焚糜竺之室,信不虚矣。明年秋,予与兄出游,因复至是。视胤之居,则井湮灶夷,阒然唯环墙在,里人无敢居者。异乎哉!若然者,命数耶?偶然耶?将所徙之居非吉土耶?抑王氏有隐慝,鬼得谋而诛之耶?茫乎不识其由。且志于佛室之壁,以俟辨惑者。九月七日,乐天云。①

这里所记之事,乃出于白居易的亲身见闻,而其诡异的事实,又和他对“凶宅”的一贯看法大相径庭,因而使他感到难以理解,不禁产生了一连串的疑问,“异乎哉!若然者,命数耶?偶然耶?将所徙之居非吉土耶?抑王氏有隐慝,鬼得谋而诛之耶?茫乎不识其由。且志于佛室之壁,以俟辨惑者。”这里道尽了白居易对此事的疑惑之心。这就说明,即使像白居易这样斥“凶宅”之说为愚昧的文人学士,当亲身见闻某些难以理解的情况时,也不能免俗。可见“凶宅”之说对唐人影响的程度。关于这一点,我们还能通过当时关于凶宅中鬼魅害人的传说故事窥见一斑,《太平广记·崔御史》:

广陵有官舍,地步数百,制置宏丽。里中传其中为鬼所宅,故居之者,一夕则暴死。锁闭累年矣。有御史崔某,职于广陵。至,开门曰:“妖不自作,我新居之,岂能为灾耶?”即白廉使而居焉。是夕微雨,崔君命仆者尽居他室,而独寝于堂中,惕然而寤。衣尽沾湿,即起。见已之卧榻在庭中,却寝。未食顷,其榻又迁于庭。如是者三。崔曰:“我谓天下无鬼,今则果有矣。”即具簪笏,命酒沃而祝曰:“吾闻居此者多暴死,且人神殊道,当自安其居,岂害生人耶?虽苟以形见,以声闻者,是其负冤郁而将有诉者,或将求一饭以祭者,则见于人。而人自惊悸而死,固非神灵害之也。吾甚愚,且无畏惮。若真有所诉,直为我言,可以副汝托,虽汤火不避。”沃而祝者三,俄闻空中有言曰:“君人也,我鬼也。诚不当以鬼干人,直将以深诚奉告。”崔曰:“但言之。”鬼曰:“我女子也,女弟兄三人,俱未笄而殁,父母葬我于郡城之北久矣。其后府公于此峻城池,构城屋。工人伐我封内树且尽,又徙我于此堂之东北隅。羁魂不宁,无所栖托。不期今夕,幸遇明君子,故我得以语其冤。倘君以仁心,为我棺而葬于野,真恩之大者矣。”已而涕泣呜咽,又曰:“我在此十年矣。前后所居者,皆欲诉其事,自是居人惊悸而死。某儿女子,非有害于人也。”崔曰:“吾前言固如是矣。虽然,如何不见我耶?”鬼曰:“某鬼也,岂敢以幽晦之质而见君乎?既诺我之请,虽处冥昧中,亦当感君子恩。岂可徒

① 白居易:《白居易集》卷43《记异》,中华书局,1979年,第938~939页。

然而已?”言讫，遂告去。明日，召工人，于堂东北隅发之，果得枯骸，葬于禅智寺隙地。里人皆祭之，谓之三女坟。自是其宅遂安。[1]

本故事中所描写的凶宅自有其成因。当初兴建郡城之时，曾将一坟墓迁至此宅院所在地，惊扰了鬼魂，后在其地起宅，鬼魂便屡屡出没，欲诉冤屈，结果却冲撞生人，使居人暴死，因而此宅就成了凶宅。“于堂东北隅发之，果得枯骸”，从中可见，拥有鬼怪栖居或出入的便利条件是凶宅的成因。此外，在唐人传奇故事中也有因主人及子孙沦没后，宅中无人居住，而渐渐沦为鬼怪出没的凶宅的情况。《太平广记·游氏子》:

许都城西之北陬，有赵将军宅，主父既没，子孙流移，其处遂凶，莫敢居者。亲近乃榜于里门曰:“有居得者，便相奉。”乾符初，许有游氏子者，性刚悍，拳捷过人，见榜曰:“仆猛士也，纵奇妖异鬼，必有以制之。”时盛夏，既夕，携剑而入。室宇深邃，前庭广袤，游氏子设簟庭中，絺绤而坐。一鼓尽，阒寂无惊，游氏子倦，乃枕剑面堂而卧。再鼓将半，忽听轧然开后门声，蜡炬齐列，有役夫数十，于堂中洒扫。辟前轩，张朱帘绣幕，陈筵席宝器，异香馥于檐楹。游子心谓此小魅耳，未欲迫之，将观其终。少顷，执乐器，纡朱紫者数十辈，自东厢升阶，歌舞妓数十辈自后堂出，入于前堂。紫衣者居前，朱绿衣白衣者次之，亦二十许人。言笑自若，揖让而坐。于是丝竹合奏，飞觞举白，歌舞间作。游氏子欲前突，擒其渠魁。将起，乃觉髀间为物所压，冷且重，不能兴。欲大叫，口哆而不能声。但观堂上欢洽，直至严鼓。席方散，灯火既灭，寂尔如初。游氏子骇汗心悸，匍伏而出。至里门，良久方能语。其宅后卒无敢居者。[2]

故事中的赵将军宅，因为“主父既没，子孙流移”而致使“其处遂凶，莫敢居者”，也就是说，宅第在无人居住的情况下，变成了鬼神出没、栖居的场所，沦为“凶宅”，出入该场所的人会受到鬼气侵袭而出现“口哆而不能声”“骇汗心悸”“良久方能语”的反应。又《太平广记·张希望》载:

① 《太平广记》卷349《崔御史》，中华书局，1961年，第2767～2768页。

② 《太平广记》卷352《游氏子》，中华书局，1961年，第2785～2786页。

周司礼卿张希望,移旧居改造。见鬼人冯毅见之曰:“当新厩下,有一伏尸,极怒,公可避之。”望笑曰:“吾少长已来,未曾信如事,公勿言。”后月余,毅入,见鬼持弓矢,随希望后。适及阶,鬼引弓射中肩膊,希望觉背痛,以手抚之,其日卒。①

故事中张希望改造旧居,因有“伏尸”在新厩下,故后来遭到鬼物的袭击而死。这是宅邸接近埋尸之处所致,而“见鬼人”的建议则正是出于住宅须辟凶鬼的考虑。

又同书同卷《郑从简》载:

周左司员外郎郑从简,所居厅事常不宁,令巫者视之,曰:“有伏尸,姓宗,妻姓寇,在厅基之下。”使问之曰:“君坐我门上,我出入常值君,君自不嘉,非我之为也。”掘地三尺,果得旧骸,有铭如其言。移出改葬,于是遂绝。②

与上则故事相似,郑从简居住的厅事下面也埋有“伏尸”,因而作祟,而郑从简将“伏尸”的骸骨迁葬之后,邪物作祟的情况也随之停止。

又同书同卷《狄仁杰》载:

则天时,狄仁杰为宁州刺史。其宅素凶,先时刺史死者十余辈。杰初至,吏白官舍久凶,先后无敢居者。且榛荒棘毁,已不可居,请舍他所。杰曰:“刺史不舍本宅,何别舍乎?”命去封锁葺治,居之不疑。数夕,诡怪奇异,不可胜纪。杰怒谓曰:“吾是刺史,此即吾宅。汝曲吾直,何为不识分理,反乃以邪忤正。汝若是神,速听明教;若是鬼魅,何敢相干!吾无惧汝之心,徒为千变万化耳。必理要相见,何不以礼出耶?”斯须,有一人具衣冠而前曰:“某是某朝官,葬堂阶西树下,体魄为树根所穿,楚痛不堪忍。顷前数公,多欲自陈,其人辄死。幽途不达,以至于今。使君诚能改葬,何敢迁延于此!”

① 《太平广记》卷329《张希望》,中华书局,1961年,第2611页。

② 《太平广记》卷329《郑从简》,中华书局,1961年,第2611页。

言讫不见。明日，杰令发之，果如其言，乃为改葬，自此绝也。[①]

狄仁杰宅第中的闹鬼情形，与上两则故事所描写的也如出一辙，只是这次不是地下有"伏尸"，而是庭树下埋有骸骨。上述这些都说明，在时人观念中，住宅闹鬼和宅院接近葬尸之处密切相关。

与上面这些故事立意相似，《旧五代史》中也有一条相关记载：

是时天下已定，寇仇外息，（后唐）庄宗渐务华侈，以逞已欲。洛阳大内宏敞，宫宇深邃，宦官阿意顺旨，以希恩宠，声言宫中夜见鬼物，不谋同辞。庄宗骇异其事，且问其故。宦者曰："见本朝长安大内，六宫嫔御，殆及万人，椒房兰室，无不充牣。今宫室大半空闲，鬼神尚幽，亦无所怪。"由是景进、王允平等于诸道采择宫人，不择良贱，内之宫掖。[②]

宦官为了奉迎庄宗的意旨，妄说宫中有鬼物出没，这虽然是宦官们编造的情况，不过其回答庄宗疑问时所依据的解释"今宫室大半空闲，鬼神尚幽，亦无所怪"，则代表了时人的一般看法。这些都说明，在时人的观念中，空寂、无人居住的宅邸或室屋极易成为鬼神精魅等物出没、栖居的场所，此即所谓"鬼神尚幽"的真实含义。

从对上面所举事例的分析中，我们对唐人所认为的日常生活场所中鬼神出没的原因可以归纳为如下两点：第一，原本正常的宅院或房屋因长期空闲或无人居住，环境幽僻，使其成为鬼神喜爱的栖居场所；第二，普通的住宅或生活场所，因种种原因而为鬼神的进出提供了便利条件，招致了鬼神害人。那么，唐代民众观念中的厕所是否属于上述的这类场所呢？对此，我们需要将研究视野扩展至整个中古时期，看看时人对厕所这一特殊场所究竟有着怎样的认识。

厕所为什么会成为人们心目中鬼神出没的场所？其实，这与厕所在时人生活中的地位与特性有关。厕所作为人们每日排泄粪尿的场所，首先是被视为"至秽之处"的[③]，因此，从魏晋至隋唐，人们如厕时往往要更衣，《晋书·王敦传》记

① 《太平广记》卷329《狄仁杰》，中华书局，1961年，第2614页。

② 《旧五代史》卷57《郭崇韬传》，中华书局，1976年，第766页；又见《资治通鉴》卷273所载。

③ 王先谦：《释名疏证补》卷5《释宫室·厕》，中华书局，2008年，第193页。

载:“石崇以奢豪矜物,厕上常有十余婢侍列,皆有容色,置甲煎粉、沉香汁,有如厕者,皆易新衣而出。”①古人衣着长大,厕中污秽,故而如厕时要脱去外衣,以避免被污染,因此古人如厕常假称“更衣”②;如厕后还须净手,《世说新语·纰漏》载:“王敦初尚主,如厕,……既还,婢擎金澡盘盛水,琉璃碗盛澡豆,因倒箸水中而饮之,谓是干饭,群婢莫不掩口而笑之。”③王敦将公主家婢用奢华器皿盛放的水与澡豆误作“干饭”,虽表明王敦对皇家奢华生活习惯的无知,但也说明当时贵胄之家如厕后要用水净手的习惯。又中古佛教戒律《教诫新学比丘行护律仪》教导僧人“上厕法”二十条,其中,第十三条即是“手净摩洗”。不但如此,修行僧人上厕后对洁净的要求还要更进一步:“九、随手方便把瓶,当七度用水洗净,若不净,不合坐卧僧床席。”④另外,与厕所扯上关系的人也会被认为“污秽”,如《太平广记·裴老》:

> 唐大历中,有王员外好道术,……会除溷裴老,携秽具至王君给使。……少顷,裴老受佣事毕,王君将登溷,遇于户内。……王君竦异良久。其妻呼骂曰:“身为朝官,乃与此秽汉结交,遣人逐之。”⑤

王员外与除溷人裴老结交,被其妻子认为是有失身份之事,并称裴老为“秽汉”,足见除溷人地位之低下,也说明在时人看来,与厕所打交道的人和厕所一样,是污秽的。上述这些事例表明,就中古时期来说,厕所被人们视为污秽的场所,如厕会使人受到污染而不洁净,因此需要更衣盥手以保持洁净,所谓“凡如厕,必去上衣,下必浣手”⑥。

由于对厕所的这种污秽性认识,故而时人虽不得不出入厕所,但除了必要的排泄活动以外,都不会在这样肮脏的地方多所逗留;而也是因为其污秽性,厕所在家居布局中又常常位于屋后或宅院后等相对幽静偏僻的角落,《北史》卷七一载:

---

① 《晋书》卷98《王敦传》,中华书局,1974年,第2566页。

② 见尚秉和《历代社会风俗事物考》(中国书店出版社,2001年)中的考证。

③ 徐震堮:《世说新语校笺》卷下《纰漏第三十四》,中华书局,1984年,第485页。

④ [唐]释道宣:《教诫新学比丘行护律仪》,《大正新修大藏经》第45册《诸宗部二》,新文丰出版有限公司,1983年,第872~873页。

⑤ 《太平广记》卷42《裴老》,中华书局,1961年,第265~266页。

⑥ [宋]朱熹:《朱熹集·遗集》卷3《训学斋规》,四川教育出版社,1996年,第5678页。

（隋文）帝因作色谓东宫官属曰："仁寿宫去此不远，……我为患利，不脱衣卧。夜欲得近厕，故在后房。恐有惊急，还就前殿。"①

文帝患痢疾，为了如厕方便，所以晚上住在离厕所较近的后房。而《太平广记》中也记载了这样一则故事：

顷有仕人为畿尉，常任贼曹。……后官满，数年客游，亦甚羁旅。至一县，忽闻县令与所放囚姓名同。往谒之，令通姓字。……即所放者也。因留厅中，与对榻而寝。欢洽旬余，其宰不入宅。忽一日归宅。此客遂如厕。厕与令宅，唯隔一墙。客于厕室，闻宰妻问曰："公有何客，经于十日不入？"②

故事中的仕人被县令安顿在厅事中居住，而县厅的厕所与县令的内宅只有一墙之隔，当其如厕之时竟能听到县令与妻子在后宅的谈话。由这两条材料可见，当时厕所的位置接近内宅或后房，大致位于其后或隔壁，在整个建筑布局中处于靠后的偏僻位置。正是由于厕所地处偏僻，因而比较具有隐蔽性，常被时人作为暂时避乱的避难所，当劫难逼近家宅而急需躲藏时，人们最先想到的地方就是厕所，如《北齐书·陈元康传》载："杨愔狼狈走出，季舒逃匿于厕。"③又《南史》卷五一载："刺史元景仲命长史元孝深讨之，正则败，逃于厕。"④又《新唐书·王遂传》载："明日，（王）遂方燕，弁率其党挟兵进，遂惊，匿厕下，执而数其罪，杀之。"⑤这些事例说明，当时的人们认为厕所是一个幽静而隐蔽的所在，隐匿在其中，不易被觉察，可避一时。正因为如此，厕所也给鬼神害人提供了一个理想的幽僻环境，《太平广记》卷二一八载：

则天时，凤阁侍郎周允元朝罢入阁。太平公主唤一医人自光政门入，见一鬼撮允元头，二鬼持棒随其后，直出景运门。医白公主，公主奏之。上令

① 《北史》卷71《房陵王勇传》，中华书局，1974年，第2461～2462页。
② 《太平广记》卷195《义侠》，中华书局，1961年，第1466页。
③ 《北齐书》卷24《陈元康传》，中华书局，1972年，第345页。
④ 《南史》卷51《梁宗室传上》，中华书局，1975年，第1283页。
⑤ 《新唐书》卷116《王遂传》，中华书局，1975年，第4227页。

给使觇问。在阁无事,食讫还房,午后如厕。长参典怪其久,思往候之。允元踣面于厕上,目直视不语,口中涎落。给使奏之。上问医曰:"此可得几时?"对曰:"缓者三日,急者一日。"上与锦被覆之,并床舁送宅。止夜半而卒。上自为诗以悼之。①

周允元被发现为鬼所附的时候,身体并无不适,而午后如厕之时却病发,这说明光天化日之下,鬼神欲害人却不便下手,而如厕则给它们提供了一个天赐良机,于是便在厕中对人戕害,致人死病,这恰好说明时人观念中,厕所是适宜鬼神害人的场所。

另外,在时人的观念中,厕所具有的特殊构造——厕坑口似乎为鬼神的出入提供了便利的条件。前文引用的李赤为厕鬼所诱投厕坑而死的故事就说明厕中出没的鬼神与厕坑口之间具有某种联系;而下面的这则故事则给我们勾勒了一条厕中鬼神出没的路线:

彭城刘刺夫,……妻王氏,归其家,居洛阳敦化里第,礼堂之后院。咸通丁亥岁,夜聚诸子侄藏钩,食煎饼。厨在西厢。小童秆儿,持器下食。时月晦云惨,指掌莫分。秆儿者,忽失声仆地而绝。……擢发灸指,少顷而苏。复令数夫束缊火循廊之北。于仓后得所持器。仓西则大厕。厕上得一煎饼,溷中复有一饼焉。②

秆儿被鬼神侵害之后,鬼物遗留的痕迹("厕上得一煎饼,溷中复有一饼焉")暗示邪祟来自厕中,由这里提供的线索可见,在时人的观念中,厕坑口是厕中鬼神出入溷中的重要孔道。

通过上面的分析,我们可将中古时期人们观念中的厕所的特点做如下的概括:(1)屎尿集中的污秽之地;(2)幽僻、隐秘的所在;(3)阴寒之气汇聚的场所。由中古厕所的上述特点,我们大致可以推断出唐代民众观念中鬼神出没于厕中的原因:厕所属于幽静偏僻的环境,以唐人"鬼神尚幽"的观念来看,厕所这样幽僻的环境正是鬼神所喜爱的;同时,厕所的厕坑口也为鬼神提供了一条侵害人的

① 《太平广记》卷218《周允元》,中华书局,1961年,第1672页。

② 《太平广记》卷366《秆儿》,中华书局,1961年,第2907页。

便捷通道。

通过以上的分析,我们大致理清了唐人观念中厕所与鬼神之间的密切关系,我们提出的第一个问题也就基本上有了答案。那么,对于第二个问题又该如何解答呢?

对此,也许"郭登"的故事本身就能给我们答案。故事中提到的钱方义遇厕神之后出现的不适反应——"闷绝欲倒",以及郭登"人之见者正气不胜,自致夭横""登以阴气侵阳,贵人虽福力正强,不成疾病,亦当有少不安"的说法,以及钱方义服用麝香、犀角等药物来抑制不适感的行为等等,似乎在暗示我们厕中鬼神对人的戕害与某些疾病有密切关系[①],即人一旦在厕所中遭遇鬼神就会对身体健康造成损害,进而出现不适症状("少有不安"),甚至是死亡("自致夭横")。这也就是说,致人患病就是厕中鬼神害人的主要手段,那么,厕所与疾病之间又有着怎样的联系呢?

首先,在中古时期,厕所被视作"寒气"汇聚的场所。据唐宋本草医籍记载,屎与尿属阴寒之物,如《证类本草》记载:"人屎,寒。"[②]又引《日华子本草》:"粪清,冷。"[③]又记载"人溺":"疗寒热头疼,温气。"[④]下引《日华子本草》:"小便,凉。"[⑤]下引《本草衍义》也认为:"人溺,……性寒,故治热劳方中亦用。"[⑥]中古医药典籍认定人的粪、尿是性质寒冷之物,所以将其用于治疗各种大热、狂热、疮疡、中毒等等属于"热毒"性质的外感热病。正因为屎尿具有阴寒属性,所以作为屎尿集中之所的厕所自然也被视为寒气汇聚的场所,而寒气又是能导致疾病的"邪气"之一[⑦];同时,由于厕所的厕坑口与外界相连通,并且在如厕时正对着人体的下部,这就给外界邪气侵入人体提供了方便。因此,中古医家时常提醒人们在如厕时一定要注意防止风冷之气通过厕坑口侵入人体,如《备急千金要方》记载:

---

① 从症状上来看,这类疾病大致可视为中古医家所说的"中恶"病候,本书第四章已对此问题进行了深入的讨论与分析。另参见李建民《祟病与"场所"》(该文原题为《祟病与"场所":传统医学对祟病的一种解释》,原载《汉学研究》1994年第1期,后以《祟病与"场所"》为题,收入李建民《旅行者的史学——中国医学史的旅行》,允晨文化,2009年,第176～248页。本书即以该文的后一版本为参考)一文的论述。

② [宋]唐慎微:《证类本草》卷15《人屎》,华夏出版社,1993年,第433页。

③ [宋]唐慎微:《证类本草》卷15《人屎》,华夏出版社,1993年,第433页。

④ [宋]唐慎微:《证类本草》卷15《人溺》,华夏出版社,1993年,第434页。

⑤ [宋]唐慎微:《证类本草》卷15《人溺》,华夏出版社,1993年,第434页。

⑥ [宋]唐慎微:《证类本草》卷15《人溺》,华夏出版社,1993年,第434页。

⑦ 中古医家认为人的脏腑血气为"正气",而能导致疾病的"不正之气"则为"邪气",其中,风、寒、暑、湿、鬼魅等都被视为"邪气",见丁光迪主编《诸病源候论校注》卷24《注病诸候》,人民卫生出版社,1991年,第700页。

"经言:妇人者,众阴所集,常与湿居,……或便利于悬厕之上,风从下入,便成十二痼疾。"[①]又载:"妇人产后百日以来,极须殷勤忧畏,勿纵心犯触,……特忌上厕便利,宜室中盆上佳。"[②]又《太平惠民和剂局方》记妇人"产后将护法":"满月之内,尤忌任意饮食,触冒风寒,……及上厕便溺。"[③]《仁斋直指》卷四亦载:"久痢登厕,风冷入于肠胃,以致两脚削小成鼓槌风,而痢又不止。"[④]由此可见,如厕时,风冷之气可能通过厕口进入脏腑和下肢,侵害人体,造成疾病困扰。

其次,厕所中的一些陈设物品可以治疗某些疾病。《证类本草》中有关于"古厕木"和"厕筹"的记载:"主鬼魅传尸、温疫、魍魉神等。取木以太岁所在日时,当户烧熏之。又熏杖疮,冷风不入,以木于疮上熏之。厕筹……于床下烧取热气彻上,亦主中恶鬼气。"[⑤]厕木是被安置于厕坑之上用于登厕的木板,厕筹则是大便后拭秽用的木条,二者都是厕所中的相关物品,而中古医家则用其治疗与鬼神有关的疾病。与之相似的是,中古医家亦采用诸如古榇板、粮罂中水、死人枕及席等等和冢墓、墓葬相关的物品来治疗中恶、鬼气等。[⑥] 我们应该如何理解中古医家的这种做法?对此,南朝医家徐嗣伯应用死人枕疗病的故事可能会给我们一些启示:

> (徐)嗣伯字叔绍[⑦],……常有妪人患滞冷,积年不差。嗣伯为诊之曰:"此尸注也,当取死人枕煮服之乃愈。"于是往古冢中取枕,枕已一边腐缺,服之即差。后秣陵人张景,年十五,腹胀面黄,众医不能疗,以问嗣伯。嗣伯曰:"此石蚘耳,极难疗。当取死人枕煮之。"依语煮枕,以汤投之,得大利,并蚘虫头坚如石,五升,病即差。后沈僧翼患眼痛,又多见鬼物,以问嗣伯。嗣伯曰:"邪气入肝,可觅死人枕煮服之。竟,可埋枕于故处。"如其言又愈。王晏问之曰:"三病不同,而皆用死人枕而俱差,何也?"答曰:"尸注者,鬼气伏而未起,故令人沉滞。得死人枕投之,魂气飞越,不得复附体,故尸注可差。石蚘者久蚘也,医疗既僻,蚘虫转坚,世间药不能遣,所以须鬼物驱之然后可

---

① 高文铸:《备急千金要方校注》卷2《妇人方上》,华夏出版社,2004年,第31页。
② 高文铸:《备急千金要方校注》卷3《妇人方中》,华夏出版社,2004年,第50页。
③ [宋]太平惠民和剂局:《太平惠民和剂局方》卷9,人民卫生出版社,1985年,第259页。
④ [宋]杨士瀛:《仁斋直指方论》卷4,福建科学技术出版社,1989年,第160页。
⑤ [宋]唐慎微:《证类本草》卷13《古厕魍木》,华夏出版社,1993年,第399页。
⑥ 见本书第三章所附药物总表。
⑦ 《太平广记》卷218《徐嗣伯》作"字德绍",中华书局,1961年,第1667页。

散，故令煮死人枕也。夫邪气入肝，故使眼痛而见魍魉，应须邪物以钩之，故用死人枕也。气因枕去，故令埋于冢间也。”①

这里所说的“死人枕”是指冢墓中陪葬用的枕，徐嗣伯在治疗三种不同的疾病时都使用了“死人枕”，对此，他给出的解释是这三种疑难疾病都是由鬼邪之气所导致的，因而普通药物无法起作用，需要某种“鬼物”或“邪物”来驱逐致病的“鬼气”或“邪气”，而“死人枕”正属这种鬼邪之物。因此，医家用“死人枕”等物品治病，是将之作为鬼物、邪物来看待的，而这些物品之所以被视为鬼神邪物，就是因为它们都出自冢墓这种有鬼神活动的场所。

由上面的分析可见，中古医家在治疗“鬼气”有关疾病时，其做法之一是用具有鬼邪之气的物品来“以邪攻邪”②，而这类物品则往往是来自鬼神经常出没的场所，如冢墓、厕所等，同理，医家用古厕木、厕筹等取自厕所中的物品来治疗“中恶鬼气”，也正是将之作为鬼物来使用的。因此，在中古医家的观念之中，厕所这类场所，因其与鬼神密切相关，使得其中的相关物品也具有了鬼邪的属性，成为能治疗“鬼神之病”③的良药，进而，厕所也就与这类疾病发生了联系。

最后，厕所秽臭、阴暗的环境本身，对如厕之人也造成了疾病困扰：厕中秽恶的环境便于疾疫的传播，同时，这些秽恶之气也可能直接给人带来疾病，比如沼气之类有毒气体的中毒等；而厕所简陋、阴暗的环境，加之臭恶难闻的气味，这些又极易使如厕之人心生厌恶之情，对情感产生一定的冲击。

综上所述，在唐代乃至整个中古时期，以厕所为媒介，鬼神—厕所—疾病三者构成了一种相互交织的关系：厕所因其结构及位置上的特殊性，被视为鬼神栖居、出没的场所；而作为粪尿集中的污秽之所，厕所又成为时人观念中可能导致疾病的环境之一。换言之，厕所既是鬼神活动的“乐园”，又是滋生疾病的“温床”。

至此，我们也就大致能够理解中古时期厕神恐怖传说产生的原因了：既然厕所是与鬼神邪祟、疾病等都有着密切关系的场所，那么，基于对疾病和鬼神本身

① 《南史》卷32《徐嗣伯》，中华书局，1975年，第840页。

② 另一种治疗方法是采用具有驱除邪祟作用的草药，见李建民《祟病与“场所”》文后所附《〈本草经〉所载治疗祟病药物表》，前引书第246～248页。

③ “鬼神之病”即是指与鬼神作祟有关的疾病，李建民先生统称之为“祟病”，见李建民《祟病与“场所”》，第176页。

的恐惧,厕所在唐人观念中也就成了凶神恶煞们活跃的舞台。

第三节 余 论

那么,这样一幅由环境(场所)、疾病、鬼神等元素勾勒而成的图景究竟有着怎样的意义呢?对此,我们首先要从中古医学对疾病的界定上来考虑。在汉唐医家的话语中,所谓疾病的实质是指一种"失衡"的状态:人体的"阴阳"平衡被打破,导致了其中一方的偏胜或偏虚。而造成这种失衡的原因则常被认为有内因与外因两方面①,其中,"内因"是指人的日常起居饮食等活动失常,以及喜怒哀乐等情绪变动造成"内伤";"外因"则是由外界的风寒暑湿等"外邪"侵害人体所造成的"外感"。依据这样的疾病观念,无论就内因抑或外因来说,疾病都与人们所处的"环境"不脱干系:周围环境的燥湿、气候的阴晴冷暖等等都可能成为外感邪气的根源;同时,居处环境的不同也或多或少地影响着人们日常的衣食住行,从而为内伤的造成提供可能的条件。其实,这里所说的"环境"可以进一步将之细划为"大环境"与"小环境",前者是指范围广阔并且与人相关的地域与自然环境,如江南、塞北、平原、盆地之类;后者则是指人们日常生活的居处环境,如宅屋、庭院、厨房、厕所、坟墓等与饮食起居、生老病死密切相关的场所。相比"大环境",由于人们常常浸淫于"小环境"之中,所以它与人们日常生活的关系也就更为直接和密切,因此,"小环境"的情况自然会为医家所重视。本书所讨论的正是这样的一种"小环境"——厕所,从中古医家对厕所及相关事物的理解中,我们看到了厕所这类"小环境"在疾病与医疗上的重要意义。

另外,从鬼神与疾病关系的角度来看,疾病与鬼神二者在中古观念及医家语境中的关系十分密切:鬼神对人的戕害常常表现为某些病理性的反应;而许多疾病的病因也往往被归诸鬼神作祟。② 相关研究表明,这类被认为由鬼邪作祟所导致的"鬼神之病"(或称"祟病")总是与某些场所有关:这些场所都是鬼神最容易出没、活动的范围,而病人在患病前又恰好出入过这些场所。换言之,这些场所

① 除此之外,宋代医家又发展出所谓"不内外因"一项,见[宋]陈言《三因极一病证方论》卷2《三因论》(人民卫生出版社,1983年)第19页。对传统医学病因观的相关讨论见李建民《祟病与"场所"》及《先秦两汉病因观及其变迁——以新出土文物为中心》,《旅行者的史学——中国医学史的旅行》,允晨文化,2009年,第134~173页。

② 这些疾病包括中恶、卒忤、鬼击、鬼魅、五尸、鬼注等等,其具体名目与症候,详见《诸病源候论》中的相关条目。

为鬼神致人患病提供了媒介，本书讨论的厕所也正是这样的一种场所，而通过本书对厕所结构与环境的分析，我们基本可以理解为什么某些场所（诸如厕所）会被视作“鬼神最容易活动的范围”：这是民间信仰中人们对鬼神性格特征的想象（“鬼神尚幽”）与某些空间场所在环境上的特点（寂静、人迹罕至等等）和观念相契合而造成的。

最后，传说故事常常是人们现实生活的反映，是对现实的想象，而传说中出现的鬼神形象，既是时人迷信鬼神的幻想，也是对现实社会中某些能对人产生威胁的事物的具象化与神化。本书讨论的厕神传说，首先是中古时期人们对环境作为疾病媒介的一种想象；同时，也是在中古医疗条件不足的情况之下，人们对“鬼神之病”的一种疾病想象，它们都是对鬼神与疾病二者极度恐慌的一种心理反应。

第九章　“郭登”与“加牟波理入道”:男系厕神传说的衍变

厕神,作为中国古代民间信仰中的诸多神祇之一,其形象与谱系随着时代的变迁呈现出多样且复杂的特征。如前文所述,如果将古代与厕所有关的鬼神进行分类,则大致可以分为以下三类:(1)男系厕神,以“后帝”“郭登”等为代表;(2)女系厕神,以“紫姑”为代表;(3)佛教厕神,即“秽迹金刚”。目前,学术界对“厕神”的研究,主要集中于以“紫姑”为代表的“女系厕神”的传说与信仰上[①],而缺乏对“郭登”等男系厕神传说的系统研究。在这种情况下,从总体上把握厕神的诸多形象及不同传说谱系,特别是对以“郭登”为代表的男系厕神进行深入梳理、追根溯源,是十分必要的。这将有利于廓清我们对厕神传说形成与演变的诸多疑问,从而深化我们对这一问题的理解。此前笔者曾撰文,对唐代以郭登为代表的厕神传说进行梳理,并从古人的环境与疾病观念的角度对其形成做出了解释。[②] 不过,对于“郭登”传说的来龙去脉尚缺乏具体而深入的探讨。本书将从郭登传说的来源与衍变入手展开研究,进而探讨厕神的几大传说系统之间的关系。

---

① 关于“紫姑”的相关研究,参见黄石《“迎紫姑”之史的考察》及《再论紫姑神话——并答娄子匡先生》,《黄石民俗学论集》,上海文艺出版社,1999 年,第303~321、312~321页;巫瑞书:《“迎紫姑”风俗的流变及其文化思考》,《民俗研究》1997 年第 2 期,第28~35页;张晓舒:《迎紫姑习俗起源新论》,《中南民族学院学报(人文社会科学版)》2001 年第 4 期,第78~81页;崔小敬、许外芳:《“紫姑”信仰考》,《世界宗教研究》2005 年第 2 期,第140~147页;林继富:《紫姑信仰流变研究》,《长江大学学报(社会科学版)》2008 年第 1 期,第5~11页;刘勤:《中国厕神神格演变发微:从母亲神到女儿神论》,《学术界》2013 年第 7 期,第192~199页。

② 《鬼神、疾病与环境:唐代厕神传说的另类解读》,《社会科学家》2010 年第 7 期,第148~151页。

第一节　“郭登”传说的来源与衍变

关于厕神郭登传说的详细记载，已见前述，载于唐人李复言的《续玄怪录》。

从上述关于郭登的记载中，我们发现“郭登”形象的三大主要特点：其一，从“蓬头青衣”到“紫袍牙笏”，郭登既是身着青衣、披头散发的鬼，又是紫袍加身、手执牙笏的神，其融鬼与神的双重形象于一身；其二，“人若见君，莫不致死”“人见即死，见人即病”，即郭登象征不祥，人若遇到郭登，非死即病；其三，“贵人福禄无疆”“此日人逢必致灾难”，即郭登能言人世祸福。以下我们对有关“厕神”的其他一些传说进行一番梳理，从中会发现“郭登”形象的上述特点与这些传说之间的联系。

关于“厕神”的最早记载，出现在前引南朝宋刘敬叔《异苑》中，即“后帝”，应该是有明确记载的最早的厕神。“后帝”是以“朱衣平上帻”的形象出现的，这与郭登“紫袍牙笏”的形象相似，都是一副朝官的打扮。[①] 此外，后帝对陶侃未来命运所作的“三载勿言，富贵至极”的预言，也和郭登预言人之祸福的能力相似。因此，我们在“后帝”身上，已经看到了“郭登”的影子。

另一位与“郭登”关系密切的人物是郭璞。郭璞是东晋人，以“妙于阴阳算历”著称于世，曾经师从河东郭公学习卜筮之术，史载其“洞五行、天文、卜筮之术，攘灾转祸，通致无方，虽京房、管辂不能过也”[②]。就是这样一位精通卜筮的人物，也与厕所有过一段渊源。据《晋书·郭璞传》载：

> （郭）璞素与桓彝友善，彝每造之，或值璞在妇间，便入。璞曰：“卿来，他处自可径前，但不可厕上相寻耳。必客主有殃。”彝后因醉诣璞，正逢在厕，掩而观之，见璞裸身被发，衔刀设醊。璞见彝，抚心大惊曰：“吾每属卿勿来，反更如是！非但祸吾，卿亦不免矣。天实为之，将以谁咎！”璞终婴王敦之祸，彝亦死苏峻之难。[③]

---

① “朱衣”、“紫袍”、“平上帻”（即“平巾帻”）、“牙笏”都是唐代前后文武官员的正式朝服，参见《唐六典》卷4《尚书礼部》，中华书局，1992年，第117～118页；《通典》卷61《嘉礼六·君臣服章制度》，中华书局，1988年，第1723～1724页。

② 《晋书》卷72《郭璞传》，中华书局，1974年，第1899页。

③ 《晋书》卷72《郭璞传》，中华书局，1974年，第1909页。

郭璞在厕所中"裸身被发,衔刀设醊",显然是将厕所作为其进行"攘灾转祸"等巫术仪式的场所。这里郭璞与郭登的共同点至少有三点:其一,两者都能知晓人的祸福。郭登知道钱方义的富贵,郭璞也能通过卜筮知晓他人的祸福。其二,两者都与厕所有着密切关系:郭登作为厕神,厕所是其活动场所;而郭璞的巫术仪式活动也主要是在厕所中进行的。其三,两者都姓"郭",郭璞的卜筮之术还得自"河东郭公"。由这些共同点可见,郭璞名闻后世的预知祸福能力及其与厕所的密切关系,使其很可能成为"郭登"名称及形象形成过程中非常重要的一环。

另一个与郭登有关的传说是关于杜鹃鸟的传说。前引《异苑》记载:

> 杜鹃始阳相催而鸣,先鸣者吐血死。常有人山行,见一群寂然,聊学其声,便呕血而死。初鸣,先听其声者,主离别。厕上听其声不祥,厌之。法当为大声以应之。①

根据这个传说可知,杜鹃鸟在时人心目中是不祥之物,尤其是在如厕的时候,听到杜鹃鸟的叫声,就要采取"大声以应之"的方法才能化解灾祸。在这里,在厕所中听见杜鹃鸟叫就预示着不祥,这一点与同样象征不祥的郭登十分相似。另外,杜鹃鸟也被称为"郭公",如《证类本草》记载:"(布谷)江东呼为郭公,北人云拨谷,一名获谷,似鹞,长尾。"②这里记载了布谷鸟的几个别名,"郭公"便是其中之一,而布谷鸟即杜鹃鸟。由此可知,杜鹃鸟在古代的江南地区被称为"郭公"。被称为"郭公"的杜鹃鸟同时又是厕所中的不祥之物,这种相似性不得不让我们将它和郭登联系起来——因为两者的名称都与"郭"有关,且又都是如厕时遭遇的不祥之物。

正如前文所述,到了唐代,这种具有"不祥"属性的厕神形象大量涌现。它们有时是"形如大猪,遍体皆有眼"③,有时是"大耳深目,虎鼻猪牙,面色紫而煸斓"④,有时又是"深目巨鼻,虎口乌爪"⑤。而无论其形象如何凶恶,都无一例外

---

① [南朝宋]刘敬叔:《异苑》卷3,中华书局,1996年,第15页。
② 《证类本草》卷19《禽部》,华夏出版社,1993年,第487页。
③ 《太平广记》卷333《刁缅》,中华书局,1961年,第2648页。
④ 《太平广记》卷333《王升》,中华书局,1961年,第2649页。
⑤ 《太平广记》卷333《王无有》,中华书局,1961年,第2649页。

地预示着与之邂逅者的死亡。在此基础上,厕神形象与杜鹃鸟的传说进一步融合,《太平御览》引《白泽图》即记载:“厕之精名曰依倚,青衣持白杖,知其名呼之者除,不知其名则死。”①这里的“厕精”不仅与郭登一样身着“青衣”,而且也能使人死亡,其破解之法是“知其名呼之”,这同杜鹃鸟传说中“大声以应之”的镇压之道如出一辙。

至此,我们对郭登形象的产生过程有了一个较为清晰的认识。首先,郭登“蓬头青衣”的恐怖形象可能来源于《白泽图》一书中提到的厕精“依倚”;而其“紫袍牙笏”的高贵形象则可能源于《异苑》中记载的厕神“后帝”。其次,郭登所具有的“人见即死,见人即病”的不祥属性,来源于《异苑》中关于杜鹃鸟的传说以及中古时期盛行的各类凶恶厕神形象。再次,郭登所具有的预知祸福的能力则有可能源自“后帝”传说和关于郭璞的记载。最后,“郭登”这一名称很可能与“郭公”有关,而“郭公”既是对郭璞及其老师的称呼,又是杜鹃鸟的别名。

第二节　“加牟波理入道”与“郭登”的关系

除了中国典籍的记载以外,如果我们把视野扩大到周边国家的文献,就会发现不见于中国文献的新材料。比如在鸟山石燕的妖怪画集《今昔画图续百鬼》中就记载了一条与郭登有关的重要材料:

> 大晦日の夜、厠にゆきて、加牟波理入道郭公(ほととぎす)、と唱ふれば、妖怪を見ざるよし、世俗のしる所也。もろこしにては厠神の名を郭登(くはくとう)といへり。これ遊天飛騎大殺將軍とて、人に禍福をあたふと云。郭登郭公(くはくこう)同日の談なるべし。②

[译文③:除夕之夜,去厕所的时候,高喊“加牟波理入道郭公”的咒语,妖怪便不再现身。在唐土(即中国),厕所之神名为郭登。这位游天飞骑大杀将军能云人间祸福。郭登和郭公(杜鹃、布谷鸟)应该是同样的意思。]

---

① 《太平御览》卷886《妖异部二·精》,中华书局,1960年,第3937页。

② [日]鸟山石燕:《鸟山石燕　画图百鬼夜行全画集》之《今昔画图续百鬼·晦》,角川书店,2005年,第103页。

③ 感谢西北农林科技大学中国农业历史文化研究中心李荣华先生提供译文。

这段材料是书中一个名为“加牟波理入道”的妖怪的说明文字,从中我们看到,“加牟波理入道”也是厕中鬼神,并且和郭登有关。也就是说,由于日文里的郭公(くはくこう)与郭登(くはくとう)读音很相似,而古时日本人除夕之夜如厕时所呼喊的“加牟波理入道郭公”咒语中又出现了“郭公”一词,同时,郭登又是中国古代的厕神,因此,书中推测加牟波理入道可能来源于中国的郭登传说。

如果仔细检查这一推理过程,我们还会发现其中一个细小的问题,就是“郭公”一词在原文中读音不同:在“加牟波理入道郭公”这句咒语中读作“ほととぎす”,而在“郭登郭公同日の談なるべし”中读作“くはくこう”。这种读音上的差别就导致了这两个“郭公”在日文原文中的含义差别:前者为日文训读,意为杜鹃鸟、布谷鸟;后者则是“郭公”两字的日文汉字音读,即指“姓郭的人”。由于这段材料是对特定图画的文字说明,所以如果结合该幅图画,这种含义差别就会更加明显。

加牟波理入道
大晦日の夜、厠にゆきて、がんばり入道郭公、と唱ふれば、妖怪を見ざるよし、世俗のしる所也。もろこしにては厠神の名を郭登といへり。これ遊天飛騎大殺将軍とて、人に禍福をあたふと云。郭登郭公同日の談なるべし。

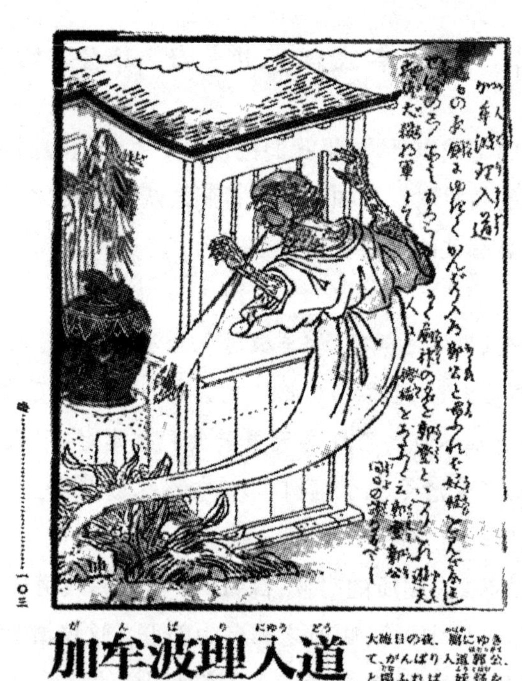

图一　加牟波理入道

(选自《鸟山石燕　画图百鬼夜行全画集》)

如图一所示,趴在厕所窗外的“加牟波理入道”正从嘴里喷出一道气,而其中有一只小鸟。这幅图画将“加牟波理入道郭公”这一咒语中“郭公”的含义生动形象地表现出来:图中加牟波理入道所吐出的小鸟就是所谓“郭公”(ほととぎす),即杜鹃鸟。另一个“郭公”(くはくこう)是人名,按照鸟山的意思,就是指来自中国神话中的厕神“郭登”。

正如前引《异苑》所说,由于在如厕时听见杜鹃叫预示着不祥,而这种不祥是可以用“大声以应之”的办法来化解的。因此,人们在如厕时才会高喊“加牟波理入道郭公”,因为“郭公”与“加牟波理入道”同属在厕所中遇到的不祥事物的名称,大声喊出他们的名字,是想通过喊出妖怪或不祥之物的名号来化解灾祸。这就是“加牟波理入道郭公”这句咒语的用意之所在。

这则关于“加牟波理入道”的记载中出现的“郭公(杜鹃鸟)”“郭登”和高喊咒语等要素,不仅说明了鸟山石燕笔下的“加牟波理入道”深受中国厕神传说的影响,更为我们前述讨论的郭登形象的形成过程提供了证据。正如“加牟波理入道”记载显示的那样,“郭登”可能源于“郭公”,而“郭公”既是对“郭登”的称呼,也是杜鹃鸟的别称,这说明了二者之间具有渊源关系。

第三节　男系厕神传说对女系、佛教厕神的影响

上述以“郭登”为代表的厕神形象,只是中国传统文化中众多与厕所有关的精怪鬼神中的一支。在中国古代,除了明确说明的各类“厕神”以外,还有所谓“厕精”“厕鬼”①等和厕所紧密相关的鬼神。由于学界关于“紫姑”系厕神做了大量的研究,而佛教厕神不属于本书的研究范围,因此,以下仅就“郭登”系厕神与其他厕神系统的关系,以及男性厕神传说谱系的衍变问题进行讨论。

如上所述,郭登系厕神的形象具有凶恶、恐怖的一面,这种形象是古人对厕所环境污秽、危险、致病的认识的反映。有学者研究认为,这类凶神恶煞的厕神形象同“紫姑”一样,都是由母亲神演变而来的。② 对此,笔者不能同意。原因显而易见:“郭登”系厕神基本都是男性,并且相关传说中强调的都是其不祥属性和

---

① [唐]段成式《酉阳杂俎》卷14记载:“厕鬼,名项天竺(一曰笙)。”柳宗元的《李赤传》也记载了好友李赤被厕鬼迷惑致死的故事。具体参见《酉阳杂俎·前集》卷14《诺皋记上》,中华书局,1979年,第129页;[唐]柳宗元:《柳宗元集》卷17《李赤传》,中华书局,1979年,第481~482页。

② 刘勤:《中国厕神神格演变发微:从母亲神到女儿神论》,《学术界》2013年第7期,第192~199页。

预知祸福的能力,这与所谓"母亲神""女儿神"的特征显然风马牛不相及。据《异苑》记载:"世有紫姑神,古来相传云是人家妾,为大妇所嫉,每以秽事相次役,正月十五日感激而死。故世人以其日作其形,夜于厕间或猪栏边迎之。"由此可见,"郭登"系厕神与"紫姑"显然源自不同的传说系统:前者源自"后帝",最初就是以神仙的面目出现的;后者则出身妾侍,有很强烈的平民色彩。

同样,"郭登"系厕神与佛教文化中的厕神也有很大的不同。据《佛学大辞典》"厕神"词条记载:"乌刍沙摩明王有解秽真言,遂以为厕神。"①又同书"秽迹金刚"条载:"秽迹金刚,即秽积金刚乌刍涩么明王……主不净处之执金刚也。"②又"乌刍沙摩"条记载:"又作乌枢沙摩,乌刍涩摩,乌刍瑟摩,乌枢瑟摩,乌素沙摩。明王名。译曰不净洁,秽迹,火头等。有转不净为清净之德,因之于厕中祭此明王。"③由此可见,佛教的厕神是"秽迹金刚",即"乌刍沙摩明王"。他被视为厕神,主要是因其能够去除污秽不洁,"转不净为清净",所以,这样一位佛教明王与亦鬼亦神、恐怖不祥的"郭登"在形象和作用上是毫无关联的。

然而,这些出自不同系统的"厕神",在历史衍变过程中,却也相互渗透与影响。以"紫姑"为例,其产生之初即被民间作为能够占卜未来的神仙而信仰,据《荆楚岁时记》记载:"(正月十五日)其夕,迎紫姑,以卜将来蚕桑,并占众事。"④这表明在民间信仰中"紫姑"与"郭登"同样具有预知未来的能力,并且这种占卜未来的能力一直是后世"紫姑"信仰的重要内容之一,如《异苑》记紫姑"能占众事,卜未来蚕桑"⑤;沈括《梦溪笔谈》亦载:"旧俗,正月望夜迎厕神,谓之紫姑。亦不必正月,常时皆可召。予少时见小儿辈等闲则召之以为嬉笑。……近岁迎紫姑仙者极多……医卜无所不能。"⑥又洪迈《夷坚志》载:"紫姑仙之名,古所未有,至唐乃稍见之也。世但以箕插笔,使两人扶之,或书字于沙中,不过如是。"⑦《游宦纪闻》亦载:"世南少小时,尝见亲朋间,有请紫姑仙。以箸插筲箕,布灰桌

① 丁福保编:《佛学大辞典》,上海书店,1991年,第1873页。
② 丁福保编:《佛学大辞典》,上海书店,1991年,第2815页。
③ 丁福保编:《佛学大辞典》,上海书店,1991年,第1741~1742页。
④ [梁]宗懔:《荆楚岁时记》,陕西人民出版社,1987年,第25页。
⑤ [南朝宋]刘敬叔:《异苑》卷5,中华书局,1996年,第44~45页。
⑥ [北宋]沈括:《梦溪笔谈校正》卷21《异事》,胡道静校正,上海古籍出版社,1987年,第685~686页。
⑦ [宋]洪迈:《夷坚志·三志》壬卷第三《沈承务紫姑》,中华书局,1981年,第1486~1487页。

上画之……言祸福,却多不验。”[①]由此可见,宋代以后这种“紫姑”信仰多属于“扶箕”仪式的范畴[②],而在这种“降神”式的迷信活动中,扶箕者一般都是想通过占卜来“为自己的利禄求箕示”[③]。“紫姑”信仰经过这种变化,可以说已经与具有预知祸福能力的“郭登”殊途而同归。

至于佛教厕神“秽迹金刚”,在后世的民间信仰活动中也有将其与“紫姑”“郭登”混为一谈者,如《夷坚志》记载:

> 漳泉间人,好持秽迹金刚法治病禳禬,神降则凭童子以言。绍兴二十二年,僧若冲住泉之西山广福院中,夜有僧求见,冲讶其非时。僧曰:“某贫甚,衣钵才有银数两,为人盗去。适请一道者行法,神曰:‘须长老来乃言。’幸和尚暂往。”冲与偕造其室,乃一村童按剑立椅上,见冲即揖曰:“和尚且坐,深夜不合相屈。”冲曰:“不知尊神降临,失于焚香,所问欲见若冲何也?”曰:“吾天之贵神,以寺中失物,须主人证明,此甚易知,但恐兴争讼,违吾本心。若果不告官,当为寻索。”冲再三谢曰:“谨奉戒。”神曰:“吾作法矣。”即仗剑出,或跃或行,忽投身入大井,良久跃出,径趋寺门外牛粪积边,周匝跳掷,以剑三筑之,瞥然仆地。逾时,童醒。问之,莫知。乃发粪下,见一砖臬兀不平,举,银在其下,盖窃者所匿云。[④]

由此可见,南宋漳泉地区盛行的所谓“秽迹金刚法”,就是一种童子“降神”的仪式,人们通过这种方法来“治病禳禬”,甚至连丢失银两这样的事情都可以用此法来卜问。这种“降神”仪式已经与请“紫姑”的方式很类似,也属于扶箕迷信,其目的也是为了占卜。而这种方法竟被称作“秽迹金刚法”,可见在此时的福建漳泉地区民间信仰中,“秽迹金刚”已经不再是佛教除秽驱邪的明王,而沦为人们日常求卜的工具,从而与“紫姑”乃至“郭登”难以区别。

总之,在中国厕神谱系的衍变过程中,来源不同的各系厕神在民间信仰中相互影响,以致形成了“你中有我”的厕神形象。究其实质,这与古代民间信仰中实

---

① [宋]张世南:《游宦纪闻》卷3,中华书局,1981年,第22页。
② 关于“扶箕”迷信的研究,参见许地山《扶箕迷信的研究》,商务印书馆,1999年。
③ 许地山:《扶箕迷信的研究》,商务印书馆,1999年,第115页。
④ [宋]洪迈:《夷坚志·夷坚甲志》卷19《秽迹金刚》,中华书局,1981年,第171页。

用主义盛行密不可分。所谓信仰中的实用主义,即是指在宗教仪式性活动中,古人不是以纯粹的信仰为核心,而是以祈求神佛保佑或告知个人或家族未来命运为中心,因此,中国古代的民间信仰表现出多元杂糅的特点,而对“厕神”的信仰自然也不会例外。

结　论

以往的经验告诉我们,关于"鬼神"问题,中国古代的"优秀文化传统"常持否定的态度,比如孔子说的"敬鬼神而远之"、曾子说的"子不语怪、力、乱、神"、《左传》中的"天道远,人道迩"等等,也就是我们常常冠之以"朴素唯物主义"的东西。然而,当我们逐渐深入到古代历史文化之中去的时候,我们不禁会对上述说法产生怀疑。以孔子"敬鬼神而远之"的说法为例,在这里,孔子对"鬼神"的态度并不是否定的,他没有说"鬼神"不存在,而只是强调要"远之",但"敬"是个前提,可以说,孔子对所谓的"鬼神"首先是怀着一种敬畏的心理,因为"鬼神"说不清、道不明,可能有也可能没有,而对于这种难以理解的事物,否定与肯定都不好,孔子认为也许采取"敬而远之"的态度,才是符合"中庸之道"的吧。这个例子似乎说明了中国古代文化传统的复杂与多样,即便是主流的儒家,也不敢完全否定"鬼神"的存在。

检诸我国古代的历史文献,可以说,历朝历代,尤其在民间社会,对"鬼神"等超自然存在的信仰、畏惧,以及关于它们的故事比比皆是。鬼神文化在古代社会的思想观念中并非处于次要的边缘地位,而有时甚至会成为信仰的主流。对此,我们不能将之一概斥之为"封建迷信"了事,因为当一种文化与当时的宗教信仰、思想观念乃至社会有着如此重要联系的时候,我们就必须加以重视。

古人说"未知生,焉知死",生与死之间的界域,便是生命,生命为生物之根本,人当然也不例外。研究历史问题,其核心即是关于"人"的问题,因此,历史研究不可不关注生命,而医学与医疗则是人类发明的对生命的关怀手段,我们研究历史上的人,便不可不了解历史上的"医"。医学首先要解决的就是"生死"问题。关于生与死的界限,即如何判断生死的问题,历史上的医家与非医家有着相似的看法与手段,即重视心与气的标准,通过感知鼻下气息与心口温度来判断生命的有无。弄清了生死的分界问题,才是我们的研究起点。

生死之外,另一个与人们日常生活息息相关的医疗观念就是"卫生"。在"卫生"一词被赋予"现代性"意义之前,"洁净"与"不洁"似乎就是最能表达其含义的替代词组。对于古人而言,是否"洁净",不仅关乎个人日常生活的质量,更是与一个人的道德修养密切关联的大问题。因此,"不洁"一词就不仅意味着生活习惯上看得见的"肮脏",更表明人在道德修养上的缺陷或污点。正因为如此,"不洁"才会被汉唐史籍用作评价靺鞨等"野蛮""敌对"部族的标签。

生和死是生命的两极,世代相传,生则为人,死便成鬼,这两极之间由生命的链条连接着,医学便是联结这人鬼两极的关键点,医者既要"知生",又要"知死"。因此可以说,医学不仅关乎人,也关乎"鬼"。因此,当我们将目光从泛而言之的"中国传统文化",聚焦到"古代医学文化"这个领域中来的时候,关于"鬼神"的问题仍然是一个十分值得讨论的话题。医疗活动的主体——医者与病人都生活在特定的历史与社会背景之中,他们必然都要受到特定的信仰、观念和文化的影响;同时,医学本身作为一种技艺与文化,也要带上时代思潮的烙印。因此,在"鬼神"观念盛行的中古社会(我们只选取此段时期来考察),医学与医疗实践活动都无法回避"鬼神"的影响。我们发现:某些疾病被医家视为"鬼神之病"——由"鬼神"作祟所致;某些病痛体验被患者称之为"中恶",即"中邪"或者碰到鬼了;"鬼神"也作为能够致病的"外邪"之一进入医学知识的领域。一定程度上可以说,中古时期的医学与医疗,表面上笼罩着一层"鬼神"的色彩。

然而,在这层神秘主义面纱的内部,我们又看到了另一番景象:一方面,中古医者并没有像当时的巫者及宗教人士那样,屈服于"鬼神"的信仰之下,而是试图通过已有的医学理论去吸收、融化鬼神观念,采取各种医学而非信仰的方法——药物、针灸等,来治疗这些"鬼神之病"。当然,在这一过程中,医家也受到了宗教家的影响,采取了诸如咒禁的办法来治疗,不过这只是一种传统的惯性使然,有其适用的局限性且也并非当时医学的主流。另一方面,病人及其他非医家的群体仍然坚持着对这些病痛作"鬼神化"的想象,因此他们在遭遇这类病痛时首先想到的不是医者,而是巫者、道士或和尚这些宗教人士,这其实就是将医学上的问题变成了宗教信仰上的问题。这看似针锋相对的两方面,又体现了中古医疗活动的复杂性。

事实上，上述医者与病人对待鬼神之病的不同态度，正是历史上“医学化”与“去医学化”对立的体现。医者在古代社会初期并不是一个受人尊敬的身份，医学常被士大夫等社会精英斥为小道。而随着中古医学的发展，中古医者寻求职业与身份认同的意识越发强烈，他们渴望能在社会上扩大医学的影响，因此，他们才试图将“鬼神”这样属于思想与信仰领域的问题尽量纳入医学领域来研究和解决，并希望将之应用到治疗实践中去，以向非医学界继续扩大其影响力。而作为医学门外汉的大多数人（包括多数病人），他们本来的生活环境中就是充斥着各类鬼神信仰的，对这些观念他们已经习以为常，甚或深信不疑，因此，即使患上了疾病，他们也自然会习惯性地将病痛与鬼神、信仰联系在一起，于是去找神汉来驱邪，而不是找医者来看病，甚至存在着医药无效的观念。这就是一个“医学化”与“去医学化”相互对立的过程。

另一方面，“医学化”与“去医学化”又在彼此影响着对方：医者在用医学理论解释鬼神之病的过程中，也接受了某些宗教的说法（主要是道教）；在用医学方法治疗鬼神之病的过程中，也吸收了一些在宗教活动中使用的符、咒。同时，非医群体在罹患鬼神之病的时候，在巫者祈禳无效的情况下，也会接受医者的治疗；并开始在接受咒符的同时，也试着服用药物。

这种“医学化”与“去医学化”的互动过程，只是中古医学文化的一个方面。而疾病观的发展变化则是中古医学史研究的另一个重要问题。人们的思想观念，一般都会经历一个由迷信到理性的阶段，对疾病的看法也是如此。人们对鬼神之病的看法，在经历了一段神秘化的阶段之后，终于在宋代出现了新的理性化的发展，迷信化的“鬼神”开始逐渐被自然主义的“风”所取代，“风疾”取代“中恶”成为突发疾病的最常用名称。而随着这种疾病观的发展，人们逐渐开始在社会生活中，主要是政治领域来利用它，这又使疾病观与中古的政治文化与政治进程相融合，成为了历史文化系统中的重要一环。

最后一部分我们讨论的是关于古人的环境认知问题。对唐代的“厕神”传说的解读，实际上涉及疾病、鬼神与场所的问题，可以视为鬼神之病研究的一点余论。鬼神与环境之间通过疾病而相联系，环境催生疾病，疾病衍生鬼怪，在中古的历史舞台上，这三者构成了一幅诡异的文化图景，正体现了古人对以厕所为代表的这类日常生活中的“小环境”认知的复杂性。

参 考 文 献

一、传统医籍

1. 李克光,郑孝昌. 黄帝内经太素校注[M]. 北京:人民卫生出版社,2005.

2. 李克光,郑孝昌. 黄帝内经太素语译[M]. 北京:人民卫生出版社,2005.

3. 山东中医学院,河北医学院. 黄帝内经素问校释[M]. 北京:人民卫生出版社,1982.

4. 马莳. 黄帝内经素问注证发微[M]. 北京:人民卫生出版社,1998.

5. 滑寿编辑,汪机续注. 读素问钞[M]. 北京:人民卫生出版社,1998.

6. 河北医学院. 灵枢经[M]. 北京:人民卫生出版社,1982.

7. 马莳. 黄帝内经灵枢注证发微[M]. 北京:人民卫生出版社,1994.

8. 张志聪. 黄帝内经集注[M]. 杭州:浙江古籍出版社,2002.

9. 南京中医学院. 难经校释[M]. 北京:人民卫生出版社,1979.

10. 滑寿. 难经本义[M]. 北京:人民卫生出版社,1995.

11. 山东中医学院. 针灸甲乙经校释[M]. 北京:人民卫生出版社,2009.

12. 马继兴. 神农本草经辑注[M]. 北京:人民卫生出版社,1995.

13. 尚志钧. 神农本草经校注[M]. 北京:学苑出版社,2008.

14. 尚志钧. 名医别录(辑校本)[M]. 北京:人民卫生出版社,1986.

15. 尚志钧. 吴普本草[M]. 北京:人民卫生出版社,1987.

16. 何升. 金匮要略校注[M]. 北京:人民卫生出版社,1990.

17. 郭秀梅,冈田研吉. 日本医家金匮要略注解辑要[M]. 北京:学苑出版社,1999.

18. 李聪甫. 中藏经校注[M]. 北京:人民卫生出版社,1990.

19. 尚志钧. 补辑肘后方[M]. 合肥:安徽科学技术出版社,1996.

20. 尚志钧. 新修本草[M]. 辑复本第二版. 合肥:安徽科学技术出版社,2005.

21. 陈藏器.《本草拾遗》辑释[M]. 尚志钧,辑释. 合肥:安徽科学技术出版社,2002.

22. 孟诜,张鼎.(增补)食疗本草[M]. 考异本. 尚志钧,辑校. 合肥:安徽科学技术出版社,2003.

23. 张金鼎,孔靖. 龙门石刻药方[M]. 济南:山东科学技术出版社,1993.

24. 马继兴. 马王堆古医书考释[M]. 长沙:湖南科学技术出版社,1992.

25. 马继兴. 敦煌医药文献辑校[M]. 南京:江苏古籍出版社,1998.

26. 马继兴. 出土亡佚古医籍研究[M]. 北京:中医古籍出版社,2005.

27. 李时珍. 本草纲目[M]. 北京:人民卫生出版社,1982.

28. 丁光迪. 诸病源候论校注[M]. 北京:人民卫生出版社,1991.

29. 南京中医学院. 诸病源候论校释[M]. 北京:人民卫生出版社,2009.

30. 孙思邈,高文柱. 药王千金方[M]. 北京:华夏出版社,2004.

31. 孙思邈. 备急千金要方校释[M]. 李景荣,校释. 北京:人民卫生出版社,1998.

32. 孙思邈. 千金翼方校释[M]. 李景荣,校释. 北京:人民卫生出版社,1998.

33. 孙思邈. 孙真人千金方[M]. 北京:人民卫生出版社,1996.

34. 王焘. 外台秘要方[M]. 北京:华夏出版社,2009.

35. 丹波康赖. 医心方[M]. 北京:华夏出版社,2011.

36. 甄权. 药性论[M]. 辑释本. 尚志钧,辑释. 合肥:安徽科学技术出版社,2006.

37. 李珣. 海药本草[M]. 尚志钧,辑校. 北京:人民卫生出版社,1997.

38. 唐慎微. 证类本草[M]. 北京:华夏出版社,1993.

39. 唐慎微. 大观本草[M]. 艾晟,刊订. 合肥:安徽科学技术出版社,2004.

40. 掌禹锡,等. 嘉祐本草[M]. 辑复本. 尚志钧,辑复. 北京:中医古籍出版社,2009.

41. 王继先. 绍兴本草校注[M]. 尚志钧,校注. 北京:中医古籍出版社,2007.

42. 吴越日华子,韩宝昇. 日华子本草·蜀本草[M]. 合刊本. 尚志钧,辑. 合肥:安徽科学技术出版社,2005.

43. 寇宗奭. 本草衍义[M]. 北京:人民卫生出版社,1990.

44. 赵佶. 圣济总录[M]. 北京:人民卫生出版社,1962.

45. 王怀隐,等. 太平圣惠方[M]. 北京:人民卫生出版社,1958.

46. 太平惠民和剂局. 太平惠民和剂局方[M]. 北京:人民卫生出版社,1985.

47. 陈言. 三因极一病证方论[M]. 北京:人民卫生出版社,2007.

48. 张介宾. 类经[M]. 北京:人民卫生出版社,1965.

49. 江瓘. 名医类案[M]. 北京:人民卫生出版社,2005.

50. 王肯堂. 证治准绳[M]. 北京:人民卫生出版社,1991.

51. 沈金鳌. 杂病源流犀烛[M]. 北京:人民卫生出版社,2006.

52. 周振武. 人身通考[M]. 北京:人民卫生出版社,1994.

53. 徐大椿. 徐大椿医书全集[M]. 北京:人民卫生出版社,1988.

54. 喻昌. 喻嘉言医学三书[M]. 北京:中医古籍出版社,2004.

55. 冈西为人. 宋以前医籍考[M]. 北京:人民卫生出版社,1958.

56. 丹波元胤. 医籍考[M]. 北京:学苑出版社,2007.

57. 尚志钧. 中国本草要籍考[M]. 合肥:安徽科学技术出版社,2009.

58. 严世芸,李其忠. 三国两晋南北朝医学总集[M]. 北京:人民卫生出版社,2009.

59. 陶御风. 笔记杂著医事别录[M]. 北京:人民卫生出版社,2006.

60. 陈邦贤. 二十六史医学史料汇编[M]. 北京:中医研究院中国医史文献研究所,1982.

61. 余云岫. 古代疾病名候疏义[M]. 北京:人民卫生出版社,1953.

62. 杨士孝. 二十六史医家传记新注[M]. 沈阳:辽宁大学出版社,1986.

二、传统典籍

1. 杨伯峻. 论语译注[M]. 北京:中华书局,1980.

2. 杨伯峻. 春秋左传注[M]. 北京:中华书局,1990.

3. 阮元. 十三经注疏[M]. 北京:中华书局,1980.

4. 司马迁. 史记[M]. 北京:中华书局,1959.

5. 班固. 汉书[M]. 北京:中华书局,1964.

6. 范晔. 后汉书[M]. 北京:中华书局,1965.

7. 陈寿. 三国志[M]. 北京:中华书局,1959.

8. 房玄龄,等. 晋书[M]. 北京:中华书局,1974.

9. 沈约. 宋书[M]. 北京:中华书局,1974.

10. 萧子显. 南齐书[M]. 北京:中华书局,1972.

11. 姚思廉. 梁书[M]. 北京:中华书局,1973.

12. 姚思廉. 陈书[M]. 北京:中华书局,1972.

13. 魏收. 魏书[M]. 北京:中华书局,1974.

14. 李百药. 北齐书[M]. 北京:中华书局,1972.

15. 令狐德棻. 周书[M]. 北京:中华书局,1971.

16. 李延寿. 南史[M]. 北京:中华书局,1975.

17. 李延寿. 北史[M]. 北京:中华书局,1974.

18. 魏征,等. 隋书[M]. 北京:中华书局,1973.

19. 刘昫,等. 旧唐书[M]. 北京:中华书局,1975.

20. 欧阳修,宋祁. 新唐书[M]. 北京:中华书局,1975.

21. 薛居正,等. 旧五代史[M]. 北京:中华书局,1976.

22. 欧阳修. 新五代史[M]. 北京:中华书局,1974.

23. 脱脱,等. 宋史[M]. 北京:中华书局,1977.

24. 脱脱,等. 辽史[M]. 北京:中华书局,1974.

25. 脱脱,等. 金史[M]. 北京:中华书局,1975.

26. 赵翼. 廿二史札记校证[M]. 订补本. 王树民,校证. 北京:中华书局,1984.

27. 陈尚君. 旧五代史新辑会证[M]. 上海:复旦大学出版社,2005.

28. 刘珍,等. 东观汉记校注[M]. 吴树平,校注. 北京:中华书局,2008.

29. 司马光. 资治通鉴[M]. 北京:中华书局,1956.

30. 李焘. 续资治通鉴长编[M]. 北京:中华书局,2004.

31. 杜佑. 通典[M]. 北京:中华书局,1988.

32. 马端临. 文献通考[M]. 北京:中华书局,1986.

33. 李林甫. 唐六典[M]. 北京:中华书局,1992.

34. 王溥. 唐会要[M]. 北京:中华书局,1957.

35. 萧嵩,等. 大唐开元礼[M]. 影印本. 北京:民族出版社,2000.

36. 刘俊文. 唐律疏议笺解[M]. 北京:中华书局,1996.

37. 仁井田升. 唐令拾遗[M]. 长春:长春出版社,1989.

38. 天一阁博物馆,中国社科院历史研究所天圣令整理课题组. 天一阁藏明钞本天圣令校证[M]. 北京:中华书局,2006.

39. 宋敏求. 唐大诏令集[M]. 北京:中华书局,2008.

40. 李希泌,毛华轩. 唐大诏令集补编[M]. 上海:上海古籍出版社,2003.

41. 玄奘,辩机. 大唐西域记校注[M]. 季羡林,等,校注. 北京:中华书局,1985.

42. 李吉甫. 元和郡县图志[M]. 北京:中华书局,1983.

43. 吴任臣. 十国春秋[M]. 北京:中华书局,1983.

44. 马令. 马氏南唐书[M]. 四部丛刊续编影印明刊本. 上海:商务印书馆,1934.

45. 陆游. 陆氏南唐书[M]. 四部丛刊续编影印明钞本. 上海:商务印书馆,1934.

46. 范坰,林禹. 吴越备史[M]. 四部丛刊续编影印吴枚庵钞本. 上海:商务印书馆,1934.

47. 许慎. 说文解字[M]. 北京:中华书局,1963.

48. 徐锴. 说文解字系传[M]. 北京:中华书局,1987.

49. 段玉裁. 说文解字注[M]. 上海:上海古籍出版社,1988.

50. 王先谦. 释名疏证补[M]. 北京:中华书局,2008.

51. 黎翔凤. 管子校注[M]. 北京:中华书局,2004.

52. 何宁. 淮南子集释[M]. 北京:中华书局,1998.

53. 黄晖. 论衡校释[M]. 北京:中华书局,2006.

54. 王利器. 颜氏家训集解[M]. 北京:中华书局,1993.

55. 陈鼓应. 老子注释及评介[M]. 北京:中华书局,1984.

56. 陈鼓应. 庄子今注今译[M]. 北京:中华书局,2007.

57. 王明. 抱朴子内篇校释[M]. 北京:中华书局,1985.

58. 贾思勰. 齐民要术校释[M]. 缪启愉,校释. 北京:中国农业出版社,1998.

59. 贾思勰. 齐民要术今释[M]. 石声汉,校释. 北京:中华书局,2009.

60. 韩鄂. 四时纂要校释[M]. 缪启愉,校释. 北京:农业出版社,1981.

61. 李昉,等. 太平广记[M]. 北京:中华书局,1961.

62. 应劭. 风俗通义校注[M]. 王利器,校注. 北京:中华书局,2010.

63. 宗懔. 荆楚岁时记[M]. 西安:陕西人民出版社,1987.

64. 干宝. 新辑搜神记[M]. 北京:中华书局,2007.

65. 刘敬叔. 异苑[M]. 北京:中华书局,1996.

66. 刘肃. 大唐新语[M]. 北京:中华书局,1997.

67. 李肇. 唐国史补[M]. 上海:上海古籍出版社,1979.

68. 牛僧孺,李复言. 玄怪录·续玄怪录[M]. 北京:中华书局,2006.

69. 李冗,张读. 独异志·宣室志[M]. 北京:中华书局,1983.

70. 谷神子,薛用弱. 博异志·集异记[M]. 北京:中华书局,1980.

71. 徐铉,张师正. 稽神录·括异志[M]. 北京:中华书局,1996.

72. 张鷟. 朝野佥载[M]. 北京:中华书局,1997.

73. 段成式. 酉阳杂俎[M]. 北京:中华书局,1981.

74. 郑处诲. 明皇杂录[M]. 北京:中华书局,1994.

75. 王仁裕,姚汝能. 开元天宝遗事·安禄山事迹[M]. 北京:中华书局,2006.

76. 孙光宪. 北梦琐言[M]. 北京:中华书局,2002.

77. 徐梦莘. 三朝北盟会编[M]. 影印本. 上海:上海古籍出版社,1987.

78. 徐兢. 宣和奉使高丽图经[M]. 北京:商务印书馆,1937.

79. 沈括. 梦溪笔谈校正[M]. 胡道静,校正. 上海:上海古籍出版社,1987.

80. 洪迈. 夷坚志[M]. 北京:中华书局,1981.

81. 张世南. 游宦纪闻[M]. 北京:中华书局,1981.

82. 杨亿,黄鉴,宋庠. 杨文公谈苑[M]. 上海:上海古籍出版社,1993.

83. 陆游. 老学庵笔记[M]. 北京:中华书局,2005.

84. 吴坰. 五总志[M]//丛书集成初编. 上海:商务印书馆,1939.

85. 庄绰. 鸡肋编[M]. 北京:中华书局,1983.

86. 王明清. 挥麈录[M]. 北京:中华书局,1961.

87. 叶寘,等. 爱日斋丛抄·浩然斋雅谈·随隐漫录[M]. 北京:中华书局,2010.

88. 张君房. 云笈七签[M]. 北京:中华书局,2003.

89. 释道世. 法苑珠林[M]. 北京:中华书局,2003.

90. 欧阳询. 艺文类聚[M]. 上海:上海古籍出版社,1965.

91. 李昉,等. 文苑英华[M]. 北京:中华书局,2003.

92. 李昉,等. 太平御览[M]. 北京:中华书局,1960.

93. 王钦若,等. 册府元龟[M]. 校订本. 周勋初,等,校订. 南京:凤凰出版社,2006.

94. 彭定求,等. 全唐诗[M]. 北京:中华书局,1960.

95. 董诰,等. 全唐文[M]. 北京:中华书局,1983.

96. 李白. 李白集校注[M]. 上海:上海古籍出版社,1980.

97. 仇兆鳌. 杜诗详注[M]. 北京:中华书局,1979.

98. 张说. 张燕公集[M]. 上海:上海古籍出版社,1992.

99. 王维. 王右丞集笺注[M]. 上海:上海古籍出版社,1961.

100. 白居易. 白居易集[M]. 北京:中华书局,1979.

101. 柳宗元. 柳宗元集[M]. 北京:中华书局,1979.

102. 元稹. 元稹集[M]. 北京:中华书局,1982.

103. 温庭筠. 温飞卿诗集笺注[M]. 上海:上海古籍出版社,1980.

104. 王曾. 王文正公笔录[M]//全宋笔记:第一编第三册. 郑州:大象出版社,2003.

105. 杨亿,黄鉴,宋庠. 杨文公谈苑[M]. 上海:上海古籍出版社,1993.

106. 阿桂,于敏中. 钦定满洲源流考[M]//沈云龙. 近代中国史料丛刊:第十四辑[M]. 台北:文海出版社,1966.

107. 池田温. 中国古代籍帐研究[M]. 北京:中华书局,2007.

108. 周绍良. 唐代墓志汇编[M]. 上海:上海古籍出版社,1992.

109. 周绍良,赵超. 唐代墓志汇编续集[M]. 上海:上海古籍出版社,2001.

110. 平冈武夫. 唐代的历[M]//唐代研究指南第一. 上海:上海古籍出版社,1990.

111. 金富轼. 三国史记[M]. 朝鲜史学会,1928.

三、近人论著

(一)中文论著

1. 陈邦贤.中国医学史[M].上海:上海书店出版社,1984.

2. 刘伯骥.中国医学史[M].台北:华冈出版部,1974.

3. 范行准.中国预防医学思想史[M].北京:人民卫生出版社,1953.

4. 范行准.中国医学史略[M].北京:中医古籍出版社,1985.

5. 范行准.中国病史新义[M].北京:中医古籍出版社,1989.

6. 李经纬.中医史[M].海口:海南出版社,2007.

7. 李经纬,张志斌.中医学思想史[M].长沙:湖南教育出版社,2006.

8. 严世芸.中医学术发展史[M].上海:上海中医药大学出版社,2004.

9. 廖育群,傅芳,郑金生.中国科学技术史·医学卷[M].北京:科学出版社,1998.

10. 廖育群.岐黄医道[M].沈阳:辽宁教育出版社,1991.

11. 廖育群.中国古代咒禁疗法研究[J].自然科学史研究,1993,12(4).

12. 廖育群.中国古代医学对呼吸、循环机理认识之误[J].自然辩证法通讯,1994(1).

13. 廖育群.医者意也——认识中医[M].桂林:广西师范大学出版社,2006.

14. 李建民.尸体、骷髅与魂魄——传统灵魂观新论[J].当代,1993(90).

15. 李建民.祟病与“场所”:传统医学对祟病的一种解释[J].汉学研究,1994,12(1).

16. 李建民.王莽与王孙庆——记公元一世纪的人体刳剥实验[J].新史学,1999,10(4).

17. 李建民.方术·医学·历史[M].台北:南天书局,2000.

18. 李建民.汉代“移病”研究[J].新史学,2001,12(4).

19. 李建民.发现古脉:中国古典医学与数术身体观[M].北京:社会科学文献出版社,2007.

20. 李建民.生命史学——从医疗看中国历史[M].上海:复旦大学出版社,2008.

21. 李建民.旅行者的史学——中国医学史的旅行[M].台北:允晨文

化,2009.

22. 尚秉和. 历代社会风俗事物考[M]. 北京:中国书店出版社,2001.

23. 江绍原. 中国古代旅行之研究[M]. 上海:商务印书馆,1935.

24. 江绍原. 古俗今说[M]. 上海:上海文艺出版社,1997.

25. 江绍原. 江绍原民俗学论集[M]. 上海:上海文艺出版社,1998.

26. 江绍原. 发须爪:关于他们的迷信[M]. 北京:中华书局,2007.

27. 范家伟. 地理环境与疾病——论古代医学对岭南地区疾病的解释[J]. 中国历史地理论丛,2000(15).

28. 范家伟. 从医书看唐代行旅与疾病[J]. 唐研究,2001(7).

29. 范家伟. 六朝隋唐医学之传承与整合[M]. 香港:香港中文大学出版社,2004.

30. 范家伟. 大医精诚:唐代国家、信仰与医学[M]. 台北:东大图书公司,2007.

31. 范家伟. 中古时期的医者与病者[M]. 上海:复旦大学出版社,2010.

32. 林富士. 道在屎尿[J]. 历史月刊,1988(3).

33. 林富士. 在厕所中演出的历史[N]. 中央日报,1989-03-18.

34. 林富士. 中国六朝时期的巫觋与医疗[J]. "中央研究院"历史语言研究所集刊,1999,70(1).

35. 林富士. 汉代的巫者[M]. 台北:稻乡出版社,1999.

36. 林富士. 疾病终结者:中国早期的道教医学[M]. 台北:三民书局,2001.

37. 林富士. 中国疾病史研究刍议[J]. 四川大学学报:哲学社会科学版,2004(1).

38. 林富士. 人间之魅——汉唐之间"精魅"故事析论[J]. "中央研究院"历史语言研究所集刊,2007,78(1).

39. 林富士. 中国中古时期的宗教与医疗[M]. 台北:联经出版事业公司,2008.

40. 蒲慕州. 墓葬与生死:中国古代宗教之省思[M]. 台北:联经出版事业公司,1993.

41. 蒲慕州. 追寻一己之福——中国古代的信仰世界[M]. 上海:上海古籍出版社,2007.

42. 蒲慕州. 鬼魅神魔——中国通俗文化侧写[M]. 台北:麦田文化出版公司,2005.

43. 李零. 中国方术续考[M]. 北京:东方出版社,2000.

44. 李零. 中国方术考[M]. 修订版. 北京:东方出版社,2001.

45. 杜正胜. 形体、精气与魂魄——中国传统对"人"的认识[J]. 新史学,1991,3(3).

46. 杜正胜. 从眉寿到长生——中国古代生命观念的转变[J]. "中央研究院"历史语言研究所集刊,1995,66(2).

47. 李贞德. 汉唐之间医书中的生产之道[J]. "中央研究院"历史语言研究所集刊,1996,67(3).

48. 李贞德. 汉唐之间求子医方试探——兼论妇科滥觞与性别论述[J]. "中央研究院"历史语言研究所集刊,1997,68(2).

49. 李贞德. 汉唐之间医方中的忌见妇人与女体为药[J]. 新史学,2002,13(4).

50. 陈秀芬. 当病人见到鬼:试论明清医者对于"邪祟"的态度[J]. 台湾政治大学历史学报,2008(30).

51. 王健文. "死亡"与"不朽":古典中国关于"死亡"的概念[J]. 台湾成功大学历史学报,1996(22).

52. 黄石. 黄石民俗学论集[M]. 上海:上海文艺出版社,1999.

53. 于赓哲. 唐代疾病、医疗史初探[M]. 北京:中国社会科学出版社,20011.

54. 于赓哲. 唐宋民间医疗活动中灸疗法的浮沉———项技术抉择的时代背景分析[J]. 清华大学学报:哲学社会科学版,2006(1).

55. 于赓哲.《新菩萨经》、《劝善经》背后的疾病恐慌——试论唐五代主要疾病种类[J]. 南开学报:哲学社会科学版,2006(5).

56. 于赓哲. "然非有力不能尽写"——中古医籍受众浅论[J]. 陕西师范大学学报:哲学社会科学版,2008(1).

57. 于赓哲. 疾病、卑湿与中古族群边界[J]. 民族研究,2010(1).

58. 蒋爱花. 唐人寿命水平及死亡原因试探——以墓志资料为中心[J]. 中国史研究,2006(4).

59. 李燕捷. 唐人年寿研究[M]. 北京:文津出版社,1994.

60. 卢向前. 武则天“畏猫说”与隋室“猫鬼之狱”[J]. 中国史研究,2006(1).

61. 童延清、任喜洁. 邪祟病古代文献概述[J]. 中医药通报,2006(4).

62. 任继学. 邪祟病临床之我见[J]. 江苏中医药,2002(1).

63. 刘宝玲. 以虫为象——汉唐时期医籍中的虫[D]. “台湾”清华大学历史研究所硕士论文,2004.

64. 王利华. 中古华北饮食文化的变迁[M]. 北京:中国社会科学出版社,2000.

65. 王利华. 端午风俗中的人与环境——基于社会生态史的新考察[J]. 南开学报:哲学社会科学版,2008(2).

66. 刘黎明. 宋代民间巫术研究[D]. 四川大学博士学位论文,2002.

67. 温翠芳. 唐代的外来香药研究[D]. 陕西师范大学博士学位论文,2006.

68. 方燕. 巫文化视域下的宋代女性——立足于女性生育、疾病的考察[D]. 四川大学博士学位论文,2006.

69. 李曼曼. 唐五代瘟疫与社会研究[J]. 安徽师范大学硕士学位论文,2006.

70. 饶宗颐. 跋敦煌本白泽精怪图两残卷[J]. “中央研究院”历史语言研究所集刊,1969,41(4).

71. 万方. 古代注(疰)病及禳解治疗考述[J]. 敦煌研究,1992(4).

72. 王建新. 论古代文献中的“蛊”[J]. 中医文献杂志,2004(4).

73. 刘礼堂. 唐代长江流域“信巫鬼、重淫祀”习俗考[J]. 武汉大学学报:人文科学版,2001(9).

74. 詹鄞鑫. 巫医治疗术“有效性”析论[J]. 华东师范大学学报:哲学社会科学版,1999(6).

75. 景蜀慧. “风痹”与“风疾”——汉晋时期医家对“诸风”的认识及相关的自然气候因素探析[J]. 中山大学学报:社会科学版,2005(4).

76. 张卓娅. 隋唐五代痹症问题研究[D]. 暨南大学硕士学位论文,2008.

77. 郭贺翔. 隋唐医籍中关于毒的新认识——以三大医籍为中心的探讨[D]. “台湾”清华大学历史研究所硕士论文,2006.

78. 林素娟. 先秦至汉代礼俗中有关厉鬼的观念及其因应之道[J]. 成大中文学报,2005(13).

79. 杨儒宾. 中国古代思想中的气论及身体观[M]. 台北:巨流图书公

司,1993.

80. 萧璠. 关于两汉魏晋时期养猪与积肥问题的若干探讨[J]. “中央研究院”历史语言研究所集刊,1986,57(4).

81. 萧璠. 汉宋间文献所见古代中国南方的地理环境与地方病及其影响[J]. “中央研究院”历史语言研究所集刊,1993,63(1).

82. 刘理想. 我国古代医生社会地位变化及对医学发展的影响[D]. 福建中医学院硕士学位论文,2004.

83. 胡妮娜. 中国古代医患关系初探[D]. 黑龙江中医药大学硕士学位论文,2005.

84. 宋丽华. 中国古代医人社会地位研究——以汉宋之间为核心[D]. 陕西师范大学硕士学位论文,2009.

85. 张嘉凤. “疾疫”与“相染”——以《诸病源候论》为中心试论魏晋至隋唐之间医籍的疾病观[J]. 台大历史学报,2001(27).

86. 张嘉凤. 历史、医疗与社会[M]. 台北:台大出版中心,2004.

87. 张嘉凤. 操行英雄立功差难——晋唐之间小儿医学的成立与对小儿医的态度[J]. 新史学,2005,16(2).

88. 方药中. 中医学基本理论通俗讲话[M]. 北京:人民卫生出版社,2007.

89. 李鼎. 针灸学释难[M]. 上海:上海中医药大学出版社,2006.

90. 严耕望. 唐代交通图考[M]. 上海:上海古籍出版社,2007.

91. 严耕望. 治史三书[M]. 上海:上海人民出版社,2008.

92. 杜维运. 史学方法论[M]. 北京:北京大学出版社,2006.

93. 葛兆光. 中国思想史[M]. 上海:复旦大学出版社,2002.

94. 金仕起. 古代医者的角色——兼论其身份与地位[J]. 新史学,1995,6(1).

95. 梁其姿. 疾病与方土之关系:元至清间医界的看法[D]//第三届国际汉学会议论文集. 台北:“中央研究院”历史语言研究所,2002.

96. 熊秉真. 惊风:中国近世儿童健康与疾病研究之一[J]. 汉学研究,1995,13(2).

97. 熊秉真. 幼幼:传统中国的襁褓之道[M]. 台北:联经出版事业公司,1995.

98. 熊秉真. 安恙:近世中国儿童的疾病与健康[M]. 台北:联经出版事业公司,1999.

99. 熊秉真. 童年忆往:中国孩子的历史[M]. 桂林:广西师范大学出版社,2008.

100. 余新忠. 清代江南的瘟疫与社会:一项医疗社会史的研究[M]. 北京:中国人民大学出版社,2003.

101. 余新忠. 清以来的疾病、医疗和卫生:以社会文化史为视角的探索[M]. 北京:生活·读书·新知三联书店,2009.

102. 余欣. 神道人心:唐宋之际敦煌民生宗教社会史研究[M]. 北京:中华书局,2006.

103. 余英时. 中国思想传统的现代诠释[M]. 台北:联经出版事业公司,1987.

104. 中国科学院《中国自然地理》编辑委员会. 中国自然地理·历史自然地理[M]. 北京:科学出版社,1982.

105. 谭其骧.《中国历史地图集》释文汇编:东北卷[M]. 北京:中央民族学院出版社,1988.

106. 何业恒. 中国珍稀兽类的历史变迁[M]. 长沙:湖南科学技术出版社,1993.

107. 曹志红. 老虎与人:中国虎地理分布和历史变迁的人文影响因素研究[D]. 陕西师范大学博士学位论文,2010.

108. 冯家昇.《辽史》源流考[M]//冯家昇论著辑粹. 北京:中华书局,1987.

109. 唐晏,黄维翰,金毓黻. 渤海国志三种[M]. 天津:天津古籍出版社,1992.

110. 丁福保. 佛学大辞典[M]. 上海:上海书店出版社,1991.

111. 许地山. 扶箕迷信的研究[M]. 北京:商务印书馆,1999.

112. 孙玉良. 渤海史料全编[M]. 长春:吉林文史出版社,1992.

113. 孙进己,等. 东北亚历史地理研究[M]. 郑州:中州古籍出版社,1994.

114. 魏存成. 渤海考古[M]. 北京:文物出版社,2008.

115. 孙力楠. 东北地区公元2—6世纪墓葬壁画研究[D]. 吉林大学博士学位

论文,2008.

116. 耿铁华. 高句丽古墓壁画研究[M]. 长春:吉林大学出版社,2008.

117. 吴广孝. 集安高句丽壁画[M]. 济南:山东画报出版社,2006.

118. 佟柱臣.《渤海记》作者张建章《墓志》考[J]. 黑龙江文物丛刊:创刊号,1981.

119. 刘晓东. "海东盛国"始称年代考辨[J]. 北方文物,1987(3).

120. 金香. 渤海是何时成为"海东盛国"的?[J]. 社会科学战线,1988(2).

121. 魏国忠,朱国忱,郝庆云. 渤海国史[M]. 北京:中国社会科学出版社,2006.

122. 刘勤. 中国厕神神格演变发微:从母亲神到女儿神论[J]. 学术界,2013(7).

123. 聂传平. 辽金时期的皇家猎鹰——海东青(矛隼)[D]. 陕西师范大学硕士学位论文,2011.

124. 王颋. 辽、金、元猎鹰"海东青"考[J]. 文史,2001(1).

125. 彭善国. 辽金元时期的海东青及鹰猎[J]. 北方文物,2002(4).

126. 陈伯霖. 勿吉—靺鞨人以溺洗手面之俗的历史人类学解析[J]. 学习与探索,2011(6).

(二)译著、外文论著

1. 约翰·伯纳姆. 什么是医学史[M]. 张大庆,译. 北京:北京大学出版社,2010.

2. 威廉·科克汉姆. 医学社会学[M]. 7版. 高永平,译. 北京:华夏出版社,2000.

3. 罗伯特·汉. 疾病与治疗:人类学怎么看[M]. 禾木,译. 上海:东方出版中心,2010.

4. 王吉民,伍连德. History of Chinese Medicine[M]. 上海:上海辞书出版社,2009.

5. Nathan Sivin. Science and Civilisation in China, Volume Ⅵ:6, Medicine. Cambridge: Cambidge University Press, 2000.

6. 栗山茂久. 身体的语言——古希腊医学和中医之比较[M]. 陈信宏,张轩辞,译.上海:上海书店出版社,2009.

7.凯博文.苦痛和疾病的社会根源:现代中国的抑郁、神经衰弱和病痛[M].郭金华,译.上海:上海三联书店,2008.

8.凯博文.疾病的故事:苦难、治愈与人的境况[M].方筱丽,译.上海:上海译文出版社,2010.

9.高罗佩.秘戏图考:附论汉代至清代的中国性生活(公元前206年—公元1644年)[M].杨权,译.广州:广东人民出版社,1992.

10.高罗佩.中国古代房内考——中国古代的性与社会[M].李零,等,译.北京:商务印书馆,2007.

11.南方熊楠.纵谈十二生肖[M].栾殿武,译.北京:中华书局,2006.

12.弗雷德里克·F.卡特赖特.疾病改变历史[M].陈仲丹,周晓政,译.济南:山东画报出版社,2004.

13.麦克尼尔.瘟疫与人[M].余新忠,毕会成,译.北京:中国环境科学出版社,2010.

14.苏珊·桑塔格.疾病的隐喻[M].程巍,译.上海:上海译文出版社,2003.

15.马文·哈里斯.好吃:食物与文化之谜[M].叶舒宪,户晓辉,译.济南:山东画报出版社,2001.

16.费侠莉.繁盛之阴:中国医学史中的性(960—1665)[M].甄橙,译.南京:江苏人民出版社,2006.

17.伊沛霞.内闱:宋代妇女的婚姻和生活[M].胡志宏,译.南京:江苏人民出版社,2006.

18.罗芙芸.卫生的现代性:中国通商口岸卫生与疾病的含义[M].向磊,译.南京:江苏人民出版社,2007.

19.伊懋可.大象的退却:一部中国环境史[M].梅雪芹,等,译.南京:江苏人民出版社,2014.

20.马立博.虎、米、丝、泥:帝制晚期华南的环境与经济[M].王玉茹,关永强,译.南京:江苏人民出版社,2011.

21.余英时.东汉生死观[M].侯旭东,译.上海:上海古籍出版社,2005.

22.柯鹤立.Death in Ancient China:The Tale of One Man's Journey. Boston:

Brill Academic Publishers,2006.

23. 薛爱华. 朱雀:唐代的南方意象[M]. 程章灿,叶蕾蕾,译. 北京:生活·读书·新知三联书店,2014.

24. 薛爱华. 撒马尔罕的金桃:唐代舶来品研究[M]. 吴玉贵,译. 北京:社会科学文献出版社,2016.

25. Hsiu-fen Chen. "'Dreaming Sex with Demons':The Pathological Interpretations in Ancient Chinese Medicine". *A Paper for"Symposium on History of Diseases"*. Taipei:Institute of History and Philology,Academia Sinica,2000.

26. 陈秀芬. "子不语怪力乱神"?:明清医者对于"邪祟"的态度初探[C]//"宗教与医疗学术研讨会"亚洲医学史学会第二届年会. 台北:"中央研究院"历史语言研究所,2004.

27. 福田真人. "The Romantic Images of Tuberculosis:A Cultural History of a Disease". *A Paper for"Symposium on History of Diseases"*,Taipei:Institute of History and Philology,Academia Sinica.

28. Asaf Goldschmidt. *The Evolution of Chinese Medicine:Song Dynasty,960 – 1200*,New York:Routledge,2009.

29. Big Leung PhD. *Traditional Chinese Medicine:The Human Dimension*,Maleny:Verdant House,2007.

30. Richard Von Glahn. *The Sinister Way:The Divine and the Demonic in Chinese Religious Culture*,Berkeley & Los Angeles:University of California,2004.

31. Edward L. Davis. *Society and the Supernatural in Song China*,Honolulu:University of Hawai'i Press,2001.

32. Charles E. Rosenberg. *Explaining epidemics and other studies in the history of medicine*,Cambridge:Cambidge University Press,1992.

33. 班凯乐. 十九世纪中国的鼠疫[M]. 朱慧颖,译. 北京:中国人民大学出版社,2015.

34. 克谢耶娃,博尔金. 中世纪村落遗址康斯坦丁诺夫卡 – I 出土的动物残骸[C]//东北亚考古资料译文集:第四辑. 哈尔滨:北方文物杂志社,2002.

35. 山田庆儿. 夜鸣之鸟[M]. 廖育群,译//刘俊文. 日本学者研究中国史论著选译10:科学技术卷[M].北京:中华书局,1993.

36.山田庆儿.山田庆儿论文集:古代东亚哲学与科技文化[M].廖育群,译.沈阳:辽宁教育出版社,1996.

37.小野泽精一,福永光司,山井涌.气的思想:中国自然观和人的观念的发展[M].李庆,译.上海:上海人民出版社,2007.

38.石田秀实.气·流动的身体[M].杨宇,译.台北:武陵出版社,1996.

39.鸟山石燕.鸟山石燕　图画百鬼夜行全画集[M].东京:角川书店,2005.

40.伊藤清司.《山海经》中的鬼神世界[M].刘晔原,译.北京:中国民间文艺出版社,1989.

41.津田左右吉.渤海史考[M].陈清泉,译.北京:商务印书馆,1940.

后　记

我于2004年从东北师范大学历史文化学院毕业后,即赴南开大学,师从王利华先生研习隋唐五代史及环境史。从硕士研究生到博士毕业,先后历经六年半时间,我的研究旨趣也逐渐从最初的中古家庭史转变为医疗疾病史。以中古时期的鬼神信仰和疾病医疗为中心问题,我于2010年完成了博士毕业论文《鬼神与生死:中古鬼神之病及相关问题研究》,并顺利通过答辩。毕业后来到黑龙江省社会科学院历史所从事渤海国史的研究工作,所申报并承担的科研项目仍以我的博士论文为基础。

业师王利华先生常说的一句话就是“你的博士论文就是你今后学术道路的基石”。证诸我个人的经历,可知此言非虚。本书即以我的博士论文为基础,主体部分共九章,第一、三、四、五、六、八章是在原博士论文的基础上加以修改、润色,而其余三章则是以我工作后已发表的学术论文和未发表的文稿为基础修订而成。

回想博士在读期间论文的写作过程,其间颇多波折,一路磕磕绊绊,甘苦自知。所幸终得顺利毕业,并能进入科研部门继续从事我所钟爱的史学研究工作,这于我个人而言正是一种“小确幸”。从本书的雏形诞生(即博士论文完成)至今已历七个寒暑,今日终得以正式出版,一方面,它是对我个人已走过的学术道路的总结;另一方面,它也将作为我今后史学研究工作的一个新的起点。

虽然本书的作者只署了我一个人的名字,但如果没有一直以来给予我无私帮助的诸位亲友及学界同仁,本书的写作与出版就是一件不可能完成的任务。首先要感谢业师王利华先生,从2004年考入南开大学至今,王老师在学术研究和为人处世上的谆谆教诲,我一直感佩于心。

还要感谢我在东北师范大学及南开大学求学期间的诸位师长、同学及同门,特别是东北师范大学的詹子庆先生、已故的任爽先生,以及杨新科、王永杰、刘志刚、李荣华、段晓亮、孙增德、丛海平、张振国、赵九洲等诸位同学。如果没有你们的引导、探讨与帮助,我不会在史学研习的道路上走得更远。感谢黑龙江省社会科学院历史所的领导及诸位同事,特别是赵儒军所长、梁玉多副所长、魏国忠先生和《黑龙江社会科学》杂志社王昊编辑对本书出版和我个人研究工作的关心、支持与帮助。感谢黑龙江人民出版社各位编辑老师为本书出版所做的辛勤工作。

最后也是最重要的,要感谢我的父母,我的成长和工作中的每一步,都有他们的默默辛苦付出、支持、关爱和鼓励。感谢我的妻子一直以来对家庭的付出,她的晨昏相守是使我度过孤寂的著述时光的主要支柱。这本书也献给你们——我的父母、妻子,还有刚满三岁的女儿。

由于笔者水平有限,书中疏误之处在所难免,希望学界专家学者及广大读者予以批评指正。

胡梧挺

2017 年 3 月 25 日